妇产科疾病综合诊疗实践

李卓 李萌 王可新 主编

中国纺织出版社有限公司

图书在版编目（CIP）数据

妇产科疾病综合诊疗实践 / 李卓, 李萌, 王可新主编. -- 北京 : 中国纺织出版社有限公司, 2024.12.
ISBN 978-7-5229-2379-6

Ⅰ . R71

中国国家版本馆CIP数据核字第2024NH4989号

责任编辑：樊雅莉　　特约编辑：张小敏
责任校对：王蕙莹　　责任印制：王艳丽

中国纺织出版社有限公司出版发行
地址：北京市朝阳区百子湾东里A407号楼　邮政编码：100124
销售电话：010—67004422　传真：010—87155801
http://www.c-textilep.com
中国纺织出版社天猫旗舰店
官方微博 http://weibo.com/2119887771
三河市宏盛印务有限公司印刷　各地新华书店经销
2024年12月第1版第1次印刷
开本：787×1092　1/16　印张：13
字数：310千字　定价：88.00元

凡购本书，如有缺页、倒页、脱页，由本社图书营销中心调换

编 委 会

主　编　李　卓　辽宁省肿瘤医院
　　　　　李　萌　哈尔滨医科大学附属第一医院
　　　　　王可新　哈尔滨医科大学附属第一医院
副主编　陈　映　海南西部中心医院
　　　　　廖　炀　重庆大学附属江津医院
　　　　　孟胜君　湖南省妇幼保健院（湖南省生殖医学研究院）
　　　　　李　倩　内蒙古医科大学附属医院
　　　　　刘俊波　长春中医药大学附属医院
　　　　　崔明华　长春中医药大学附属医院
编　委　高金梅　宁夏医科大学总医院
　　　　　李　静　中山市小榄镇社区卫生服务中心
　　　　　杨　洁　内蒙古自治区人民医院
　　　　　付清茹　内蒙古医科大学附属医院
　　　　　赵东辉　海南省疾病预防控制中心
　　　　　方　霞　宁波市北仑区人民医院
　　　　　姬晓荣　郑州大学第三附属医院
　　　　　王　欢　济南市第一人民医院
　　　　　汪　露　哈尔滨医科大学附属第四医院
　　　　　孙海珠　哈尔滨医科大学附属第二医院
　　　　　卢朝霞　江西省中西医结合医院
　　　　　姜馨艳　哈尔滨医科大学附属第一医院
　　　　　吴　憾　哈尔滨医科大学附属第一医院

前　言

随着近年来医学模式的转变及医学观念的不断更新，妇产科学的许多诊疗技术和理论也发生了日新月异的变化。为了传递较新的实用性知识，提高妇产科学领域的诊疗水平，并规范医疗行为，更好地保障我国女性群体的健康，我们组织了临床一线的妇产科医护骨干倾力合著此书，以期共同提高。

本书首先对妇产科常用的检查方法和常见症状做了简单介绍，然后系统阐述了妇产常见疾病的诊断和治疗方法，包括妇科急腹症、阴道炎症、异常子宫出血、子宫内膜异位性疾病、妇科肿瘤、异常分娩、分娩期并发症及产后出血等，疾病介绍时重点阐述与临床工作密切相关的辅助检查、诊断依据和治疗方案几个方面。最后针对女性不孕症也做了讲解。全书内容深入浅出、条理清楚，涵盖面广，科学实用，能满足中青年临床医生业务提高的要求。

参与本书编写的人员有具备丰富临床经验的专家，也有优秀的一线青年医师，他们将多年的临床实践体会和实际工作需求进行整合，精心撰稿。但是由于参编人员较多，文笔不尽一致，加上编写时间有限，尽管多次校稿，书中难免存在疏漏和不足之处，恳请广大读者提出宝贵意见和建议，不胜感激。

编　者

2024 年 10 月

目 录

第一章 妇产科常用检查	1
第一节 妇科检查	1
第二节 产科检查	4
第三节 生殖道脱落细胞学检查	11
第四节 输卵管通畅检查	17
第五节 女性内分泌激素测定	22
第二章 妇科常见症状	32
第一节 白带异常	32
第二节 下腹痛	39
第三节 阴道出血	45
第三章 妇科急腹症	53
第一节 异位妊娠	53
第二节 卵巢破裂	66
第三节 卵巢肿瘤蒂扭转	69
第四节 盆腔脓肿	72
第四章 阴道炎症	75
第一节 细菌性阴道病	75
第二节 需氧菌性阴道炎	80
第三节 外阴阴道假丝酵母菌病	83
第五章 异常子宫出血	87
第一节 无排卵性异常子宫出血	87
第二节 黄体功能不足	90
第六章 子宫内膜异位性疾病	93
第一节 子宫内膜异位症	93
第二节 子宫腺肌病	103
第七章 妇科肿瘤	106
第一节 外阴及阴道肿瘤	106
第二节 宫颈癌	110
第三节 子宫肌瘤	124

第八章 异常分娩 ········ 130
第一节 产力异常 ········ 130
第二节 产道异常 ········ 133
第三节 胎位异常 ········ 136
第四节 难产的诊断与处理 ········ 144

第九章 分娩期并发症 ········ 148
第一节 羊水栓塞 ········ 148
第二节 子宫破裂 ········ 151
第三节 脐带脱垂 ········ 154
第四节 胎儿窘迫 ········ 156
第五节 产科休克 ········ 159
第六节 产科弥散性血管内凝血 ········ 166
第七节 软产道损伤 ········ 168

第十章 产后出血 ········ 174

第十一章 产科助产手术 ········ 178
第一节 人工破膜术 ········ 178
第二节 人工剥离胎盘术 ········ 179
第三节 会阴切开缝合术 ········ 180

第十二章 女性不孕症 ········ 183
第一节 概述 ········ 183
第二节 排卵障碍 ········ 185
第三节 子宫性不孕 ········ 195
第四节 输卵管性不孕 ········ 197
第五节 免疫性不孕 ········ 198

参考文献 ········ 200

第一章

妇产科常用检查

第一节 妇科检查

妇科体格检查应在采集病史后进行。检查范围包括全身检查、腹部检查和盆腔检查，除急诊外，应按上述先后顺序进行。盆腔检查为妇科所特有，又称为妇科检查。男性实习医生或男医师不宜对女患者单独进行体格检查，应在女医师（或护士）或患者家属陪同下进行。

一、全身检查

（1）全身一般状况检查：意识、精神状态、面容、体态、全身发育、毛发分布、皮肤等。
（2）检查头部器官、颈、乳房、心、肺、脊柱、四肢、淋巴结（特别注意左锁骨上和腹股沟淋巴结）和各部分发育以及有无包块、分泌物等。
（3）常规测量体温、脉搏、呼吸、血压、体重和身高。

二、腹部检查

腹部检查是妇科体格检查的重要组成部分，应在盆腔检查前进行。
1. 视诊
注意观察腹部有无隆起或呈蛙腹、瘢痕、静脉曲张、妊娠纹、腹壁疝、腹直肌分离等。
2. 触诊
触诊腹壁厚度，注意肝、脾、肾有无增大或触痛，腹部有无压痛、反跳痛、肌紧张，有无包块及其大小、性质、压痛性质、活动度、表面光滑度等；若为妊娠，注意子宫底高低或胎位等。
3. 叩诊
注意有无鼓音、浊音、移动性浊音，以及其分布范围，肝、肾区有无叩击痛。
4. 听诊
听诊肠鸣音，若合并妊娠则应听取胎心音。

三、盆腔检查

1. 检查器械
无菌手套、窥阴器、鼠齿钳、长镊、子宫探针、宫颈刮板、玻片、棉拭子、消毒液、液状石蜡或肥皂水、生理盐水等。

2. 基本要求

（1）检查者应关心体贴被检查者，态度和蔼，语言亲切，检查仔细，动作轻柔。

（2）除尿失禁患者外，检查前应排空膀胱，必要时导尿。大便充盈者应先排便或灌肠。

（3）每检查一人，应由医务人员更换置于被检查者臀部下面的垫单（纸），其他器械也须每次更换，防止交叉感染。

（4）一般盆腔检查时取膀胱截石位，检查者面向患者，立在患者两脚间。危重者、不宜搬动者在病床或担架上检查。

（5）月经期不做检查，若有异常阴道出血，检查前应先消毒外阴。

（6）未有性生活者忌做双合诊检查及窥阴器检查，仅做直肠腹部联合诊。若确实要做妇科检查应征得本人及其家属同意后方可进行。

（7）对腹壁肥厚、高度紧张或未婚患者，在盆腔检查不满意时，宜肌内注射盐酸哌替啶或在骶管麻醉下进行检查。

3. 外阴部检查

（1）外阴发育及阴毛分布（女性为倒置三角形分布）、阴毛多少，有无畸形、水肿、皮炎、溃疡、赘生物、肿块，皮肤黏膜色泽，有无增厚、变薄、萎缩。

（2）用戴消毒手套的拇指和示指分开小阴唇，暴露阴道前庭、尿道口和阴道口。

（3）未有性生活者处女膜应完整未破，其阴道口勉强可容示指；已婚者阴道口能容两指；经产妇处女膜仅残余痕迹或见会阴侧切瘢痕。

（4）检查时应嘱患者用力向下屏气，观察有无阴道前壁或后壁膨出、有无尿失禁或漏尿等。

4. 窥阴器检查

（1）根据阴道松弛程度选用适当大小的窥阴器，未婚者非经本人同意，禁用窥阴器。

（2）先将窥阴器两叶合拢，旋紧其中部螺丝，放松侧部螺丝，用液状石蜡或肥皂液润滑两叶前端；若做宫颈刮片或阴道上1/3段涂片细胞学检查，则不用润滑剂，以免影响检查结果。

（3）置入阴道前先用左手示指和拇指分开两侧小阴唇，暴露阴道口，右手持预先准备好的窥阴器，直接沿阴道侧后壁缓慢插入阴道内，然后向上向后推进，在推进中徐徐将两叶展平，并逐渐张开两叶，直至完全暴露宫颈为止。置入时注意防止窥阴器顶端碰伤宫颈，以免出血。

（4）取出窥阴器前，应旋松侧部螺丝，待两叶合拢再取出。

5. 视诊

（1）检查宫颈：暴露宫颈后，暂时旋紧窥阴器侧部螺丝，使窥阴器固定在阴道内。观察宫口大小、色泽、外口形状，注意有无柱状上皮异位、撕裂、外翻、息肉、腺囊肿、肿块，宫颈管内有无出血、分泌物。宫颈刮片或培养的标本均于此时采集。

（2）检查阴道：旋松窥阴器侧部螺丝，转动窥阴器。观察阴道前后、两侧壁黏膜颜色、皱襞，注意有无溃疡、赘生物、囊肿以及阴道隔等先天畸形。观察阴道内分泌物量、色泽、性状，有无臭味。白带异常者取分泌物做涂片或培养，找毛滴虫、念珠菌、淋球菌以及测定阴道pH、白带清洁度等。

6. 双合诊检查

(1) 检查者一手的二指（示指和中指）或一指（示指）放入阴道，另一手在腹部配合检查，称为双合诊检查。

(2) 目的是扪清阴道、宫颈、宫体、输卵管、卵巢、子宫韧带和宫旁结缔组织，以及盆腔内其他器官和组织是否有异常。

(3) 惯用右手（或左手）戴好手套，示指、中指涂润滑剂后，轻轻通过阴道口，沿后壁放入阴道，检查阴道通畅度、深度，注意有无畸形、瘢痕、结节、肿块，有无触痛。

(4) 再扪及宫颈大小、形状、硬度、宫颈外口形态，注意有无接触性出血，拨动宫颈有无疼痛（称宫颈举痛），宫颈周围穹隆情况。

(5) 根据宫颈及外口朝向估计子宫位置（宫颈外口方向朝后时宫体多为前倾，朝前时宫体多为后倾，宫颈外口朝前且阴道内手指伸达后穹隆顶部即可触及宫体时，子宫为后屈）。

(6) 扪清子宫情况后，将阴道内两指由宫颈后方移至侧穹隆，尽可能往上向盆腔深部扪诊，与此同时，另一手从同侧下腹壁髂嵴水平开始，由上往下按压腹壁，与阴道内手指相互对合，以触及子宫附件有无肿块、增厚、压痛。

若扪及肿块应注意其位置、大小、形状、软硬度、活动度，与子宫关系，以及有无压痛。输卵管正常不能扪及，卵巢偶可扪及。

7. 三合诊检查

(1) 三合诊检查即腹部、阴道、直肠联合检查，一手示指放入阴道，中指放入直肠，另一手放在腹部联合检查。

(2) 目的是弥补双合诊检查的不足，特别注意子宫后壁、直肠子宫凹陷、宫骶韧带、盆腔后部的病变，肿瘤与盆壁的关系，阴道直肠隔，骶前或直肠内有无病变。

8. 直肠—腹部诊

(1) 一手示指伸入直肠，另一手在腹部配合检查，称直肠—腹部诊。

(2) 可用于未婚、阴道闭锁或其他原因不宜进行双合诊检查的患者。

9. 记录

通过盆腔检查，应将检查结果按下列解剖部位先后顺序记录。

(1) 外阴：发育情况，婚产式（未婚、已婚或经产术），有异常发现时详加描述，如阴毛分布或是否有炎症、畸形等。

(2) 阴道：是否通畅，黏膜情况；分泌物量、色、性状，有无臭味。

(3) 宫颈：大小、硬度，有无柱状上皮异位、撕裂、息肉、腺囊肿，有无接触性出血、举痛等。

(4) 宫体：位置、大小、硬度、活动度，有无压痛等。

(5) 附件：有无块状物、增厚、压痛。若扪及包块，记录其位置、大小、硬度、表面光滑与否、活动度、有无压痛等，左右分别记录。

（李 卓）

第二节 产科检查

一、早期妊娠的诊断

早期妊娠指 12 周末以前的妊娠。确诊早期妊娠主要依靠临床症状、体征和辅助检查。

（一）症状

1. 停经

健康育龄女性月经周期正常，一旦月经过期，应首先想到妊娠。

2. 早孕反应

约于停经 6 周开始出现头晕、乏力、嗜睡、择食、流涎、恶心、晨起呕吐，至妊娠 12 周多能自行消失。

3. 乳房胀痛

多发生在妊娠 8 周以后，初孕妇明显。

4. 尿频

妊娠 10 周起，增大的前位子宫压迫膀胱所致。当妊娠 12 周以后，子宫进入腹腔，尿频症状自行消失。

（二）体征

（1）乳头及乳晕着色，乳晕周围出现深褐色的蒙氏结节。
（2）外阴色素沉着，阴道黏膜及宫颈充血，呈紫蓝色且变软。
（3）双合诊触及子宫峡部极软，宫颈与宫体似不相连，即黑加征。
（4）双合诊触及子宫体增大变软，开始前后径变宽略饱满，于妊娠 5~6 周子宫体呈球形，至妊娠 8 周时子宫体约为非孕时的 2 倍。

（三）辅助检查

1. 超声检查

（1）B 超：于妊娠 5 周在增大子宫轮廓中见到圆形光环（妊娠环），其中间为液性暗区（羊水），环内见有节律的胎心搏动，可确诊为早期妊娠、活胎。
（2）超声多普勒：在子宫区听到有节律、单一高调的胎心音，每分钟 150~160 次，可确诊为早期妊娠、活胎。

2. 妊娠试验

检测受检者尿液中人绒毛膜促性腺激素（HCG）值，国内最常应用的是早早孕（停经 42 日以内的妊娠）诊断试验法。

（1）方法：取受检者尿液置于尿杯中，将试纸标有 MAX 的一端浸入尿液中，注意尿液面不得超过 MAX 线。一日内任何时间均可测试，但以晨尿最佳。经 1~5 分钟即可观察结果，10 分钟后的结果无效。
（2）结果判定：在白色显示区上端仅出现一条红色线，为阴性结果，未妊娠；在白色显示区上端出现两条红色线，为阳性结果，妊娠；若试纸条上端无红线时，表示试纸失效或测试方法失败。上端为对照测试线，下端为诊断反应线，试纸反应线因标本中所含 HCG 浓度多少可呈现出颜色深浅变化。

(3) 协助诊断早期妊娠的准确率高达98%。

3. 宫颈黏液检查

早期妊娠时，宫颈黏液量少、质稠，涂片干燥后光镜下见排列成行的椭圆体。

4. 黄体酮试验

利用孕激素在体内突然消退能引起子宫出血的原理，肌内注射黄体酮注射液 20 mg 连续 3 日，停药后 7 日内未出现阴道流血，早期妊娠的可能性很大。

5. 基础体温测定

双相型体温的女性，停经后高温相超过 18 日不下降，早期妊娠的可能性很大。必须指出，若患者就诊时停经日数尚少，症状、体征及辅助检查结果还不能确诊为早期妊娠时，应嘱一周后复查。

(四) 鉴别诊断

容易和早期宫内妊娠相混淆的疾病主要有以下 3 种。

1. 子宫肌瘤

正常妊娠和典型子宫肌瘤不难鉴别。但受精卵着床位置偏于一侧，则该侧子宫角部明显突出，使子宫表面不平及形状不对称，双合诊检查有可能将早期妊娠的子宫误诊为子宫肌瘤，特别是肌瘤囊性变的病例。借助 B 超和尿妊娠试验极易区分开。

2. 卵巢囊肿

有些早期妊娠的女性，早孕反应不明显，双合诊检查时因黑加征误将子宫颈部当作整个子宫，将子宫体误诊为卵巢囊肿。有些患者出现停经且伴有盆腔肿块时，易误诊为早期妊娠子宫。若仔细行双合诊检查，可发现卵巢囊肿多偏向一侧，活动范围较大，甚至可在一侧下腹部触及。

3. 假孕

是因盼子心切所致的幻想妊娠。在精神因素影响下，出现停经、早孕样反应，若仅依据主诉及症状描述极易误诊。双合诊检查子宫正常大，不软，尿妊娠试验阴性，可以排除妊娠。

二、中、晚期妊娠的诊断

中期妊娠是指第 13~27 周末的妊娠。晚期妊娠是指第 28 周及其后的妊娠。妊娠中期以后，子宫明显增大，可摸到胎体、感到胎动、听到胎心，容易确诊。

(一) 诊断依据

(1) 有早期妊娠的经过，并逐渐感到腹部增大，自觉有胎动。

(2) 子宫增大，以手测宫底高度和尺测耻上子宫长度，判断与妊娠周数是否相符 (表 1-1)。

(3) 胎动指胎儿在子宫内的活动，是胎儿情况良好的表现。孕妇多数于妊娠 18~20 周开始自觉胎动，胎动每小时 3~5 次，妊娠周数越多，胎动越活跃，但至妊娠末期胎动逐渐减少，有时在腹部检查时能看到或触到胎动。

(4) 胎心于妊娠 18~20 周用听诊器经孕妇腹壁能够听到。胎心呈双音，速度较快，每分钟 120~160 次，需与其他音响相鉴别。子宫杂音、腹主动脉音、胎盘杂音均与孕妇脉搏数相一致；脐带杂音是与胎心率一致的吹风样低音响；胎动音及肠鸣音呈杂乱无章的声音。听到胎心可确诊妊娠且为活胎。

（5）胎体在妊娠 20 周后经腹壁能够触清，胎头、胎背、胎臀和胎儿肢体在妊娠 24 周后能够区分清楚。胎头圆而硬，且有浮球感；胎背宽而平坦；胎臀宽而软，形状略不规则；胎儿肢体小且有不规则活动。

表 1-1　不同妊娠周数的宫底高度及子宫长度

妊娠周数	手测宫底高度	尺测子宫长度
12 周末	耻上 2~3 横指	—
16 周末	脐耻之间	—
20 周末	脐下 1 横指	18 cm
24 周末	脐上 1 横指	24 cm
28 周末	脐上 3 横指	26 cm
32 周末	脐与剑突之间	29 cm
36 周末	剑突下 2 横指	32 cm
40 周末	脐与剑突之间或略高	33 cm

（二）影像学检查

最常用的是 B 超检查，能对腹部检查不能确定的胎儿数目、胎位、有无胎心搏动以及胎盘位置进行确定，也能测量胎头双顶径、股骨长度等多条径线，并可观察胎儿有无体表畸形。超声多普勒则能探出胎心音、胎动音、脐血流音及胎盘血流音。

三、产前检查

（一）定期产前检查的意义

定期进行产前检查（包括全身检查和产科检查）的意义在于能够全面、系统地了解和掌握孕妇及胎儿在妊娠期间的动态变化，是贯彻预防为主、保障孕妇和胎儿健康、做到安全分娩的必要措施。

（1）产前检查能全面了解孕妇妊娠期间的健康状况，及早发现妊娠并发症，如妊娠高血压综合征、妊娠合并心脏病等，并予以合理的治疗。

（2）产前检查通过多种途径，能较全面地了解胎儿在母体子宫内的安危和胎儿的成熟程度，提供正确处理的依据，对降低围生期死亡率和早期发现遗传性疾病、先天缺陷等，均有重要作用。

（3）产前检查能系统掌握妊娠过程，早期发现妊娠的异常变化（如异常胎位等），及时予以纠正，并能及早决定分娩方式。

（4）产前检查能对孕妇进行必要的孕期卫生指导，使孕妇对妊娠、分娩有正确的认识，消除不必要的疑虑。

（二）产前检查的时间

产前检查应从确诊为早期妊娠时开始，在妊娠 12 周前进行一次全面检查，填写在孕产妇保健手册（卡）上。经检查未发现异常者，应于妊娠 20 周起进行产前系列检查，于妊娠 20、24、28、32、36、37、38、39、40 周共做产前检查 9 次；若为高危孕妇，应酌情增加产前检查次数。

（三）产前检查时的病史询问

1. 年龄

年龄过大，特别是 35 岁以上的初孕妇，在妊娠期和分娩期较易发生妊娠高血压综合征、胎儿畸形、产力异常等并发症。年龄过小，也易发生难产。

2. 职业

接触有毒物质的孕妇，应定期检测血常规及肝功能。从事体力劳动、精神高度紧张工作（如建筑高空作业、汽车司机等）及高温作业的孕妇，应在妊娠晚期调换工作。

3. 月经史及孕产史

问清末次月经第一日的日期，计算出预产期，问清胎产次、既往孕产情况，注意有无流产、早产、死胎、死产、胎儿畸形、妊娠并发症、手术产、产前出血、产后出血、胎盘滞留、产褥感染等病史。问清末次分娩或流产的日期、处理经过及新生儿情况。

4. 本次妊娠过程

询问妊娠期间有无病毒感染及用药史，有无阴道流血、头晕、头痛、眼花、心悸、气短、下肢水肿等症状。

5. 既往史

着重询问有无高血压、心脏病、结核病、血液病、肝肾疾病等。询问接受过何种手术。

6. 家族史及配偶健康状况

询问家族及配偶有无高血压、结核病、双胎妊娠、糖尿病及遗传性疾病等。

（四）产前检查时的全身检查

应注意孕妇的发育、营养及精神状态，心肺情况，肝、脾、甲状腺有无肿大，双肾区有无叩击痛。实验室检查应查血常规、血型、乙型肝炎病毒、尿常规。一年内未做胸部 X 线检查者，在妊娠 20 周以后必要时行胸部 X 线检查。此外，还应着重检查以下几方面。

1. 身高与步态

身高小于 140 cm 应注意有无骨盆狭窄；步态异常应注意脊柱、骨盆及下肢有无畸形。

2. 体重

每次产前检查时均应测体重。从妊娠 5 个月起体重增加较快，但每周体重平均增加不应超过 0.5 kg，体重增加过快者常有水肿或隐性水肿。

3. 血压

每次产前检查均应测血压。血压不应超过 18.7/12 kPa（140/90 mmHg）或不超过基础血压 4/2 kPa（30/15 mmHg），超过者应视为病态。在孕中期应行妊娠高血压综合征预测方法的血压检查（如平均动脉压、翻身试验）。

4. 水肿

每次产前检查时，均应检查孕妇体表有无水肿。

5. 乳房

检查乳房发育情况，注意有无肿块及慢性病变。注意乳头大小，有无内陷。若有乳头内陷应在妊娠期间予以纠正。

(五) 推算预产期的方法

卵子受精是妊娠的开始。鉴于确切的受精日期无法获得，又因妊娠后不再来月经，故通常以末次月经第一日的日期作为妊娠开始来计算。妊娠全过程实为 266 日，应加 14 日相当于 9 个月零 7 日。为了能预先计算出分娩的可能日期，每位孕妇均应确切知道自己的预产期。

1. 一般方法

推算预产期的方法为月份减 3（末次月经第一日的月份在 4 月及以后者）或加 9（末次月经第一日的月份在 4 月以前者），若超过 12 月需增加 1 年。日数加 7，日数超过该月份的日期需进位 1 个月。

2. 其他方法

若孕妇已记不清末次月经第一日的日期或于哺乳期无月经来潮而受孕者，可根据早孕反应出现的日期或胎动开始出现的日期估计。

(1) 根据早孕反应出现的日期估计预产期。早孕反应多数出现在停经 6 周左右，预产期应该在早孕反应开始出现日期再加上 34 周（34×7=238 日）。举例：孕妇只知早孕反应开始出现日期为 1998 年 4 月 8 日，估算，4 月余 22 日，5 月 31 日，6 月 30 日，7 月及 8 月均 31 日，9 月 30 日，10 月 31 日，11 月 30 日，12 月加 2 日共 238 日，故估计预产期为 1998 年 12 月 2 日。

(2) 根据胎动开始出现的日期估计预产期。初孕妇胎动开始出现在停经 20 周（经产妇则以 18 周居多）时，预产期应该在胎动开始出现日期再加上 20 周（20×7=140 日）。举例：孕妇只知胎动开始出现日期为 1998 年 4 月 8 日。估算，4 月余 22 日，5 月 31 日，6 月 30 日，7 月 31 日，8 月加 26 日共 140 日，故估计预产期为 1998 年 8 月 26 日。

必须指出，上述推算或估计预产期的方法均属概算，与实际分娩日期可能有 1~2 周的差值。

(六) 胎儿大小的估计

正确估计胎儿大小，对判断胎儿是否成熟以及提高新生儿存活率，具有重要意义。估计胎儿大小的常用方法有以下 3 种。

1. 以子宫增大程度估计胎儿大小

单胎、羊水量正常的胎儿大小，与子宫增大程度通常是一致的，故可以利用子宫增大程度是否与妊娠周数相符来估计胎儿大小，主要方法如下。

(1) 手测宫底高度的方法：以子宫底部与耻骨联合、脐或剑突的距离估算妊娠周数，借以判断胎儿大小，详见表 1-1。

(2) 尺测耻上子宫长度的方法：以软尺测量耻骨联合上缘至子宫底的弯曲长度，估计妊娠周数，借以判断胎儿大小，详见表 1-1。也可用下述公式计算。

$$子宫长度 = 妊娠周数 \times 5/6$$

2. 外测量法估计胎儿大小

此法较上法更准确些，主要是测量胎儿坐高径。坐高径是指屈曲姿势的胎儿头顶至臀部尖端的距离。足月胎儿的坐高径为 24~25 cm，约为胎儿身长的一半。以特殊的骨盆计一端伸入孕妇阴道内达先露部胎头顶端，另一端置于腹壁上子宫底顶点。将实测数值加倍后，再减去腹壁软组织厚度 2 cm 即为胎儿身长。胎儿身长除以 5 即为妊娠月份。其公式为：

胎儿身长＝胎儿坐高径（cm）×2

妊娠月份＝胎儿身长（cm）÷5

举例：测得胎儿坐高径为 20 cm，乘以 2 为 40，减去 2 为 38，再除以 5 为 7.6 个月，此胎儿约为妊娠 30 周。

3. B超测量胎头双顶径值估计胎儿大小

此法是近年来常用的方法，其优点是简便、安全、准确度高。胎头各径线的增长与胎儿体重的增加是一致的，其中以胎头双顶径（BPD）更有价值。已知胎头双顶径值大于 8.5 cm，约有 90% 的胎儿体重大于 2 500 g，大于 8.7 cm 时约有 98% 的胎儿体重大于 2 500 g，故通常以 BPD 值 8.7 cm 作为胎儿成熟的标准。此法另一优点是能够连续测量，于妊娠 28 周以后，每周 BPD 值约增加 2 mm，若增加数值小于 1.7 mm 则可判断为低体重儿。B超测得 BPD 值后，按下列公式计算出胎儿体重的近似值。

Thompson 公式：BPD 值（cm）×1060－6675（误差±480 g）

Hellman 公式：BPD 值（cm）×722.2－3973（误差±382 g）

Kohom 公式：BPD 值（cm）×623－2569（误差±382 g）

Sabbagha 公式：BPD 值（cm）×933.1－5497.8（误差±404 g）

中泽忠明公式：BPD 值（cm）×838.3－4411（误差±654 g）

简便计算公式Ⅰ：BPD 值（cm）×900－5200

简便计算公式Ⅱ：BPD 值（cm）×370

值得注意的是，上述各法均有误差。随着孕周的增加，绘制出 BPD 值增长曲线，若能和子宫长度曲线、母体体重曲线相对照，能较准确地推测出胎儿大小。

（七）四步触诊法

产科检查通过四步触诊法，能够检查子宫大小、胎产式、胎先露、胎方位，以及先露部是否衔接。在做前 3 步手法时，检查者应面向孕妇；在做第 4 步手法时，检查者应面向孕妇足端。

第 1 步手法：检查者双手置于子宫底部，向下稍加按压，了解子宫外形并摸清子宫底高度，估计胎儿大小与妊娠周数是否相符。然后用双手指腹触摸，判断子宫底部的胎儿部分是胎头还是胎臀。若为胎头，则圆而硬，容易推动且有浮球感（用手指经腹壁或经阴道轻轻触动胎儿某部分，得到胎儿漂动又回弹的感觉），仔细触摸有时能触到胎头与胎背之间有一沟状区域，推动胎头时胎背不动。若为胎臀则较宽且软，形状略不规则，活动度不大，推动胎臀时胎身也随之而动。若为肩先露，子宫底高度较妊娠月份低，宫底处空虚，摸不到胎头或胎臀。

第 2 步手法：检查者两手分别放于腹部两侧。一手固定，另一手轻轻向对侧深按。两手交替操作，仔细分辨胎背和胎儿肢体的位置。若触及平坦饱满部分为胎背，并需确定胎背方向——向前、向侧方或向后，若触及高低不平、可变形部分则为胎儿肢体，有时可以感觉到胎儿肢体在活动。

第 3 步手法：检查者右手拇指与其余四指分开，放在耻骨联合上方握住先露部，再次复核是胎头还是胎臀，并左右推动判断是否衔接。根据胎头与胎臀形态不同加以区别。若胎先露部未入盆可被推动，若已衔接则不能被推动。

第 4 步手法：检查者的两手分别放在先露部的两侧，沿着骨盆入口方向向下深插，核对先露部入盆程度。完全入盆时，若胎先露为胎头，在两手下插过程中，一手可顺利进入骨盆入口，另一手被胎头隆起部阻挡不能继续深插，该部位称为胎头隆突。若与胎儿肢体同侧有阻挡，为胎头处于俯屈位置的枕先露，胎头隆突为额骨。若与胎背同侧有阻挡，为胎头处于仰伸位置的面先露，胎头隆突为枕骨。

通过产科四步触诊法检查对胎先露部是胎头还是胎臀难以确定时，可行肛门检查、B 超协助诊断。

(八) 骨盆外测量

骨盆大小及形状是决定胎儿能否经阴道分娩的重要因素之一，故骨盆测量是产前检查不可缺少的项目。骨盆外测量虽不能直接测量出骨盆内径，但可以从骨盆外测量各径线的比例，间接判断骨盆大小及形态，由于操作简便，临床至今仍广泛利用。使用骨盆测量器测量以下 6 个径线和耻骨弓角度。

1. 髂棘间径

测量两髂前上棘外缘的距离，正常值为 23~26 cm。

2. 髂嵴间径

测量两髂嵴最宽外缘的距离，正常值为 25~28 cm。此间径与髂棘间径能间接推测骨盆入口横径长度。

3. 粗隆间径

测量两股骨粗隆外缘的距离，正常值为 28~31 cm。此径线能间接推测中骨盆横径长度。测量上述 3 条径线时，孕妇均取伸腿仰卧位。

4. 骶耻外径

孕妇取左侧卧位，右腿伸直，左腿屈曲。测量第 5 腰椎棘突下至耻骨联合上缘中点的距离，正常值为 18~20 cm。此径线能间接推测骨盆入口前后径长度，是骨盆外测量中最重要的径线。骶耻外径值与骨质厚薄相关，此值减去 1/2 尺桡周径（围绕右侧尺骨茎突及桡骨茎突测得的前臂下端周径）值，即相当于骨盆入口前后径值。

5. 坐骨结节间径

孕妇取仰卧位，两腿弯曲，双手抱双膝。测量两坐骨结节内侧缘的距离，正常值为 8.5~9.5 cm。也可用检查者拳头测量，若其间能容纳成人手拳，大于 8.5 cm 即属正常。此径线直接测得骨盆出口横径长度。若此径值小于 8.5 cm，应测量出口后矢状径。

6. 出口后矢状径

检查者将戴指套的右手示指伸入孕妇肛门后，指腹向骶骨方向，拇指置于孕妇体表骶尾部，两指共同找到骶骨尖端，尺放于坐骨结节径线上，汤姆斯出口测量器一端放于坐骨结节间径的中点，一端放在骶骨尖端处，看测量器刻度数字即是出口后矢状径长度，正常值为 8~9 cm。出口后矢状径不小，能弥补坐骨结节间径稍小。只要出口后矢状径与坐骨结节间径之和大于 15 cm，即表示骨盆出口无明显狭窄。

7. 耻骨弓角度

用两手拇指指尖斜着对拢，放于耻骨联合下缘，左右两拇指平放在耻骨降支上。测量两拇指间的角度即耻骨弓角度，正常值为 90°，小于 80° 为不正常。此角度能反映骨盆出口横径长度。

（九）骨盆内测量

骨盆内测量能较准确地经阴道测知骨盆大小，对估计骨盆类型较骨盆外测量更有价值，适用于骨盆外测量有狭窄者或临床怀疑有头盆不称者。测量时孕妇取截石仰卧位，外阴部消毒，检查者戴消毒手套，涂润滑油，动作要轻柔，主要测量的径线如下。

1. 对角径

测量骶岬上缘中点至耻骨联合下缘中点的距离，正常值为 12.5~13.0 cm。此值减去 1.5~2.0 cm 即为骨盆入口前后径长度（又称真结合径）。测量方法：检查者一手示指、中指伸入阴道，用中指尖触及骶岬上缘中点，示指上缘紧贴耻骨联合下缘，另一手示指正确标记此接触点，抽出阴道内的手指，测量中指尖至此接触点的距离即为对角径。若测量时，阴道内的中指尖触不到骶岬上缘，表明对角径大于 12.5 cm。

2. 坐骨棘间径

测量两坐骨棘间的距离，正常值为 10 cm 左右。测量方法：以一手示指、中指放入阴道内，分别触及两侧坐骨棘，估计其间的距离。准确的方法是用中骨盆测量器。检查者将伸入阴道内的左手示指、中指稍压阴道后壁，右手将测量器合拢放入，在阴道内手指的引导下张开测量器，将两端分别固定在坐骨棘上，读出的厘米数即坐骨棘间径长度。

3. 坐骨切迹宽度

测量坐骨棘与骶骨下部间的距离，即骶棘韧带长度，代表中骨盆后矢状径。检查者将伸入阴道内示指、中指并排放于骶棘韧带上，若能容纳三横指（5.0~5.5 cm）为正常，若小于 2 横指提示中骨盆狭窄。

（李　萌）

第三节　生殖道脱落细胞学检查

女性生殖道细胞包括来自阴道、宫颈、子宫和输卵管的上皮细胞。生殖道脱落细胞是从阴道上段、宫颈阴道部、子宫、输卵管及腹腔等部位刮取的上皮细胞，其中以阴道上段、宫颈阴道部的上皮细胞为主。临床上常通过生殖道脱落细胞学检查来反映女性生殖道生理及病理变化。生殖道上皮细胞受性激素的影响出现周期性变化，因此，检查生殖道脱落细胞可反映体内性激素水平。此外，此项检查还可协助诊断生殖器不同部位的恶性肿瘤及观察其治疗效果，既简便又经济实用。但是，生殖道脱落细胞学检查找到恶性细胞只能作为初步筛选，不能定位，还需要进一步检查才能确诊。

一、生殖道脱落细胞学检查取材、制片及相关技术

（一）涂片种类及标本采集

采集标本前 24 小时内禁止性生活、阴道检查、灌洗及阴道用药，取材用具必须清洁干燥。

1. 阴道涂片

主要目的是了解卵巢或胎盘功能。对已婚女性，一般在阴道侧壁上 1/3 处用小刮板轻轻

刮取浅层细胞（避免将深层细胞混入影响诊断），薄而均匀地涂于玻片上；对未婚、阴道分泌物极少的女性，可将卷紧的已消毒棉签经生理盐水浸湿，伸入阴道，在其侧壁上1/3处轻轻卷取细胞，取出棉签，在玻片上向一个方向涂片。涂片置固定液内固定后显微镜下观察。值得注意的是，棉签接触阴道口，可能影响涂片的正确性。

2. 宫颈刮片

宫颈刮片是筛查早期宫颈癌的重要方法。应在宫颈外口鳞—柱状上皮交界处取材，以宫颈外口为圆心，用木质铲形小刮板轻轻刮取一周，取出刮板，在玻片上向一个方向涂片，涂片经固定液固定后在显微镜下观察。注意避免损伤组织引起出血，影响检查结果。若白带过多，应先用无菌干棉球轻轻擦净黏液，再刮取标本。该取材方法获取细胞数目较少，制片也较粗劣，故目前应用已逐渐减少。

1996年，美国食品药品监督管理局（FDA）批准了一项改良的制片技术——液基薄层细胞学技术，以期改善由于传统巴氏涂片因大量红细胞、白细胞、黏液及脱落坏死组织等存在造成的50%~60%假阴性。液基薄层细胞学与常规涂片的操作方法不同之处在于，它利用特制小刷子刷取宫颈细胞，标本取出后立即放入有细胞保存液的小瓶中，通过高精密度过滤膜过滤，将标本中的杂质分离，并使滤后的上皮细胞呈单层均匀地分布在玻片上。这种制片方法几乎保存了取材器上所有的细胞，且去除了标本中杂质的干扰，避免了细胞的过度重叠，使不正常细胞更容易被识别。利用液基薄层细胞学技术可将识别宫颈高度病变的灵敏度和特异度提高至85%~90%。此外，该技术一次取样可多次重复制片，并可供作人乳头状瘤病毒（HPV）DNA检测和自动阅片。

3. 宫颈管涂片

疑为宫颈管癌或绝经后的女性由于宫颈鳞—柱交界处退缩到宫颈管内，为了解宫颈管情况，可行此项检查。先将宫颈表面分泌物拭净，用小型刮板在宫颈管内轻刮一周制作涂片。此外，使用特制细胞刷获取宫颈管上皮细胞的效果更好。将细胞刷置于宫颈管内，达宫颈外口上方10 mm左右，在宫颈管内旋转360°取出，旋转细胞刷将附着的细胞均匀地涂于玻片上，立即固定。细胞刷取材效果优于棉拭子，而且其刮取的细胞被宫颈管内的黏液保护，不会因空气干燥变性。

4. 宫腔吸片

怀疑宫腔内恶性病变时，可采用宫腔吸片检查，较阴道涂片及宫颈刮片阳性率高。选择直径1~5 mm的不同型号塑料管，一端连于干燥消毒的注射器，另一端用大镊子送入宫腔达宫底部，上下左右转动，轻轻抽吸注射器，将吸出物涂片、固定、染色。应注意的是，取出吸管时停止抽吸，以免将宫颈管内容物吸入。宫腔吸片标本中可能含有输卵管、卵巢或盆腔、腹腔上皮细胞成分。另外，还可通过宫腔灌洗获取细胞。用注射器将10 mL无菌生理盐水注入宫腔，轻轻抽吸洗涤内膜面，然后收集洗涤液，离心后取沉渣涂片。此项检查简单、取材效果好，且与诊刮相比，患者痛苦小、易于接受，特别适合于绝经后出血的女性。

5. 局部印片

用清洁玻片直接贴按病灶处做印片，经固定、染色后显微镜下观察。常用于外阴及阴道的可疑病灶。

（二）染色方法

细胞学染色方法有多种，如巴氏染色法、邵氏染色法及其他改良染色法。常用的为巴氏染色法，该法既可用于检查雌激素水平，也可用于查找癌细胞。

（三）辅助诊断技术

包括免疫细胞化学法、原位杂交技术、影像分析、流式细胞测量及自动筛选或人工智能系统等。

二、正常生殖道脱落细胞的形态特征

（一）鳞状上皮细胞

阴道及宫颈阴道部被覆的鳞状上皮相仿，均为非角化性的分层鳞状上皮。上皮细胞分为表层、中层及底层，其生长与成熟受雌激素影响。女性一生中不同时期及月经周期中不同时间，各层细胞比例均不相同，细胞由底层向表层逐渐成熟。鳞状细胞的成熟过程是：细胞由小逐渐变大；细胞形态由圆形变为舟形、多边形；胞质染色由蓝染变为粉染；胞质由厚变薄；胞核由大变小，由疏松变为致密。

1. 底层细胞

相当于组织学的深棘层，又分为内底层细胞和外底层细胞。

（1）内底层细胞：又称生发层，只含一层基底细胞，是鳞状上皮再生的基础。其细胞学表现为细胞小，为中性多核白细胞的4~5倍，呈圆形或椭圆形，巴氏染色胞浆蓝染，核大而圆。育龄女性的阴道细胞学涂片中无内底层细胞。

（2）外底层细胞：细胞3~7层，圆形，比内底层细胞大，为中性多核白细胞的8~10倍，巴氏染色胞质淡蓝，核为圆形或椭圆形，核浆比例为1∶2~1∶4。卵巢功能正常时，涂片中很少出现。

2. 中层细胞

相当于组织学的浅棘层，是鳞状上皮中最厚的一层。根据其脱落的层次不同，形态各异。接近底层者细胞呈舟状，接近表层者细胞大小与形状接近表层细胞；胞质巴氏染色淡蓝，根据储存的糖原多寡，可有多量的嗜碱性染色或半透明胞质；核小，呈圆形或卵圆形，淡染，核浆比例低，约为1∶10。

3. 表层细胞

相当于组织学的表层。细胞大，为多边形，胞质薄，透明；胞质粉染或淡蓝，核固缩。核固缩是鳞状细胞成熟的最后阶段。表层细胞是育龄女性宫颈管涂片中最常见的细胞。

（二）柱状上皮细胞

又分为宫颈黏膜细胞及子宫内膜细胞。

1. 宫颈黏膜细胞

有黏液细胞和纤毛细胞两种。在宫颈刮片及宫颈吸片中均可见到。黏液细胞呈高柱状或立方状，核在底部，呈圆形或卵圆形，染色质分布均匀，胞质内有空泡，易分解而留下裸核。带纤毛细胞呈立方形或矮柱状，带有纤毛，核为圆形或卵圆形，位于细胞底部，胞质易退化融合成多核，多见于绝经后。

2. 子宫内膜细胞

较宫颈黏膜细胞小，细胞为低柱状，为中性多核白细胞的1~3倍；核呈圆形，核大小、形状一致，多成堆出现；胞质少，呈淡灰色或淡红色，边界不清。

(三) 非上皮细胞

如吞噬细胞、白细胞、淋巴细胞、红细胞等。

三、生殖道脱落细胞在内分泌检查方面的应用

阴道鳞状上皮细胞的成熟程度与体内雌激素水平成正比，雌激素水平越高，阴道上皮细胞分化越成熟。因此，阴道鳞状上皮细胞各层细胞的比例可反映体内雌激素水平。临床上常用4种指数说明体内雌激素水平，即成熟指数（MI）、致密核细胞指数（KI）、嗜伊红细胞指数（EI）和角化指数（CI）。

(一) 成熟指数

是阴道细胞学卵巢功能检查最常用的一种。计算方法是在低倍显微镜下观察计算300个鳞状上皮细胞，求得各层细胞的百分率，并按底层/中层/表层顺序写出，如底层5、中层60、表层35，MI应写成5/60/35。若底层细胞百分率高称左移，提示不成熟细胞增多，即雌激素水平下降；若表层细胞百分率高称右移，表示雌激素水平升高。一般有雌激素影响的涂片，基本上无底层细胞；轻度影响者表层细胞<20%；高度影响者表层细胞>60%。在卵巢功能下降时则出现底层细胞：轻度下降底层细胞<20%，中度下降底层细胞占20%~40%，高度下降底层细胞>40%。

(二) 致密核细胞指数

即鳞状上皮细胞中表层致密核细胞的百分率。计算方法为从视野中数100个表层细胞及其中致密核细胞数目，从而计算百分率。例如，其中有40个致密核细胞，则KI为40%。KI越高，表示上皮细胞越成熟。

(三) 嗜伊红细胞指数

即鳞状上皮细胞中表层红染细胞的百分率。通常红染表层细胞在雌激素影响下出现，所以此指数可以反映雌激素水平，指数越高，提示上皮细胞越成熟。

(四) 角化指数

是指鳞状上皮细胞中的表层嗜伊红性致密核细胞的百分率，用以表示雌激素水平。

四、阴道细胞涂片在妇科疾病诊断中的应用

(一) 闭经

阴道细胞涂片可协助了解卵巢功能状况和雌激素水平。若涂片检查有正常周期性变化，提示闭经原因在子宫及其以下部位，如子宫内膜结核、宫颈或宫腔粘连等；若涂片中中层和底层细胞多，表层细胞极少或无，无周期性变化，提示病变在卵巢，如卵巢早衰等；若涂片表现不同程度雌激素低落或持续雌激素轻度影响，提示为垂体、垂体以上或其他全身性疾病引起的闭经。

(二) 异常子宫出血

1. 无排卵性异常子宫出血

涂片显示中至高度雌激素影响，但也有较长期处于低至中度雌激素影响。雌激素水平高时MI右移显著，雌激素水平下降时，出现阴道流血。

2. 排卵性月经失调

涂片显示周期性变化，MI 明显右移，排卵期出现高度雌激素影响，EI 可达 90%。但排卵后，细胞堆积和皱褶较差或持续时间短，EI 虽有下降但仍偏高。

（三）流产

1. 先兆流产

由于黄体功能不足引起的先兆流产表现为 EI 于孕早期增高，经治疗后 EI 下降提示好转。若 EI 再度增高，细胞开始分散，流产可能性大。若先兆流产而涂片正常，表明流产非黄体功能不足引起，用孕激素治疗无效。

2. 过期流产

EI 升高，出现圆形致密核细胞，细胞分散，舟形细胞少，较大的多边形细胞增多。

（四）生殖道感染

1. 细菌性阴道病

常见的病原体有阴道嗜酸杆菌、球菌和放线菌等。涂片中炎性阴道细胞表现为：细胞核呈豆状、核破碎和核溶解，上皮细胞核周有空晕，胞浆内有空泡。

2. 衣原体性宫颈炎

涂片上可见化生的细胞胞浆内有球菌样物及嗜碱性包涵体，感染细胞肥大多核。

3. 病毒性感染

常见的有单纯性疱疹病毒（HSV）Ⅱ型和 HPV 感染。

（1）HSV 感染：早期表现为感染的细胞核增大，染色质结构呈"水肿样"退变，染色质变得很细，散布在整个胞核中，呈淡的嗜碱性染色，均匀，有如毛玻璃状，细胞多呈集结状，有许多胞核。晚期可见嗜伊红染色的核内包涵体，周围可见一清亮晕环。

（2）HPV 感染：鳞状上皮细胞被 HPV 感染后具有典型的细胞学改变。在涂片标本中见挖空细胞、不典型角化不全细胞及反应性外底层细胞。典型的挖空细胞表现为上皮细胞内有 1~2 个增大的核，核周有透亮空晕环或壁致密的透亮区。

五、生殖道脱落细胞在妇科肿瘤诊断上的应用

（一）癌细胞特征

主要表现为细胞核、细胞及细胞间关系的改变。

1. 细胞核的改变

表现为核增大，核浆比例失常；核大小不等，形态不规则；核深染且深浅不一；核膜明显增厚、不规则，染色质分布不均，颗粒变粗或凝聚成团；因核分裂异常，可见双核及多核；核畸形，如分叶、出芽、核边内凹等不规则形态；核仁增大变多以及出现畸形裸核。

2. 细胞的改变

细胞大小不等，形态各异。胞质减少，染色较深，若变性则内有空泡或出现畸形。

3. 细胞间关系的改变

癌细胞可单独或成群出现，排列紊乱。早期癌涂片背景干净清晰，晚期癌涂片背景较脏，见成片坏死细胞、红细胞及白细胞等。

（二）宫颈/阴道细胞学诊断的报告形式

主要为分级诊断及描述性诊断两种。目前我国多数医院仍采用分级诊断，临床常用巴氏五级分类法。

1. 巴氏分类法

（1）阴道细胞学诊断标准。

1）巴氏Ⅰ级：正常。为正常阴道细胞涂片。

2）巴氏Ⅱ级：炎症。细胞核普遍增大，淡染或有双核，也可见核周晕或胞质内空泡。一般属良性改变或炎症。临床分为ⅡA及ⅡB。ⅡB是指个别细胞核异质明显，但又不支持恶性；其余为ⅡA。

3）巴氏Ⅲ级：可疑癌。主要是核异质，表现为核大深染，核形不规则或双核。对不典型细胞，性质尚难肯定。

4）巴氏Ⅳ级：高度可疑癌。细胞有恶性特征，但在涂片中恶性细胞较少。

5）巴氏Ⅴ级：癌。具有典型多量的癌细胞。

（2）巴氏分级法的缺点。

1）以级别来表示细胞学改变的程度易造成假象，似乎每个级别之间有严格的区别，使临床医生仅根据分类级别来处理患者，实际上Ⅰ、Ⅱ、Ⅲ、Ⅳ级之间的区别并无严格的客观标准，主观因素较多。

2）对癌前病变也无明确规定，可疑癌是指可疑浸润癌还是宫颈上皮内瘤变（CIN）不明确，不典型细胞全部作为良性细胞学改变也欠妥，因为偶然也见到CINⅠ级伴微小浸润癌的病例。

3）未能与组织病理学诊断名词相对应，也未包括非癌的诊断。因此巴氏分级法正逐步被新的分类法所取代。

2. 宫颈细胞学液基薄层细胞检测（TBS分类法）

（1）标本评估。

1）满意。满意标准如下。①标本有标记、识别信息，含有详细临床资料的申请单。②鳞状上皮细胞量：传统涂片（CP）>8 000~10 000（15/HP），液基制片（LBP）>5 000（10/HP）。③柱状上皮细胞数量：CP>5/堆×2或10/堆×1，LBP>10个以上。④未见柱状上皮细胞需化生细胞（成熟或不成熟）>10/堆。⑤及时固定、送检。

2）不满意。不满意标本有以下任何一条均适用。①标本缺乏患者的身份信息和（或）未按要求填写。②破碎的涂片并且无法修复。③鳞状上皮细胞数量过少，未达到最低细胞数量标准。④宫颈管上皮细胞或鳞状化生细胞少于10个（不应将子宫全切手术后女性的标本包括在内）。⑤由于被血性或炎性渗出物遮盖，涂片过厚、固定差、空气干燥及人工污染等因素影响，妨碍了对75%以上的上皮细胞进行观察分析。

3）不满意样本处理。①标本拒收/未制片。②制片后判读不满意，需重新取样。

（2）诊断标准。

1）未见上皮细胞内病变或恶性细胞（NILM）。①生物性病原体：滴虫性阴道炎；真菌性阴道炎，形态学符合念珠菌属；细菌性阴道病，形态学上符合放线菌属；单纯疱疹病毒；衣原体；细胞形态改变与HPV感染有关。②其他：见宫内膜细胞，形态如常；年龄>40岁；出现时间在月经期后15日。③其他非肿瘤性所见：是否报告，自行选择，固定报告格式中不包括：炎症（包括典型的修复）、放射线治疗、宫内节育器（IUD）、子宫切除术后腺上皮细胞状态、萎缩等。

2）上皮细胞异常，分2种情况。

鳞状上皮细胞异常。①不典型鳞状细胞（ASC）：无明确诊断意义的不典型鳞状细胞（ASC-US）；不能排除高级别鳞状上皮内病变的不典型鳞状细胞（ASC-H）。②鳞状上皮内病变（SIL）：低级别鳞状上皮内病变（LSIL）；高级别鳞状上皮内病变（HSIL），具有可疑侵袭特点。③鳞状细胞癌（SCC）。

腺上皮细胞异常。①不典型腺细胞无具体指定（AGC-NOS），不典型性子宫颈管上皮细胞（非特异，若有特殊应注明）；不典型性子宫内膜细胞（非特异，若有特殊应注明）。②不典型腺细胞倾向于瘤变（AGC-FN）：非典型性宫颈管上皮细胞，倾向于肿瘤；非典型性子宫内膜细胞，倾向于肿瘤。③宫颈管原位腺癌（AIS）。④腺癌（ADCA）：宫颈管腺癌、子宫内膜腺癌。⑤子宫外腺癌。

3）其他恶性肿瘤：需具体说明。

（三）计算机辅助细胞检测系统（PAPNET电脑涂片系统）

PAPNET电脑涂片系统在宫颈癌早期诊断中得到广泛应用。PAPNET电脑涂片系统装置包括3部分，即自动涂片系统、存储识别系统和打印系统，是利用电脑及神经网络软件对涂片进行自动扫描、读片、自动筛查，最后由细胞学专职人员作出诊断的一种技术，其原理是基于神经网络系统在自动细胞学检测这一领域的运用。

PAPNET电脑涂片系统可通过经验来鉴别正常与不正常的巴氏涂片。具体步骤为：在检测中心，经过上机处理的细胞涂片每百张装入片盒送入计算机房；计算机先将涂片分为3 000~5 000个区域不等，再对涂片上30万~50万个细胞按区域进行扫描，最后筛选出128个最可疑细胞，通过数字照相机进行自动对焦录制到光盘上，整个过程需8~10分钟；然后将光盘送往中间细胞室，经过一套与检测中心配套的专业高分辨率解像设备，由细胞学家复检。如有异议或不明确图像，可在显示器帮助下，显微镜自动找到所需观察位置，细胞学家再用肉眼观察核实。最后，采用1991年TBS分类法作出诊断报告及治疗意见，并附有阳性图片供临床医生参考。PAPNET方法具有高度敏感性和准确性，并能克服直接显微镜下读片因视觉疲劳造成的漏诊，省时省力，适用于大量人工涂片检测的筛选工作。

（王可新）

第四节　输卵管通畅检查

输卵管通畅检查的主要目的是检查输卵管是否通畅，了解子宫和输卵管腔的形态及输卵管的阻塞部位。常用的方法有输卵管通气术、输卵管通液术、子宫输卵管造影术和选择性输卵管造影术等。其中输卵管通气术因有发生气栓的潜在危险，且准确性仅为45%~50%，故临床上已逐渐被其他方法取代。近年来，随着介入技术的发展和内镜的临床应用，已普遍采取选择性输卵管造影术和腹腔镜直视下输卵管通液术来进一步明确输卵管的通畅情况，并根据输卵管阻塞部位的不同而进一步通过输卵管介入治疗或腹腔镜治疗改善其通畅程度。此外，还有宫腔镜下经输卵管口插管通液试验和宫腹腔镜联合检查等方法。

一、输卵管通液术

输卵管通液术是检查输卵管是否通畅的一种方法,并具有一定的治疗功效。即通过导管向宫腔内注入液体,根据注射液体阻力大小、有无回流及注入液体量和患者感觉等判断输卵管是否通畅。由于操作简便,无须特殊设备,广泛用于临床。

1. 适应证

(1) 不孕症,男方精液正常,疑有输卵管阻塞者。

(2) 检查和评价输卵管绝育术、输卵管再通术或输卵管成形术的效果。

(3) 输卵管黏膜轻度粘连者。

2. 禁忌证

(1) 内外生殖器急性炎症或慢性炎症急性或亚急性发作者。

(2) 月经期或有不规则阴道出血者。

(3) 可疑妊娠者。

(4) 严重的全身性疾病,如心、肺功能异常等,不能耐受手术者。

(5) 体温高于 37.5 ℃者。

3. 术前准备

(1) 月经干净 3~7 日,禁止性生活。

(2) 术前半小时肌内注射阿托品 0.5 mg,解痉。

(3) 患者排空膀胱。

4. 方法

(1) 器械:窥阴器、宫颈钳、长弯钳、宫颈导管、20 mL 注射器、压力表、Y 形导管等。

(2) 常用液体:生理盐水或抗生素溶液(由庆大霉素 8 万 U、地塞米松 5 mg、透明质酸酶 1 500 U、注射用水 20~50 mL 组成),可加用 0.5% 的利多卡因 2 mL 以减少输卵管痉挛。

(3) 操作步骤。

1) 患者取膀胱截石位,外阴、阴道、宫颈常规消毒,铺无菌巾,双合诊检查了解子宫的位置及大小。

2) 放置窥阴器充分暴露宫颈,再次消毒阴道穹隆部及宫颈,以宫颈钳钳夹宫颈前唇。沿宫腔方向置入宫颈导管,并使其与宫颈外口紧密贴合。

3) 用 Y 形管将宫颈导管与压力表、注射器相连,压力表应高于 Y 形管水平,以免液体进入压力表。

4) 将注射器与宫颈导管相连,并使宫颈管内充满生理盐水或抗生素溶液,缓慢推注,压力不可超过 160 mmHg。观察推注时阻力大小、经宫颈注入的液体是否回流,患者下腹部是否疼痛。

5) 术毕取出宫颈导管,再次消毒宫颈、阴道,取出窥阴器。

5. 结果评定

(1) 输卵管通畅:顺利注射 20 mL 生理盐水或抗生素溶液无阻力,压力维持在 60~80 mmHg 以下或开始稍有阻力,随后阻力消失,无液体回流,患者也无不适感,提示输卵管通畅。

(2) 输卵管阻塞：勉强注入 5 mL 即感有阻力，压力表见压力持续上升而下降，患者感下腹胀痛，停止注射后液体又回流至注射器内，表明输卵管阻塞。

(3) 输卵管通而不畅：注射液体有阻力，再经加压注入又能推进，说明轻度粘连已被分离，患者感轻微腹痛。

6. 注意事项

(1) 所用无菌生理盐水或抗生素溶液温度以接近体温为宜，以免液体过冷造成输卵管痉挛。

(2) 注入液体时必须使宫颈导管紧贴宫颈外口，防止液体外漏。

(3) 术后 2 周禁盆浴及性生活，酌情给予抗生素预防感染。

二、子宫输卵管造影术

子宫输卵管造影术（HSG）是通过导管向宫腔及输卵管注入造影剂，在 X 线下透视及摄 X 线片，根据造影剂在输卵管及盆腔内的显影情况了解子宫的形态，输卵管是否通畅，输卵管阻塞的部位或结扎部位及盆腔有无粘连等，是评价输卵管的最佳方法。

该检查损伤小，能对输卵管阻塞作出较正确诊断，准确率可达 80%，且有一定的治疗作用。

1. 适应证

(1) 了解输卵管是否通畅及输卵管形态、阻塞部位。

(2) 了解宫腔形态，确定有无子宫畸形及类型，有无宫腔粘连、子宫黏膜下肌瘤、子宫内膜息肉及异物等。

(3) 内生殖器结核非活动期。

(4) 不明原因的习惯性流产，于排卵后行造影术了解宫颈内口是否松弛，宫颈及子宫是否畸形。

2. 禁忌证

(1) 内、外生殖器急性或亚急性炎症。

(2) 严重的全身性疾病，不能耐受手术者。

(3) 妊娠期、月经期。

(4) 产后、流产、刮宫术后 6 周内。

(5) 碘过敏者。

3. 术前准备

(1) 造影时间以月经干净 3~7 日为宜，最佳时间为月经干净的 5~6 日，当月经干净后禁性生活。

(2) 做碘过敏试验，阴性者方可造影；如果使用非离子型含碘造影剂不要求做碘过敏试验。

(3) 术前半小时可肌内注射阿托品 0.5 mg，有助于解痉。

(4) 术前排空膀胱，便秘者术前行清洁灌肠，以使子宫保持正常位置，避免出现外压假象。

4. 方法

(1) 设备及器械：X 线放射诊断仪或数字多动能 X 线胃肠机、子宫导管、窥阴器、宫颈钳、长弯钳、20 mL 注射器。

(2) 造影剂：目前国内外均使用含碘造影剂，分油溶性和水溶性两种。油溶性造影剂（油剂）分为国产碘化油和进口超液化碘油；油剂（40%碘化油）密度大，显影效果好，刺激小，过敏少，但检查时间长，吸收慢，易引起异物反应，形成肉芽肿或油栓；水溶性造影剂（离子型水剂：76%泛影葡胺注射液；非离子型水剂：碘海醇注射液或碘氟醇注射液等）中，非离子型造影剂应用较多，其吸收快，检查时间短，可以不做碘过敏试验，有时子宫输卵管边缘部分显影欠佳，细微病变不易观察，但随着碘当量的提高，造影效果明显改善，已经有逐渐取代油剂的趋势。

(3) 操作步骤。

1) 患者取膀胱截石位，常规消毒外阴、阴道，铺无菌巾，检查子宫位置及大小。

2) 以窥阴器扩张阴道，充分暴露宫颈，再次消毒宫颈及阴道穹隆部，用宫颈钳钳夹宫颈前唇，探查宫腔。

3) 将油剂或非离子型水剂充满宫颈导管，排尽空气，沿宫腔方向将导管置入宫颈管内，徐徐注入造影剂，在 X 线透视下观察造影剂流经宫颈管、宫腔及输卵管情况并拍摄 X 线片。24 小时（油剂）或 20 分钟（水剂）后再拍摄盆腔延迟 X 线片，以观察腹腔内有无游离造影剂及造影剂在腹腔内的涂抹或弥散情况、输卵管内造影剂残留情况，进而判断输卵管的通畅程度。

4) 注入造影剂后子宫角圆钝，而输卵管不显影，考虑输卵管痉挛，可保持原位，肌内注射阿托品 0.5 mg 或针刺合谷、内关穴，20 分钟后再透视、拍摄 X 线片或停止操作，下次拍摄 X 线片前使用解痉药或行选择性输卵管造影。

5. 结果评定

(1) 正常子宫、输卵管：宫腔呈倒三角形，双输卵管显影，形态柔软，24 小时或 20 分钟后拍摄 X 线片，盆腔内见造影剂散在均匀分布。

(2) 宫腔异常：患宫腔结核时子宫常失去原有的倒三角形，内膜呈锯齿状不平；患子宫黏膜下肌瘤时可见宫腔充盈缺损；有子宫畸形时有相应显示。

(3) 输卵管异常：患输卵管结核时显示输卵管形态不规则、僵直或呈串珠状，有时可见钙化点或盆腔钙化淋巴结；有输卵管积水时输卵管远端呈气囊状扩张，远端呈球形；24 小时或 20 分钟后延迟摄片，盆腔内未见散在造影剂分布，说明输卵管不通；输卵管发育异常，可见过长或过短的输卵管、异常扩张的输卵管、输卵管憩室等。

6. 注意事项

(1) 造影剂充盈宫颈管时，必须排尽空气，以免空气进入宫腔造成充盈缺损，引起误诊。

(2) 宫颈导管与宫颈外口必须紧贴，以防造影剂流入阴道内。

(3) 导管不要插入太深，以免损伤子宫或引起子宫穿孔。

(4) 注入造影剂时用力不要过大，推注不可过快，防止造影剂进入间质及血管。

(5) 使用油剂时，透视下发现造影剂进入血管或异常通道，同时患者出现咳嗽，应警惕发生油栓，立即停止操作，取头低脚高位，严密观察。

(6) 造影后 2 周禁盆浴及性生活，可酌情给予抗生素预防感染。

(7) 有时可因输卵管痉挛造成输卵管不通的假象，必要时重复进行造影或做选择性输卵管造影。

三、选择性输卵管造影术

选择性输卵管造影术（SSG）是通过将输卵管造影导管经宫颈、宫腔插至输卵管内口注入造影剂，行 X 线检查，根据造影剂在输卵管及盆腔内的显影情况了解输卵管是否通畅、阻塞的部位及排除 HSG 时输卵管痉挛导致的输卵管未显影。该检查损伤小，能对 HSG 造成的假阳性作出更准确的判断，同时根据输卵管阻塞或通畅程度不同采取进一步的介入治疗即输卵管再通术（FTR），准确率可达 95%，而且具有较好的治疗作用。

1. 适应证

(1) 输卵管通而不畅或极不畅，要求治疗。

(2) HSG 中输卵管未显影或部分显影，为区别输卵管痉挛及张力高阻塞不通。

(3) HSG 显示输卵管近端阻塞，需对粘连完全阻塞及疏松粘连或分泌物较多的阻塞进行区分，此时可做 FIR 治疗。

2. 禁忌证

(1) 内、外生殖器急性或亚急性炎症。

(2) 严重的全身性疾病，不能耐受手术者。

(3) 妊娠期、月经期。

(4) 产后、流产、刮宫术后 6 周内。

(5) 碘过敏者。

除以上禁忌证外，还包括：①明显输卵管积水，伞端明显包裹；②结核性输卵管阻塞；③全身发热，体温 37.5 ℃以上。

3. 术前准备

(1) 选择性输卵管造影时间以月经干净 3~7 日为宜，最佳时间为月经干净的 5~6 日，当月月经干净后禁性生活。

(2) 做碘过敏试验，阴性者方可造影；如果使用非离子型含碘造影剂不要求做碘过敏试验。

(3) 术前半小时肌内注射阿托品 0.5 mg，有助于解痉。

(4) 术前排空膀胱，便秘者术前行清洁灌肠，以使子宫保持在正常位置，避免出现外压假象。

4. 方法

(1) 设备及器械：数字多动能 X 线胃肠机或数字减影血管造影（DSA）机、输卵管造影导管及外套管、导丝，窥阴器、宫颈钳、长弯钳、20 mL 注射器。

(2) 造影剂：目前国内外均使用含碘造影剂。

(3) 相关药品：庆大霉素 16 万 U，地塞米松 10 mg 等。

(4) 操作步骤。

1) 患者取膀胱截石位，常规消毒外阴、阴道，铺无菌巾，检查子宫位置及大小。

2) 以窥阴器扩张阴道，充分暴露宫颈，再次消毒宫颈及阴道穹隆部，用宫颈钳钳夹前唇，探查宫腔。

3）在 X 线检查下将输卵管导管插入外套管中，置外套管于颈管内口，然后轻轻将导管送入输卵管开口处。

4）注入造影剂，输卵管显影后，注入治疗药液，再观察输卵管内有无造影剂残留和造影剂弥散盆腔情况。

5）若 SSG 显示输卵管近端阻塞，则可用导丝插入内导管直至输卵管口，透视下轻柔推进导丝，如感到明显阻力或患者疼痛时停止，然后再注入造影剂显示输卵管再通情况。

6）术中密切观察有无手术反应，并及时处理。

5. 结果评定

（1）输卵管通畅：双侧输卵管显影，形态柔软，造影剂从输卵管伞端迅速弥散至盆腔，输卵管内无造影剂残留，盆腔内见造影剂散在均匀分布。

（2）输卵管积水：输卵管近端呈气囊状扩张，远端呈球形。

（3）输卵管不通：输卵管不显影，盆腔内未见散在造影剂分布。

（4）输卵管发育异常：可见过长或过短的输卵管、异常扩张的输卵管、输卵管憩室等。

6. 注意事项

（1）导管进入宫腔时，动作要轻柔，尽量减少疼痛和导管对子宫内膜的损伤。

（2）注入造影剂时用力不要过大，推注速度不可过快，防止造影剂进入间质及血管。

（3）如果输卵管近端阻塞，尝试用输卵管介入导丝再通时，要分清导丝的头端，操作轻柔的同时询问患者的感受和 X 线监视尤为重要，防止造成输卵管穿孔。

（4）造影后 2 周禁盆浴及性生活，可酌情给予抗生素预防感染。

四、妇产科内镜输卵管通畅检查

近年来，妇产科内镜被大量采用，为输卵管通畅检查提供了新的方法，包括腹腔镜直视下输卵管通液检查、宫腔镜下经输卵管口插管通液试验和宫腹腔镜联合检查等方法，其中腹腔镜直视下输卵管通液检查准确率可达 95%。但由于内镜手术对器械要求较高，且腹腔镜是创伤性手术，故并不推荐作为常规检查方法，通常在对不孕患者行内镜检查时例行进行输卵管通液（加用亚甲蓝染液）检查。内镜检查注意事项同前。

（高金梅）

第五节 女性内分泌激素测定

月经周期的任何时间点都可以测定女性内分泌激素，每个时间点对应的各激素正常值范围不同、相互间联系不同（图 1-1），须综合各指标判断异常与否。需要了解基线水平时，宜选择月经周期第 2~5 日（至少一个月内未用类固醇激素）。

女性内分泌激素包括 H-P-O 生殖轴系及相关内分泌腺体分泌的激素，女性的月经、生育以及全身的健康都和激素密切相关。生殖轴通过这些激素发出刺激和抑制信号协调各内分泌器官的活动。下丘脑向垂体门脉系统脉冲式分泌促性腺激素释放激素（GnRH），刺激垂体前叶合成和释放卵泡刺激素（FSH）和黄体生成素（LH），FSH、LH 刺激卵巢卵泡的发育、成熟、排卵和黄体形成，产生的雌激素、孕激素、雄激素等类固醇激素及肽类又可以反馈调控下丘脑和垂体。测定 H-P-O 轴各激素水平有助于判断女性的生理及生殖内分泌疾病状态。

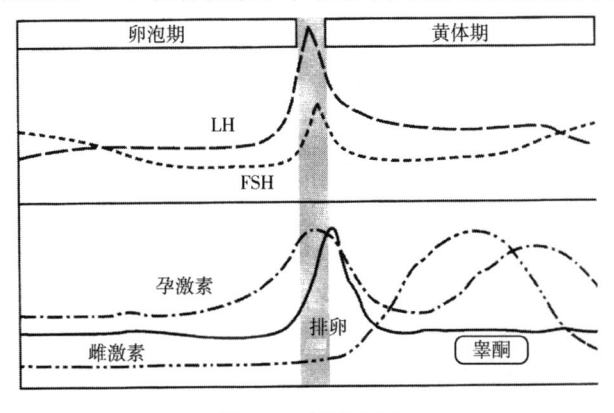

图 1-1 基线水平

激素测定一般抽取外周血，常用方法包括气相色谱层析法、分光光度法、荧光显示法、酶标记免疫法和放射免疫分析（RIA）。近年，无放射性同位素标记的免疫化学发光法已逐步取得广泛应用。

一、促性腺激素释放激素

促性腺激素释放激素（GnRH）由下丘脑释放，又称为黄体生成素释放激素（LHRH）。女性正常月经周期中，变化最显著的激素是 LH，它可在月经中期出现排卵峰。而 GnRH 在外周血中含量很少，且半衰期短，测定困难，故目前主要采用 GnRH 兴奋试验与氯米芬试验来了解下丘脑和垂体的功能状态。

（一）GnRH 兴奋试验

1. 原理

LHRH 对垂体促性腺激素有兴奋作用，给受试者静脉注射 LHRH 后在不同时相抽血测定促性腺激素的含量，可了解垂体功能。

2. 方法

静脉注射 LHRH 50 μg，于注射前、注射后的 15 分钟、30 分钟、60 分钟和 90 分钟分别取静脉血 2 mL，测定促性腺激素含量。

3. 结果分析

（1）正常反应：注射 LHRH 后，LH 值的上升比基值升高 2~3 倍，高峰出现在注射后的 15~30 分钟。

（2）活跃反应：高峰值比基值升高 5 倍以上。

（3）延迟反应：高峰出现时间迟于正常反应出现的时间。

（4）无反应或低弱反应：注入 LHRH 后，LH 值无变化，处于低水平或略有升高，但升高不足 2 倍。

4. 临床意义

（1）青春期延迟 GnRH 兴奋试验呈正常反应。

（2）垂体功能减退症、垂体手术或放疗导致的垂体组织破坏时，GnRH 兴奋试验呈无反应或低弱反应。

(3) 下丘脑功能减退可出现延迟反应或正常反应。

(4) 卵巢功能不全：FSH、LH 基值均>30 U/L，GnRH 兴奋试验呈活跃反应。

(5) 多囊卵巢综合征：LH/FSH>（2~3），GnRH 兴奋试验呈活跃反应，主要体现在 LH 的升高。

（二）氯米芬试验

1. 原理

氯米芬又称克罗米芬，是一种有弱雌激素作用的非甾体类的雌激素拮抗剂，在下丘脑与雌激素受体结合，阻断性激素对下丘脑和（或）垂体促性腺激素细胞的负反馈作用，诱发 GnRH 释放，用以评估闭经患者 H-P-O 的功能，以鉴别下丘脑和垂体病变。

2. 方法

月经第 5 日开始每日口服氯米芬 50~100 mg，连服 5 日，服药后 LH 可上升 85%，FSH 上升 50%，停药后 FSH、LH 下降。若以后再出现 LH 上升达排卵期水平，诱发排卵则为排卵型反应，一般在停药后 5~9 日出现排卵。若停药 20 日后 LH 未上升为无反应。同时在服药的第 1 日、第 3 日、第 5 日测 LH、FSH，第 3 周或经前测血黄体酮。

3. 临床意义

(1) 下丘脑病变：下丘脑病变时对 GnRH 兴奋试验有反应，而对氯米芬试验无反应。

(2) 青春期延迟：通过 GnRH 兴奋试验判断青春期延迟是否为下丘脑、垂体病变所致。

二、垂体促性腺激素测定

（一）来源及生理作用

FSH 和 LH 是垂体分泌的促性腺激素，均为糖蛋白，在血中与 α_2 和 β 球蛋白结合，受下丘脑 GnRH 和雌激素、孕激素的调节。每个排卵期这些激素均呈现周期性变化。FSH 的生理作用主要是促进卵泡成熟及分泌雌激素；LH 的生理作用主要是促进排卵和黄体形成，促使卵巢分泌孕激素和雌激素。

FSH 可诱导排卵前卵泡颗粒细胞中的 LH 受体，FSH 在早卵泡期处于较低水平，在卵泡成熟晚期随雌激素水平上升而略下降，排卵前迅速升高，可以协同 LH 的促卵泡成熟作用。LH 在卵泡早期处于低水平，以后逐渐上升，至排卵前 24 小时左右与 FSH 几乎同时出现高峰，LH 峰较 FSH 峰更高、更陡，排卵 24 小时后即下降，排卵期出现的陡峰是预测排卵的重要指标。FSH 和 LH 黄体期均维持在较低水平。

（二）正常值

血 FSH 与血 LH 的正常范围见表 1-2、表 1-3。

表 1-2 血 FSH 正常范围

测定时期	正常范围（U/L）
青春期	≤5
正常女性	5~20
绝经后	>40

表 1-3　血 LH 正常范围

测定时期	正常范围（U/L）
卵泡期	5~30
排卵期	75~100
黄体期	3~30
绝经期	30~130

（三）临床应用

1. 协助判断闭经原因

FSH、LH 水平低于正常值，闭经原因在垂体或下丘脑，为中枢性。FSH、LH 水平均高于正常值，病变在卵巢。

2. 了解排卵情况

测定 LH 峰值，可估计排卵时间及了解排卵情况。

3. 诊断性早熟

用于鉴别诊断真性和假性性早熟。真性性早熟由促性腺激素分泌增多引起，FSH、LH 有周期性变化；假性性早熟的 FSH 和 LH 水平较低，而且无周期性变化。

4. 协助多囊卵巢综合征的诊治

虽然 LH/FSH>3 不再作为诊断标准之一，但仍有助于病情及疗效判断。

三、垂体催乳激素测定

（一）来源及生理作用

催乳素（PRL）是垂体催乳激素细胞分泌的一种多肽蛋白激素，受下丘脑催乳激素抑制激素和催乳激素释放激素的双重调节。促甲状腺激素（TSH）、雌激素、5-羟色胺等对其均有促进作用。PRL 分子结构有 4 种形态：小分子 PRL、大分子 PRL、大大分子 PRL 和异型 PRL。仅小分子 PRL 具有激素活性，占分泌总量的 80%。临床测定的 PRL 是各种形态 PRL 的总和，故 PRL 的测定水平与生物学作用不一致。PRL 的主要功能是促进乳房发育及泌乳，与卵巢类固醇激素共同作用促进分娩前乳腺导管及腺体发育。PRL 还参与机体的多种功能，特别是对生殖功能的调节。

（二）正常值

不同时期血 PRL 正常范围值见表 1-4。

表 1-4　不同时期血 PRL 正常范围

测定时期	正常范围（μg/L）
非妊娠期	<25
妊娠早期	<80
妊娠中期	<160
妊娠晚期	<400

(三)临床应用

(1) 闭经、不孕症及月经失调者均应测定 PRL,以排除高催乳素血症。

(2) 垂体肿瘤患者伴 PRL 异常增高时,应排除垂体催乳激素瘤。

(3) PRL 升高还见于性早熟、原发性甲状腺功能减退症、卵巢功能不全、黄体功能欠佳、哺乳、神经精神刺激、药物(如氯丙嗪、避孕药、大量雌激素和利舍平等)因素;PRL 水平低多见于垂体功能减退、单纯性催乳激素分泌缺乏症等。

四、雌激素测定

(一)来源及生理变化

雌激素主要由卵巢、胎盘产生,少量由肾上腺产生。可分为雌酮(E_1)、雌二醇(E_2)及雌三醇(E_3)。3种雌激素成分均可从血、尿和羊水中测得。雌二醇活性最强,是卵巢产生的主要激素之一,对维持女性生殖功能及第二性征有重要作用。绝经后女性体内以雌酮为主,主要来源于肾上腺分泌的雄烯二酮,在外周经芳香化酶转化而成。雌三醇是雌酮和雌二醇的代谢产物。妊娠期间胎盘产生大量雌三醇,测定血或尿中雌三醇水平可反映胎儿、胎盘状态。雌激素在肝脏灭活和代谢,经肾脏由尿液排出。

幼女体内雌激素处于较低水平,随年龄增长,由青春期至成年,女性雌二醇水平不断上升。在正常月经周期中,雌二醇随卵巢周期性变化而波动,卵泡早期水平最低,以后逐渐上升,至排卵前达高峰,后又逐渐下降,排卵后迅速下降,然后又逐渐上升,至排卵后8日又达第二个高峰,但峰值低于第一个高峰。绝经后女性卵巢功能衰退,雌二醇水平低于卵泡早期。

(二)正常值

血 E_2、E_1 参考值见表 1-5。

表 1-5 血 E_2、E_1 参考值

测定时期	E_2 正常值(pmol/L)	E_1 正常值(pmol/L)
青春前期	18.35~110.10	62.90~162.80
卵泡期	91.75~275.25	125.00~377.40
排卵期	734.00~2 202.00	125.00~377.40
黄体期	367.00~1 101.00	125.00~377.40
绝经后	18.35~91.75	—

(三)临床应用

1. 监测卵巢功能

测定血雌二醇或 24 小时尿总雌激素水平。

(1) 判断闭经原因:①激素水平符合正常的周期性变化,说明卵泡发育正常,应考虑闭经原因为子宫性;②雌激素水平偏低,闭经原因可能为原发性或继发性卵巢功能低下或受药物影响而抑制了卵巢功能;也可见于下丘脑—垂体功能失调、高催乳素血症。

(2) 诊断无排卵:雌激素无周期性变化常见于各年龄段无排卵性异常子宫出血及多囊

卵巢综合征。

（3）监测卵泡发育：在药物促排卵时，测定血雌二醇可作为监测卵泡发育、成熟的指标之一。

（4）诊断女性性早熟：临床多以 8 岁以前出现第二性征为性早熟，血 E_2 水平>275 pmol/L 为诊断性早熟的激素指标之一。

2. 监测胎儿—胎盘单位功能

妊娠期雌三醇主要由胎儿胎盘单位产生，测定孕妇尿雌三醇含量可反映胎儿胎盘功能状态。正常妊娠 29 周尿雌激素迅速增加，足月妊娠尿雌三醇排出量平均为 88.7 nmol/24 h，妊娠 36 周后尿雌三醇排出量连续数次<37 nmol/24 h 或骤减>30%~40%，均提示胎盘功能减退；尿雌三醇<22.2 nmol/24 h 或骤减>50%也提示胎盘功能减退。

五、孕激素测定

（一）来源及生理作用

人体孕激素由卵巢、胎盘和肾上腺皮质产生。正常月经周期中血黄体酮含量在卵泡期极低，排卵前开始少量分泌，排卵后由于卵巢黄体产生大量黄体酮，水平迅速上升，在月经周期 LH 峰后的 6~8 日达高峰，经前的 4 日逐渐下降至卵泡期水平。妊娠时血黄体酮水平随时间增加而稳定上升，妊娠 6 周时，黄体酮主要来自卵巢黄体，妊娠中晚期则主要由胎盘分泌。血中黄体酮经肝脏代谢，最后形成孕二酮，80%由尿液及粪便排出。黄体酮的作用是使子宫内膜增厚、血管和腺体增生，利于胚胎着床，降低母体免疫排斥反应，防止子宫收缩，使子宫在分娩前保持静止状态。同时黄体酮还可促进乳腺腺泡导管发育，为泌乳做准备。

（二）正常值

血黄体酮正常值见表 1-6。

表 1-6　血黄体酮正常范围

测定时期	正常范围（nmol/L）
卵泡期	<3.18
黄体期	15.9~63.6
妊娠早期	63.6~95.4
妊娠中期	159~318
妊娠晚期	318~1 272
绝经后	<3.18

（三）临床应用

1. 监测排卵

血黄体酮>15.6 nmol/L，提示有排卵。若黄体酮符合该水平而又无其他导致不孕的因素时需结合 B 超检查，排除未破裂卵泡黄素化综合征（LUFS）。使用促排卵药时，可通过监测血黄体酮水平来了解排卵效果。

闭经、无排卵异常子宫出血、多囊卵巢综合征、口服避孕药或长期使用 GnRH 激动剂，均可使黄体酮水平下降。

2. 了解黄体功能

黄体期血黄体酮水平低于生理值，提示黄体功能不足；月经 4~5 日血黄体酮仍高于生理水平，提示黄体萎缩不全；若卵泡期查血黄体酮水平高于生理值需排除高黄体酮血症。

3. 了解妊娠状态

排卵后，若卵子受精，黄体继续分泌黄体酮。自妊娠第 7 周开始，胎盘分泌黄体酮在量上超过卵巢黄体。妊娠期胎盘功能减退时，血黄体酮水平下降。异位妊娠血黄体酮水平多数较低。若单次黄体酮水平≤15.6 nmol/L（5 ng/mL），提示为死胎。先兆流产时，黄体酮数值有下降趋势。

4. 黄体酮替代疗法的监测

应用天然黄体酮替代疗法时，应监测血黄体酮水平。

六、雄激素测定

（一）来源及生理变化

女性体内雄激素来自卵巢及肾上腺皮质。雄激素主要有睾酮（T）、雄烯二酮。整个月经周期雄激素仅于围排卵期轻度上升，其余时间处于低水平。睾酮主要由卵巢和肾上腺分泌的雄烯二酮转化而来，雄烯二酮 50% 来自卵巢，50% 来自肾上腺皮质，活性介于睾酮和脱氢表雄酮之间。脱氢表雄酮主要由肾上腺皮质产生。绝经前血清睾酮是卵巢雄激素来源的标志，绝经后肾上腺皮质是产生雄激素的主要部位。

（二）正常值

血睾酮正常值见表 1-7。

表 1-7 血睾酮正常范围

测定时期	正常范围（nmol/L）
卵泡期	<1.4
排卵期	<2.1
黄体期	<1.7
绝经后	<1.2

（三）临床应用

（1）卵巢肿瘤短期内出现进行性加重的雄激素过多症状，多提示卵巢来源的男性化肿瘤。

（2）多囊卵巢综合征患者血清雄激素可正常，也可升高。雄激素水平可以作为降雄激素的疗效评价指标之一。

（3）肾上腺皮质增生或肿瘤血清雄激素异常升高。

（4）两性畸形的鉴别，男性真两性和假两性畸形，血睾酮水平在男性正常范围内；女性假两性畸形，血睾酮水平在女性正常范围内。

（5）女性多毛症测得血清睾酮水平正常，为毛囊对雄激素敏感所致。

（6）应用雄激素制剂或具有雄激素作用的内分泌药物如达那唑时，用药期间可监测雄激素。

（7）高泌乳素血症有雄激素过多的症状和体征者，常规测定血雄激素在正常范围内时，应测定血催乳素水平。

七、人绒毛膜促性腺激素测定

（一）来源及生理变化

人绒毛膜促性腺激素（HCG）是一种糖蛋白激素，由 α 和 β 亚单位组成，主要由妊娠时合体滋养细胞产生。少数情况下肺、肾上腺和肝脏肿瘤也可产生 HCG。现发现血中 HCG 的波动与 LH 脉冲平行，月经中期也有上升，提示 HCG 也可以由垂体分泌。

正常妊娠受精卵着床时，即排卵后的第 6 日受精卵滋养层形成时开始产生 HCG，约 1 日后可以检测到血浆 HCG，此后每 1.7~2 日上升 1 倍，排卵后 14 日约达 100 U/L，妊娠 8~10 周达高峰（50 000~100 000 U/L）后又迅速下降，至妊娠中晚期，其值仅相当于高峰值的 10%。因 HCG 的 α 链与 LH 的 α 链有相同结构，故在检测时应测定特异 β-HCG 浓度。

（二）正常值

不同时期血清 β-HCG 浓度见表 1-8。

表 1-8　不同时期血清 β-HCG 浓度

测定时期	正常范围（U/L）
非妊娠女性	<3.1（μg/L）
孕 7~10 日	>5
孕 30 日	>100
孕 40 日	>2 000
妊娠滋养细胞疾病	>100 000

（三）临床应用

国际肿瘤发展生物和医学协会的多中心研究推荐使用广谱能识别 HCG 及相关分子，而与其他糖蛋白激素及衍生物低交叉的 HCG 试验。

1. 诊断早期妊娠

血 HCG 浓度>25 U/L 为妊娠试验阳性，可用于诊断早孕，迅速、简便、价廉。目前应用广泛的有半定量早早孕诊断试纸，另外有利用斑点免疫层析法原理制成的反应卡进行。

2. 异位妊娠

血 β-HCG 浓度维持低水平或间隔 2~3 日测定无成倍上升，需怀疑异位妊娠的可能，尤其血黄体酮水平偏低者。

3. 滋养细胞肿瘤的诊断和监测

（1）葡萄胎和侵蚀性葡萄胎：血 β-HCG 浓度异常升高，甚至>100 kU/L，且子宫明显大于妊娠月份则提示有葡萄胎可能。葡萄胎块清除后，HCG 应大幅度下降，在清宫后的 8 周应降至正常，若下降缓慢或下降后又上升，排除宫腔内残留组织则可能为侵蚀性葡萄胎；HCG 是其疗效监测的最主要指标。

（2）绒毛膜癌：β-HCG 是诊断和监测绒毛膜癌唯一的实验室指标，β-HCG 下降与治疗有效性一致，尿 β-HCG<50 U/L 及血 β-HCG<3.1 μg/L 为阴性标准，治疗后临床症状消

失，每周查 1 次 HCG，连续 3 次阴性者视为近期治愈。

4. 性早熟和肿瘤

最常见的是下丘脑或松果体胚细胞的绒毛膜瘤或肝胚细胞瘤及卵巢无性细胞瘤、未成熟性畸胎瘤分泌 HCG 导致性早熟。分泌 HCG 的肿瘤还可见于肠癌、肝癌、卵巢腺癌、胰腺癌、胃癌，在女性可导致月经紊乱，故女性出现月经紊乱伴 HCG 升高时需排除上述肿瘤的异位分泌。

八、抗米勒管激素测定

（一）来源及生理变化

抗米勒管激素（AMH）是由 2 个相同的 70 kb 亚基组成的二聚体糖蛋白，女性于孕 36 周，由胎儿的卵巢颗粒细胞分泌 AMH，主要由卵巢中的初级卵泡、窦前卵泡、窦状卵泡等生长卵泡产生。在儿童期，AMH 水平与年龄呈正相关，15.8 岁达最高峰，15.8~25 岁为平台期，25 岁以后逐渐下降，绝经后处于极低水平，甚至趋于 0。提示 25 岁以后 AMH 水平可作为衡量卵巢储备功能的标志物。AMH 在整个月经周期变化很小，对取血时间无特殊要求。

（二）正常值

不同年龄段血 AMH 正常范围见表 1-9。

表 1-9　不同年龄段血 AMH 正常范围

测定时期	正常范围（ng/mL）
0~10 岁	3.09±2.91
11~18 岁	5.02±3.35
19~50 岁	2.95±2.50
≥51 岁	0.22±0.36

（三）临床应用

1. 评估卵巢储备功能

AMH 比其他指标如 FSH、抑制素 B（INHB）、E_2 和窦卵泡计数（AFC）等，能更早、更精确地反映卵巢储备功能。由于 AMH 可抑制卵泡的初始募集和周期性募集，故低水平的 AMH 可致始基卵泡池过早耗竭，用于预测绝经年龄，并作为判断卵巢功能不全的依据。

2. 预测促排卵用药的反应性

AMH 水平与卵巢反应性强相关，是一个独立且精确的预测指标。AMH 阈值高于 3.07 ng/mL 为卵巢过度刺激综合征（OHSS）的高危人群，应密切监护。AMH 阈值低于 0.66 ng/mL 则为卵巢低反应，应谨慎促排卵治疗。

3. 多囊卵巢综合征

多囊卵巢综合征（PCOS）窦前卵泡和小窦卵泡均增加，AMH 升高 2~3 倍；高水平的 AMH 可降低卵泡对 FSH 的敏感性，阻碍卵泡发育、成熟和排卵，故可反映 PCOS 的病情。

4. 卵巢颗粒细胞瘤（GCT）

AMH 是 GCT 的特殊标志物，GCT 患者的 AMH 水平升高，术后恢复正常。随访 AMH 水平再次升高与肿瘤复发有关，并早于临床症状。

GnRH 兴奋试验用于非组织破坏导致的垂体功能减退时（如跌重性闭经），可能无法获得满意结果。可考虑延长试验时间，如安装 GnRH 泵，脉冲刺激 1 周左右可能观察到垂体兴奋性的提高。

（李　静）

第二章

妇科常见症状

第一节 白带异常

白带是指女性外阴和阴道所排出的分泌物,由于分泌物多呈白色,故称白带。白带来源于女性生殖道,有生理性和病理性之分。在正常情况下,女性阴道和外阴经常有少量分泌物以保持其湿润,此为生理性白带。分泌物增多或性状异常则为病理性白带。但是,女性对白带的感觉往往因人而异,有的患者白带增多但无自觉不适,无意就医;有些人虽白带不多,仅因外阴部潮湿就惶惑不安,急于求治。故在诊治过程中,必须首先区分生理性白带和病理性白带,对引起病理性白带的各种有关疾病进行鉴别,从而做出正确处理。

一、病史要点

临床应详细询问以下各点。
(1) 白带异常出现的时间,与月经周期及性生活有无关系,是否已绝经。
(2) 白带及其性状,有无腥臭味或恶臭味。
(3) 是否伴有外阴瘙痒、尿频、尿痛及其他症状如腹痛、停经或月经紊乱等。
(4) 发病前是否使用过公用浴盆、浴巾,公用浴池,游泳池或有不洁性生活史。
(5) 同性别家人中有无类似的白带增多情况。
(6) 目前是否放置宫内节育器。
(7) 近期是否服用过雌激素类药物,是否有阴道用药或药液灌洗阴道史。
(8) 有无全身性疾病,如心力衰竭、糖尿病等慢性疾病。

二、体检及妇科检查重点

1. 外阴检查
注意外阴、大腿内侧及肛周有无皮损、发红、水肿、湿疹或赘生物,观察前庭大腺开口处及尿道口有无充血、分泌物,挤压尿道旁腺有无脓性分泌物外溢。

2. 阴道检查
观察白带是来源于外阴、阴道、宫颈还是宫颈管内,注意白带的量、颜色和性状。检查阴道壁有无红肿、出血点、结节、溃疡或赘生物,宫颈有无充血、糜烂、肥大、撕裂、内膜外翻、息肉或赘生物以及宫颈管内有无块状物突出。

3. 双合诊和三合诊检查

除阴道炎症外，其他妇科疾病如子宫黏膜下肌瘤、子宫内膜癌、输卵管癌均可引起白带增多，故应常规进行双合诊和三合诊检查，了解子宫的位置与大小，特别是附件有无包块和压痛。

三、重要辅助检查

根据病史及检查所见白带特征和局部病变情况，可选用下述相应辅助诊断方法，以便作出诊断。

1. 悬滴法或培养法找阴道毛滴虫

用无菌棉签自阴道后穹隆擦拭少许阴道分泌物，置入载玻片上预置的一小滴生理盐水中，立即在低倍显微镜下观察有无活动的滴虫；也可将白带放入装有 2~3 mL 生理盐水的小瓶中，混匀后取一小滴于玻片上进行观察。悬滴法未能找到滴虫者可采用培养法，但用时较长且操作复杂，一般极少采用。

2. 涂片法或培养法找假丝酵母菌

取可疑白带制作涂片，固定后用革兰染色，置油镜下观察，可见成群革兰阳性孢子和假菌丝。如涂片阴性，可用培养法找芽孢和菌丝。

3. 涂片法找线索细胞

取阴道分泌物置于涂片上，加数滴生理盐水均匀混合，通过革兰染色，在油镜下观察找寻线索细胞。所谓线索细胞即阴道复层扁平上皮脱落的表层细胞边缘黏附大量颗粒状物，以致细胞边缘原有棱角消失。此类颗粒状物即为阴道加德纳菌等厌氧菌，故在涂片找到线索细胞即找到了诊断细菌性阴道疾病的依据。

4. 胺试验

取阴道分泌物少许置于玻片上，加入 10% 氢氧化钾溶液 1~2 滴，立即嗅到一种鱼腥味为胺试验阳性，多提示有细菌性阴道疾病存在。

5. 涂片法及培养法找淋球菌

淋球菌多藏匿于前庭大腺、尿道旁腺和宫颈腺体内，但以宫颈管内腺体的阳性率为最高。取材时先揩净宫颈表面分泌物，以小棉签置入宫颈管内 1.0~1.5 cm 处，转动 1~2 周，并停留 1 分钟，然后取出棉签做涂片或培养。涂片经革兰染色后，油镜下观察如见中性粒细胞内有成对革兰阴性双球菌为阳性，但涂片法阳性率低，故目前主张对女性淋病的诊断采用培养法。

6. 沙眼衣原体检测

可取宫颈管分泌物做吉姆萨染色，在光镜下观察寻找包涵体，但阳性率不高。培养法确诊可靠，因技术条件要求高，目前临床很少采用。以单克隆抗体荧光标记或用酶来直接检查标本中的沙眼衣原体抗原是一种快速诊断法，已有试剂盒。此外，也可用间接血凝试验、荧光抗体试验或 ELISA 法检查血清中的抗体。

7. 支原体培养

可取宫颈管分泌物培养，检测支原体。但目前多认为支原体阳性诊断价值不大。

8. 宫颈刮片细胞学或液基薄层细胞学检查

应常规进行，可发现宫颈癌前病变或早期宫颈癌。液基薄层细胞学检查（TCT）可靠性高，但价格较昂贵。

9. 活体组织检查

对宫颈、阴道或外阴等部位赘生物或有恶变可疑者均应取活检以明确诊断。如能在阴道镜检下对宫颈或阴道可疑病变部位取活检则更为准确。

10. 分段诊断性刮宫

凡分泌物来自颈管内或以上部位者，应行分段诊断性刮宫，先刮宫颈管，后刮宫腔，将刮出组织分别送检。

四、生理性白带的鉴别

在对病理性白带进行鉴别前，临床应首先认识正常女性的生理性白带。

生理性白带是女性生殖器在适量内源性或外源性雌激素作用下形成的分泌物，包括：①外阴双侧前庭大腺分泌的少量无色透明黏液，用以保持前庭部黏膜潮湿，性兴奋可促使黏液分泌有所增加；②外阴部汗腺、皮脂腺的极少量分泌物；③阴道黏膜分泌物混有脱落的阴道扁平上皮细胞及正常寄生在阴道内的多种需氧菌和厌氧菌，一般以阴道杆菌为主；由于阴道上皮细胞内含有丰富的糖原，阴道杆菌可将糖原转化为乳酸，因而阴道分泌物呈酸性（pH≤4.5），其量可在性兴奋时显著增加；④宫颈管腺体分泌的碱性蛋清样高度黏性液体，其中混有极少量宫颈管柱状上皮细胞；⑤黄体晚期子宫内膜分泌的极少量碱性液。生理性白带呈白色糊状，高度黏稠，无腥臭味，量少，一般仅沉积于阴道后穹隆部，但其量和性状可随女性年龄及卵巢分泌激素的变化而有所改变。

1. 新生儿白带

胎儿的阴道和宫颈管黏膜受到胎盘分泌的雌激素影响而增生，出生前阴道内有较多分泌物积聚。出生后因其体内雌激素水平急剧下降，增生的上皮脱落并随阴道内积聚的分泌物排出体外，故新生儿在出生后最初10日内外阴有较多无色或白色黏稠分泌物；少数新生儿由于子宫内膜随雌激素水平下降而剥脱，还可出现撤退性出血，故其白带为粉红色或血性，甚至有少量鲜血流出。

2. 青春期白带

随着青春期的到来，卵巢的卵泡开始发育，在雌激素影响下，少女于初潮前1~2年开始常有少量黏液样白带，可持续至初潮后1~2年排卵性月经周期建立时为止。

3. 育龄期白带

育龄期女性在每次月经周期的排卵前2~3日，由于体内雌激素水平逐渐上升达高峰，宫颈管腺体分泌的黏液增多，此时可出现稀薄透明的黏性白带；在月经来潮前2~3日，因盆腔充血，多有较黏稠的白带出现。

4. 妊娠期白带

在妊娠期，特别是从妊娠3~4个月开始，由于雌激素、孕激素水平显著上升，阴道壁的分泌物及宫颈腺体分泌的黏液均增加，往往有较多黏厚白带排出。

5. 产褥期白带

产后最初数日有较多血液排出，称血性恶露；继而排出物中有较多坏死内膜组织，内含少量血液，呈淡红色，称浆液性恶露；产后2~3周始排出的为退化蜕膜组织、宫颈黏液、阴道表皮细胞及细菌的混合物，色泽较白，称白色恶露，也称产褥期白带，可持续至产后

4~6周甚至更晚。

6. 外源性雌激素所致白带

使用己烯雌酚或雌激素制剂治疗闭经或异常子宫出血等妇科疾病，可促使宫颈管和阴道分泌物增加而出现白带。

五、病理性白带的鉴别

（一）病理性白带的性状

1. 透明黏性白带

其性状与生理性白带相同，类似鸡蛋清，但量显著增多，远远超出正常生理范围，一般见于慢性宫颈炎、宫颈管内膜外翻、卵巢功能失调、阴道腺病或宫颈高分化腺癌的患者。

2. 白色或灰黄色泡沫状白带

为滴虫性阴道炎的特征，可伴有外阴瘙痒。

3. 凝乳状白带

呈白色豆渣状或凝乳状，为外阴阴道假丝酵母菌病的特征。患者常伴有严重外阴瘙痒或灼痛。妊娠，糖尿病，长期使用抗生素、肾上腺皮质激素或免疫抑制剂为假丝酵母菌感染的高危因素。

4. 脓性白带

色黄或黄绿，质黏稠呈脓样，多有臭味，一般为化脓性细菌感染所致，常见于滴虫性阴道炎、急性或亚急性淋菌性宫颈炎和阴道炎、急性衣原体宫颈炎、萎缩性阴道炎，也可见于子宫内膜炎、宫腔积脓或阴道内异物残留等情况。

5. 灰白色腥味白带

呈灰白色，稀薄，有腥臭味，特别是在性交后腥臭味更剧。一般为细菌性阴道病所引起。

6. 血性白带

白带中混有血液，应警惕宫颈癌、子宫内膜腺癌等恶性肿瘤的可能性。但宫颈息肉、黏膜下肌瘤、萎缩性阴道炎也可导致血性白带，放置宫内节育器引起者也较多见。

7. 水样白带

持续流出淘米水样白带应考虑晚期宫颈癌、阴道癌或黏膜下肌瘤伴感染。阵发性排出淡黄色或淡红色水样液有输卵管癌的可能。输卵管积水患者偶有间歇性清澈的水样排液。

（二）引起白带增多的常见疾病

生殖系统不同部位的疾病均可引起白带增多，其中除因外阴疾病引起者诊断多无困难不予介绍外，其余介绍如下。

1. 滴虫性阴道炎

由阴道毛滴虫感染所致，为常见的阴道感染之一。除通过性交传播外，还可通过浴室、便器、共用浴巾、内衣裤间接传染。

（1）阴道分泌物异常增多，呈稀薄泡沫状或脓性。

（2）轻度外阴瘙痒。

（3）阴道壁充血，有时可见散在黏膜下的红色出血点。

(4) 阴道分泌物镜检可见活动毛滴虫。

2. 外阴阴道假丝酵母菌病

为目前我国最多见的阴道感染。正常女性阴道内可寄生有假丝酵母菌，当阴道内环境改变，如孕妇阴道内糖原增多、应用糖皮质激素或大量使用广谱抗生素等引起阴道内菌群失调时，假丝酵母菌大量繁殖即可发病。

(1) 阴道排出物为干酪样或豆渣样，黏厚，无臭味。

(2) 外阴、阴道严重瘙痒，外阴红肿，排尿时有灼热感，性交可使症状加剧。

(3) 检查时可见阴道内有豆渣样白色分泌物覆盖于黏膜表面，擦净后见黏膜充血、水肿。

(4) 阴道分泌物镜检找到假丝酵母菌的芽生孢子和假菌丝。

3. 细菌性阴道病

是由阴道加德纳菌和其他厌氧菌及需氧菌混合感染引起的非特异性阴道炎。阴道分泌物增多，呈灰白色，质稀薄，有腥臭味，性交后更明显，但也可能无白带增多。检查可嗅到分泌物呈鱼腥味。分泌物稀薄，黏着于阴道壁，易擦去。阴道黏膜外观正常。阴道分泌物胺试验呈阳性，镜检下可找到线索细胞。

以上3种常见阴道炎的鉴别方法，见表2-1。

表2-1 滴虫性阴道炎、外阴阴道假丝酵母菌病和细菌性阴道病的鉴别

项目	滴虫性阴道炎	外阴阴道假丝酵母菌病	细菌性阴道病
阴道分泌物性状	灰黄色或黄绿色，量大，均质，黏度低，常呈泡沫状	白色，凝乳状，黏稠，黏附于阴道壁	灰白色，均质，黏度低，易揩净
阴道分泌物+10%KOH	偶有鱼腥味	无臭味	鱼腥味
阴道黏膜	普遍发红，宫颈或阴道壁可见点状出血斑	普遍发红	正常
阴道pH	5.5~5.8	4.0~5.0	5.0~5.5
外阴红肿	不一定	常见	无
外阴瘙痒	轻至重度	剧烈	无
阴道分泌物涂片	活动毛滴虫	假丝酵母菌和假菌丝	线索细胞

4. 萎缩性阴道炎

是由于雌激素水平过低和继发感染所致，常见于绝经后、卵巢切除后或盆腔放射治疗后的女性。

(1) 阴道有少量黄色或血性白带，伴阴部烧灼痛和性交痛。

(2) 常伴有尿频、尿痛等不适。

(3) 检查见阴道黏膜菲薄、充血、皱襞消失，有出血斑点，甚至表浅破损。

5. 阿米巴性阴道炎

常继发于肠道阿米巴病，原发于阴道者几乎没有。

(1) 大量阴道分泌物，呈血性、浆液性或黄色脓性黏液，有腥味。

(2) 外阴、阴道因分泌物刺激而有疼痛、不适。

（3）患者曾有腹泻或痢疾病史。
（4）检查可见外阴、阴道有溃疡，溃疡边缘隆起，基底有黄色坏死碎片，易出血。
（5）分泌物涂片检查或培养找到阿米巴滋养体，溃疡活检可找到原虫。

6. 阴道内异物残留

术后或产后阴道内残留纱布未取出或长期安放子宫托均可引起脓性白带，伴有奇臭味。妇科检查时即能发现。

7. 阴道癌

原发性阴道癌少见，一般继发于宫颈癌。因阴道无腺体，故大多为鳞状上皮细胞癌，极少数为腺癌。

（1）40岁以上，特别是绝经后发病者为多。
（2）早期为无痛性阴道出血，晚期继发感染，有脓血性分泌物。
（3）检查病变多位于阴道上1/3的阴道壁，形态不一，表现为硬块、结节、溃疡或菜花状生长，接触性出血明显。
（4）取病变组织活检可证实，但必须排除宫颈癌的存在。

8. 急性宫颈炎

临床上淋球菌可引起急性宫颈炎和宫颈管内膜炎。此外，在产褥期内链球菌、葡萄球菌等化脓性细菌感染也可引起急性宫颈炎。

（1）阴道有大量脓性分泌物排出。
（2）宫颈充血、水肿，宫颈管内见大量黄绿色脓性分泌物。
（3）淋球菌感染时，常同时并发有阴道黏膜充血、水肿。
（4）若淋球菌由宫颈管上升，可引起急性淋球菌性输卵管炎。

9. 慢性宫颈炎（包括慢性宫颈管内膜炎）

宫颈阴道部黏膜为单层光滑呈鲜红色柱状上皮覆盖时仍为正常宫颈，一般无症状。但当其表面呈砂粒状甚至乳突状不平时则可导致白带增多，称慢性宫颈炎。但必须通过宫颈刮片、阴道镜检甚至宫颈活检排除宫颈上皮内瘤变和早期宫颈浸润癌的存在。

（1）宫颈阴道部黏膜部分呈砂粒状或乳突状鲜红色，表面有较多黏稠白色分泌物覆盖。白带常规有白细胞，但无致病微生物发现。
（2）宫颈管外口处乳白色或黄白色黏液分泌物增多，不易拭净，一般为慢性宫颈管内膜炎。白带常规检查有白细胞增多，若找到淋球菌或细胞内衣原体包涵颗粒时，应分别确诊为慢性淋球菌宫颈炎或慢性衣原体宫颈炎。

10. 宫颈结核

一般继发于子宫内膜结核和输卵管结核，患者多有肺结核病史。

（1）早期有接触性出血。
（2）阴道内有脓血性分泌物。
（3）妇科检查发现宫颈颗粒状糜烂或溃疡形成，也可呈菜花状，接触性出血明显。但肉眼观察，难以与宫颈癌区分。
（4）宫颈活检镜下找到结核结节即可证实，并可排除宫颈癌。

11. 宫颈癌

多发生于40岁左右的女性，但近年此病有年轻化趋势。以鳞状上皮细胞癌为多，少数为腺癌。

(1) 早期宫颈癌有接触性出血。

(2) 中、晚期宫颈癌特别是晚期宫颈癌有大量脓血性白带，有奇臭味。

(3) 晚期宫颈鳞状上皮细胞癌外观呈结节状、菜花状或火山口状溃疡，质脆易出血。

(4) 宫颈腺癌可能仅有宫颈桶状增大、质硬，表面光滑或轻度糜烂。

(5) 宫颈黏液腺癌可分泌大量稀薄透明黏液性白带，需长期用卫生垫。

(6) 宫颈组织活检是最后的确诊方法。

12. 急性子宫内膜炎

多发生于产后、自然流产、人工流产或宫腔内安放节育器后。宫腔内有退化绒毛残留，更易诱发感染。

(1) 有分娩或宫腔手术史，可能伴低热。

(2) 宫腔分泌物多呈赭色。

(3) 若无绒毛组织残留，一般在用抗生素治疗后分泌物会逐渐消失。

13. 子宫黏膜下肌瘤伴感染

一般见于脱出至颈管或阴道内的有蒂黏膜下肌瘤。

(1) 患者月经量过多。

(2) 阴道内有大量脓性分泌物。

(3) 妇科检查在阴道内或宫颈管口处见到球状质实块状物，表面为坏死组织覆盖。块状物有蒂与宫颈管或宫腔相连。

14. 慢性子宫内膜炎

子宫内膜炎大多为急性，慢性子宫内膜炎极少见，仅绝经后老年性子宫内膜炎可能为慢性。若宫腔内分泌物排出不畅时，可导致宫腔积脓。

(1) 老年女性宫颈管内有少量水样液体流出。

(2) 若宫颈管粘连，液体流出不畅时，宫腔积脓，子宫增大，B超见宫腔内有液性暗区。给予雌激素治疗和扩张宫颈管后，脓液排净，症状可消失。

(3) 一般均应作分段诊断性刮宫排除子宫内膜癌。

15. 子宫内膜癌

近年发病率显著上升，多见于绝经前后女性。

(1) 早期有不规则阴道出血。

(2) 晚期并发有血性白带。

(3) 检查子宫增大。

(4) 分段诊断性刮宫可明确诊断。

16. 输卵管积水

输卵管慢性炎症引起积水，但其远端完全阻塞。当积液较多时，经宫腔排出体外。

(1) 患者有不育史。

(2) 偶有阵发性阴道排液，排出液体多为水样。

(3) B超检查在排液前可见到子宫附件处有液性暗区，排液后暗区消失。

17. 原发性输卵管癌

是罕见的疾病，一般好发于40~60岁女性，多为单侧发病。

(1) 间歇性腹痛和阴道排液，一般是每次腹痛后立即有阴道排液。
(2) 排出的液体为淡黄色水样或血性水样液。
(3) 妇科检查可扪及一侧附件有包块，直径一般为 3~6 cm 不等。
(4) 盆腔 B 超在子宫一侧附件处见到回声不均的液性包块。
(5) 在排出的水液中偶可找到癌细胞。

(杨　洁)

第二节　下腹痛

下腹痛是妇科最常见的症状之一，其病因复杂，既可是妇科疾病所致，也可由内科、外科及泌尿科疾病引起。因此，要全面考虑，详细询问病史，仔细进行腹部及盆腔检查，并进行必要的辅助检查。首先应排除妇科以外的疾病，如急性阑尾炎、肾结石绞痛、泌尿道感染、结肠炎等。临床上根据起病缓急，可分为急性下腹痛和慢性下腹痛。

一、病史要点

(1) 腹痛起病的缓急，有无诱因。
(2) 应了解腹痛的部位，最早出现或疼痛最明显的部位常提示为病变部位。注意疼痛的性质、程度及发展过程。剧烈绞痛提示可能有脏器缺血或扭转，持续性疼痛多为炎症。
(3) 注意腹痛与月经的关系及婚姻、生育状况。
(4) 注意腹痛的伴随症状及放射部位，如剧烈绞痛伴恶心、呕吐多为卵巢肿瘤蒂扭转；伴畏寒、发热提示有炎症；伴肛门坠胀、晕厥和休克提示腹腔内出血。
(5) 既往有无盆腔手术史、类似腹痛发作史及治疗情况。

二、体检及妇科检查重点

1. 一般检查

首先应注意观察患者面部表情是否痛苦，面色是否苍白，同时检测患者的血压、脉搏、呼吸、体温等全身情况。如患者病情危重，有休克表现，提示有盆腔内出血的可能。

2. 腹部检查

观察腹部是否隆起、对称，有无手术瘢痕及腹壁疝；触诊应轻柔，从疼痛的远处开始，逐渐向疼痛的中心移动，注意有无肌紧张及反跳痛，有无腹部包块，如有压痛需询问程度及范围，压痛最明显处可能是病变所在，还应注意肝脾是否肿大；叩诊如有浊音或移动性浊音，提示腹腔内积液或积血可能，注意叩诊时肠曲鼓音所在位置，如有腹部包块则鼓音偏向一侧，如有腹腔积液或积血则鼓音位于腹中部；听诊注意肠鸣音有无增强或减弱。

3. 妇科检查

未婚女性注意处女膜是否完整，有无裂孔，无裂孔者是否呈紫蓝色膨出；阴道是否充血，有无异常分泌物，阴道后穹隆有无饱满感或触痛；宫颈有无举痛，宫颈管内是否有组织物；子宫位置、大小、形态、压痛、活动度及有无漂浮感；双侧附件有无增厚、压痛、肿块，如有肿块则注意其大小、形状、质地、压痛及活动度。

三、重要辅助检查

1. 血常规

红细胞及血红蛋白明显下降提示有腹腔内出血的可能,白细胞及中性粒细胞明显升高提示有炎症存在。

2. 血 HGG、尿 HCG

尿 HCG 阳性或血 HCG 升高提示腹痛与妊娠有关,如异位妊娠伴腹腔内出血。

3. 尿常规

脓尿提示为泌尿系统感染。

4. 阴道后穹隆穿刺或腹腔穿刺

如疑有腹腔内出血或盆腔感染伴盆腔积脓者,应做阴道后穹隆穿刺或腹腔穿刺,抽出不凝血者提示有腹腔内出血,抽出脓性液体应考虑化脓性炎症,必要时应将穿刺液涂片进行检查和细菌培养。

5. 盆腔 B 超检查

应常规行 B 超检查,了解子宫大小、形态及附件情况。B 超可以区分宫内妊娠、宫外妊娠,有无盆腔包块及包块性质。

6. 腹腔镜检查

根据诊断需要可行腹腔镜检查,在直视下诊断输卵管妊娠,输卵管炎症、脓肿或肿瘤。

7. 其他检查

根据需要可行血糖类抗原 125(CA125)、甲胎蛋白(AFP)测定,进行诊断性刮宫、CT 或 MRI 等检查。

四、急性下腹痛的鉴别诊断

急性下腹痛是妇科常见症状,起病急,发展快,病情重,病情变化迅速,延误诊断可能对患者造成严重后果。对急性下腹痛严重伴休克者,在重点询问病史和体检后,应迅速作出诊断,并进行抢救。

(一)异位妊娠

异位妊娠是妇科常见急腹症,95% 为输卵管妊娠。下腹痛是其主要症状,腹痛轻重不等,重者可伴失血性休克,抢救不及时可导致死亡。

(1)大多有停经史,停经时间在 12 周以内,以 6~8 周为多见。

(2)停经后有不规则阴道流血,出血量一般少于月经量。

(3)输卵管妊娠早期可有下腹隐痛,发生流产或破裂时,可出现急性下腹痛,常伴肛门坠胀。

(4)检查患者可有面色苍白、血压下降、脉搏快而弱、四肢冰冷等失血体征。

(5)腹部检查下腹压痛、反跳痛,但肌紧张不明显,出血多时可有腹部膨隆,移动性浊音阳性。

(6)妇科检查宫颈举痛,阴道后穹隆饱满,子宫饱满,可能有漂浮感,附件区可触及包块,压痛,界限不清,质软。

(7)血 HGG、尿 HCG 阳性。

(8) B超检查见宫内无胚囊，子宫外可见胚囊或不均质回声包块，盆腹腔内有液性暗区。

(9) 如有腹腔内出血可疑时，阴道后穹隆穿刺抽出不凝固血液即可确诊。

(二) 急性盆腔炎

急性盆腔炎是女性内生殖器官炎症的总称，包括急性子宫内膜炎及子宫肌炎、急性输卵管炎、输卵管卵巢炎、急性盆腔腹膜炎、盆腔脓肿等。腹痛是其主要症状之一。

(1) 常于宫腔手术后、产后、流产后或经期及月经后发病。

(2) 急性持续性下腹疼痛，伴畏寒、发热。阴道充血，分泌物增多，可呈脓性。

(3) 妇科检查宫颈举痛明显，阴道后穹隆触痛，子宫及双侧附件区压痛，可能扪及盆腔压痛及包块。

(4) 血白细胞及中性粒细胞增高，部分可出现中毒颗粒，血细菌培养可能为阳性。

(5) B超检查盆腔内可能有不规则包块。

(6) 阴道后穹隆穿刺可抽出脓液，涂片见大量白细胞，培养可为阳性。

(三) 卵巢肿瘤蒂扭转

卵巢肿瘤蒂扭转是妇科常见急腹症。多见于瘤蒂较长、瘤体中等大小、活动度大的卵巢肿瘤，如成熟型畸胎瘤。可见于任何年龄，但好发于生育期。

(1) 以往可有类似下腹痛史。

(2) 突然出现一侧下腹持续性剧烈疼痛，常在体位改变后发生，伴恶心、呕吐，疼痛可放射至同侧腰部、下肢及会阴部。若发病时间长，肿瘤坏死继发感染，患者可出现发热。

(3) 检查发现患侧下腹压痛，有肌紧张及反跳痛，肿瘤大者下腹可扪及包块。

(4) 妇科检查在子宫旁可触及包块，张力较大，边界清楚，压痛剧烈，肿瘤蒂部压痛最明显。

(5) 辅助检查可有血白细胞升高。盆腔B超检查见子宫一侧有肿块，形态规则，边界清楚。

(四) 原发性痛经

一般见于青年女性，初潮时无痛经，多在月经来潮数次后出现。

(1) 月经来潮第1~2日下腹阵发性痉挛痛或坠痛，剧痛时多难以耐受。

(2) 盆腔检查无器质性疾病。

(3) 盆腔B超检查无异常发现。

(五) 卵巢子宫内膜异位囊肿破裂

卵巢子宫内膜异位囊肿破裂为卵巢子宫内膜异位囊肿内压力增高，使囊壁破裂，囊内容物流入腹腔，刺激腹膜所引起的急性下腹痛，多在经期或月经前后发病。

(1) 性成熟期女性，有痛经、不孕史。发病前曾诊断盆腔子宫内膜异位症。

(2) 检查可有发热，全腹压痛、反跳痛、肌紧张。

(3) 盆腔检查子宫大小正常或稍增大，多固定后倾。双侧附件区增厚、压痛，可扪及不活动囊性包块。

(4) 辅助检查有血白细胞及中性粒细胞升高。血HGG、尿HCG阴性。B超检查可见盆腔腹水，盆腔内囊块。阴道后穹隆穿刺可抽出巧克力样液。

（六）卵泡囊肿或黄体囊肿破裂

成熟卵泡或黄体破裂时可有出血，出血多时可发生急性腹痛甚至伴休克，以黄体囊肿破裂为多见，常在经前（黄体期）或月经第1~2日发病；少数为卵泡破裂，一般在月经周期的中间（排卵期）发生。

(1) 生育年龄女性多见。

(2) 突然出现一侧下腹痛，检查腹部有压痛、反跳痛，患侧明显，出血多时可有移动性浊音。

(3) 妇科检查阴道后穹隆饱满，宫颈举痛，子宫正常大小，附件区压痛，患侧明显。

(4) 血HGG、尿HCG阴性，B超检查可见盆腹腔内有积液，阴道后穹隆穿刺可抽出不凝血。

（七）子宫穿孔

在人工流产、诊断性刮宫、清宫术、放置或取出宫内节育器时，因器械损伤子宫，造成子宫甚至其他内脏穿孔，引起急性腹痛。

(1) 在宫腔手术时发生急性下腹痛。

(2) 术中器械进入子宫腔有无底感或超过原测子宫长度时，即应考虑为穿孔。

(3) 穿孔时一般内出血少。如穿孔后损伤肠管、大网膜，则出现发热、全腹疼痛、腹肌紧张等腹膜炎症状。如不及时剖腹探查，可导致感染性休克。

（八）卵巢肿瘤破裂

恶性肿瘤可因瘤细胞浸润卵巢包膜发生破裂。破裂后肿瘤内容物流入盆腔引起急性下腹痛。少数卵巢良性囊肿可因挤压、性交发生破裂。

(1) 原有卵巢肿瘤史。

(2) 突发剧烈的腹痛，多伴恶心、呕吐。

(3) 检查腹肌紧张，压痛、反跳痛，叩诊有移动性浊音。

(4) 妇科检查扪及盆腔包块，压痛明显。

（九）子宫肌瘤

子宫肌瘤一般不引起腹痛，子宫肌瘤红色变性或有蒂浆膜下肌瘤扭转时可出现急性剧烈下腹痛。

(1) 有肌瘤病史。

(2) 突然出现急性下腹痛，可有恶心、呕吐、发热。

(3) 妇科检查扪及盆腔包块，有压痛，结合B超检查不难诊断。

（十）人工流产术后宫腔粘连

人工流产术后因搔刮过度和（或）伴宫腔感染可引起宫颈管粘连或宫腔粘连、狭窄。之后月经来潮时，可因经血不能排出甚至倒流至腹腔，引起急性下腹痛。

(1) 人工流产术后无月经来潮，但有阵发性下腹疼痛，伴肛门坠胀。

(2) 检查下腹部有压痛及反跳痛。

(3) 妇科检查可见宫颈举痛，子宫增大、压痛，附件区压痛。

(4) 宫腔探针不能顺利进入宫腔，当用力探入宫腔后即有黯红色血液流出。

五、慢性下腹痛的鉴别诊断

慢性下腹痛又称盆腔疼痛，是女性常见主诉之一。除生殖系统病变外，泌尿系统、消化系统病变，甚至单纯心理因素均可导致疼痛。因此，确诊下腹痛的病因有时是十分困难的，现仅列举妇科常见疾病所致下腹疼痛的有关鉴别方法。

（一）慢性盆腔炎

慢性盆腔炎是引起慢性下腹痛最常见的原因，常因急性盆腔炎未能彻底治愈，病程迁延所致，但也可无急性炎症的发病过程。慢性盆腔炎包括慢性输卵管炎、输卵管积水、输卵管卵巢囊肿、慢性盆腔结缔组织炎等。

（1）患者除长期腹部坠胀、疼痛及腰骶部酸痛不适外，还有不孕、白带增多及神经衰弱等表现。当抵抗力降低时，易有急性或亚急性盆腔炎发作。

（2）妇科检查子宫多后倾、活动受限，宫旁组织增厚，部分患者可触及宫旁囊性包块，活动度差，轻压痛。

（3）已形成输卵管积水或输卵管卵巢囊肿时，B超检查可见一侧或双侧附件包块，多为囊性，部分为混合性。

（二）子宫内膜异位症

绝大多数异位病灶发生在卵巢、直肠子宫陷凹、子宫骶韧带、乙状结肠及直肠的浆膜面或直肠阴道隔等部位，常见于生育年龄女性。

（1）主要表现为继发性进行性痛经、性交痛、月经失调、不孕等。

（2）妇科检查子宫正常或稍大，常后倾固定，直肠子宫陷凹或宫骶韧带或子宫后壁下段可扪及触痛性结节，一侧或双侧附件处可触及囊块，不活动，多有压痛。

（3）B超检查可见附件区有囊性肿块，腹腔镜检查发现盆腔内有紫蓝色结节或卵巢巧克力囊肿。

（三）子宫腺肌病

多见于经产妇，约15%患者并发子宫内膜异位症。

（1）继发性进行性痛经，一般经量增多，经期延长。

（2）妇科检查可见子宫增大，质硬，触痛，后壁体征明显。

（3）B超检查提示子宫增大，但很少超过3个月妊娠大小。

（四）盆腔瘀血综合征

由慢性盆腔静脉瘀血引起的一系列综合征。

（1）主要有下腹部坠痛、酸胀及骶臀部疼痛，伴有月经过多、经期延长、性交痛、白带增多等表现；也可有尿频、尿痛及肛门坠胀、痔疮出血等膀胱、直肠刺激症状。久站、久坐后症状明显，平卧或抬高臀部后，症状减轻或消失。

（2）妇科检查可扪及子宫稍大或正常，多为后位，附件区可有压痛。

（3）腹腔镜或阴道彩色多普勒超声检查可明确诊断。

（五）结核性盆腔炎

（1）除腹痛外，多有长期发热、盗汗史。

(2) 并发结核性腹膜炎时可扪及腹部柔韧感，压痛。腹水征阳性。
(3) 妇科检查可在盆腔内触及与子宫粘连且形态不规则的包块。
(4) 血白细胞及中性粒细胞一般不升高。结核菌素试验阳性甚至强阳性。
(5) 子宫内膜病理检查是诊断子宫内膜结核最可靠的依据。诊断困难时可行腹腔镜检查取活检证实。

（六）卵巢恶性肿瘤

卵巢恶性肿瘤是女性生殖器官三大恶性肿瘤之一，多见于绝经期前后的女性，早期不易发现。
(1) 早期一般无症状，一旦出现腹痛、下腹包块、食欲不振、消化不良、体重下降已属卵巢癌晚期。
(2) 腹部检查可能触及肿块，腹腔积液征阳性。
(3) 妇科检查可扪及盆腔结节性实质包块，固定，不活动。
(4) 血 CA125 一般 >200 kU/L。
(5) 盆腔 B 超检查见囊实不均、界限不清的包块。

（七）术后粘连

术后粘连是下腹疼痛的原因之一，20%～50% 盆腔术后慢性下腹疼痛患者与盆腔粘连有关。
(1) 持续性腹部钝痛，伴阵发性加剧。重者可有不全甚至完全性肠梗阻以致出现剧烈腹痛。
(2) 盆腔检查子宫活动度可能受限，宫旁组织增厚或扪及不规则包块。
(3) 腹腔镜检查是诊断术后粘连性腹痛的可靠手段。

（八）残留卵巢综合征

全子宫或次全子宫切除术后，保留一侧或双侧卵巢后出现的下腹疼痛。
(1) 一般见于因子宫肌瘤、子宫内膜异位症、子宫腺肌病或异常子宫出血而行全子宫或次全子宫切除术后。
(2) 子宫切除后将卵巢固定于阴道残端或宫颈残端者发生率较高。
(3) 常伴有深部性交痛。
(4) 妇科检查可能扪及有压痛的卵巢。
(5) B 超检查可发现卵巢增大。

（九）卵巢残余物综合征

由于盆腔内粘连严重，解剖不清，在手术切除子宫及双侧附件后，仍残留有少许卵巢皮质未能切净所导致的术后下腹痛。
(1) 一般见于慢性盆腔炎、广泛粘连的子宫内膜异位症手术后，特别是有多次盆腔手术史，最终将双侧附件切除者。
(2) 术后出现持续性下腹痛，也可能为周期性下腹痛，但无发热。
(3) 盆腔 B 超检查及妇科盆腔检查可能发现盆腔内有囊块。
(4) 血雌激素水平 >40 pg/mL。
(5) 有些患者周期服用避孕药可缓解疼痛。

（陈　映）

第三节 阴道出血

阴道出血是指除正常月经以外的生殖系统出血，是妇科疾病中较常见的症状之一。出血的部位可在外阴、阴道、宫颈、宫体和输卵管，但以子宫出血最为常见。

一、病史要点

（一）仔细询问阴道出血的表现特征
（1）出血的时间和病程。
（2）出血量的多少。
（3）出血有无规律，是否为周期性或持续性或不规则的间歇性出血。
（4）与月经的关系，是否为月经中期出血或月经前后出血或与月经不能分辨。
（5）出血前有无停经及停经时限。

（二）伴随症状
（1）有无腹痛，腹痛出现的时间、部位、性质、程度以及是否向其他部位放射。
（2）发热。
（3）白带增多，出血前或出血间期白带的性状，有无恶臭等。
（4）有无尿路刺激症状和消化道症状，如腹胀、腹泻、肛门坠胀、排便困难等。
（5）腹部包块，发现的时间，包块的部位、大小、质地等。
（6）有无贫血的症状。

（三）诱因
阴道出血前有无外伤（尤其是骑跨伤）、性交、宫颈上药或物理治疗、精神创伤、环境变迁、服用避孕药或抗凝药物等。

（四）治疗情况
是否接受过内分泌药物治疗（药品名称、剂量、用药时间及效果）、诊断性刮宫或病灶活检（何时、何地及病检结果）。

（五）月经史
出血前的月经情况，有无痛经。已绝经者，应询问绝经年龄。

（六）婚育史
婚姻状况（有无性生活），孕产次，末次怀孕时间，有无葡萄胎病史，是否避孕及避孕方式。

（七）既往病史
有无甲状腺功能亢进症，甲状腺功能减退症，高血压，糖尿病，血液病和慢性心、肝、肾疾病等。

（八）家族史
家庭成员有无糖尿病、高血压和恶性肿瘤史。

二、体检及妇科检查重点

1. 一般情况

除测量患者的体温、脉搏、呼吸、血压外,还需注意患者的精神与营养状况、皮肤黏膜有无瘀斑、全身浅表淋巴结有无肿大。

2. 头、颈部检查

有无突眼、眼睑水肿和甲状腺肿大。

3. 胸部检查

按常规检查心、肺。

4. 腹部检查

注意是否膨隆,肝脾大小,有无包块及包块的部位、大小、质地、活动度、压痛等,有无移动性浊音。

5. 妇科检查

(1) 外阴:注意有无充血、水肿、外伤、血肿或赘生物。

(2) 阴道:黏膜是否充血或出血,有无溃疡、肿块或损伤。性交后发生阴道大出血者,应注意观察阴道后穹隆有无撕裂伤。

(3) 宫颈:注意宫颈表面是否光滑,有无糜烂、息肉或赘生物,质地是否坚硬,有无接触性出血;宫口是否扩张等。

(4) 宫体:注意位置、大小、形态是否规则,质地、活动度等。

(5) 双侧附件:注意有无增厚、压痛或包块(位置、大小、质地、是否活动、有无压痛),直肠子宫陷凹及骶韧带有无结节及压痛。

三、重要辅助检查

1. 实验室检查

血常规、尿常规检查(有阴道出血时,应查清洁尿)。生育年龄患者常需行尿 HGG 或血 HCG 检测,以排除妊娠或与妊娠有关的疾病。根据情况有的还需行甲状腺功能、肝功能、肾功能、凝血功能及性激素和促性腺激素测定。

2. 宫颈细胞学检查

性交有出血或宫颈有糜烂、息肉和触血者,需行此项检查,可协助诊断早期宫颈癌。

3. 超声诊断

(1) B 超(经腹或经阴道)检查:子宫出血者常需行盆腔 B 超检查,以了解子宫大小、形状、子宫内膜厚度、宫腔有无异常回声,附件有无包块及包块的性状,有无腹腔积液等。

(2) 宫腔声学造影:当 B 超检查显示宫腔声像异常时,可行宫腔声学造影,即在 B 超下向宫腔注入无菌生理盐水 5~30 mL,以增加宫腔声像对比度,可清楚显示宫腔是否规则、光滑,有无黏膜下子宫肌瘤和子宫内膜息肉或癌肿。

(3) 彩色多普勒血流成像:可协助判断子宫及盆腔包块病变的性质。

4. 活组织检查

(1) 外阴、阴道和宫颈的病灶,可直接取活检,以明确诊断。怀疑绒毛膜癌者,切忌活检,因可发生难以控制的病灶大出血。

（2）子宫出血者，为明确诊断或止血，常需行诊断性刮宫（简称诊刮，一般限于已婚患者），刮出组织必须行病理检查。怀疑子宫内膜癌者，行分段诊刮，即先刮宫颈管，再探宫腔深度和刮取子宫内膜组织，然后分别标明标本来源后，送病理检查，以协助诊断子宫内膜癌的临床分期。

5. 内镜检查

（1）宫腔镜检查：当B超检查显示宫腔回声异常或拟诊异常子宫出血久治无效时，需行宫腔镜检查，以明确宫腔有无病变，如黏膜下肌瘤、内膜息肉、癌肿等。

（2）腹腔镜检查：妇科检查或B超检查发现盆腔包块或拟诊多囊卵巢综合征、子宫内膜异位症者，行腹腔镜检查可明确诊断。

四、鉴别诊断

（一）幼儿期阴道出血

(1) 生殖系统恶性肿瘤：如阴道或宫颈的葡萄状肉瘤、卵巢颗粒细胞瘤等。
(2) 外阴、阴道炎症。
(3) 外伤（外生殖器）。
(4) 性早熟。
(5) 阴道异物。

（二）青春期阴道出血

(1) 无排卵性异常子宫出血：最常见。
(2) 血液病。
(3) 甲状腺功能亢进症。
(4) 生殖系统恶性肿瘤。
(5) 外阴、阴道损伤。

（三）生育期阴道出血

(1) 与妊娠有关的疾病：如流产、异位妊娠、葡萄胎等。
(2) 炎症：急性阴道炎、宫颈炎和子宫内膜炎，宫颈息肉，慢性盆腔炎，子宫内膜结核等。
(3) 肿瘤：子宫肌瘤、宫颈癌、子宫内膜癌、滋养细胞肿瘤、子宫肉瘤、卵巢颗粒细胞瘤、卵泡膜细胞瘤和阴道恶性肿瘤等。
(4) 子宫内膜异位症和子宫腺肌症。
(5) 生殖器官损伤。
(6) 异常子宫出血。
(7) 多囊卵巢综合征。
(8) 宫内节育器（IUD）出血：放置宫内节育器引起的子宫出血。

（四）围绝经期和绝经后阴道出血

(1) 异常子宫出血。
(2) 肿瘤：宫颈癌、子宫内膜癌、生殖系统肉瘤、卵巢颗粒细胞肿瘤和卵泡膜细胞瘤、外阴癌、阴道癌、绒毛膜癌和输卵管癌等。

(3) 炎症：萎缩性阴道炎、萎缩性子宫内膜炎、尿道肉阜等。

五、常见疾病的诊断要点

（一）流产

(1) 通常为已婚育龄女性。

(2) 出血前先有停经史，且停经时间多在3个月以内。

(3) 出血量初始较少，随流产过程发展而增多。

(4) 伴不同程度的下腹痛。

(5) 宫颈着色，子宫增大变软。

(6) 尿HGC和血HCG增高。

(7) B超检查示宫腔内有妊娠囊。

(8) 各种类型流产的鉴别，见表2-2。

表2-2 各种类型流产的鉴别诊断

临床表现	先兆流产	难免流产	不全流产	完全流产
阴道出血量	少	增多	大量	减少，渐停止
下腹胀痛	无或轻微	加剧	减轻	消失
组织物排出	无	无	有（部分）	有（全部）
宫颈口	闭	扩张	扩张或有组织物堵塞	闭
子宫大小	与孕周相符	相符或稍小	小于孕周	接近正常
B超检查	宫腔内见孕囊和胚胎心管搏动	有或无心管搏动	宫腔异常回声	宫腔无异常回声

（二）输卵管妊娠

(1) 常有慢性盆腔炎或不孕史。

(2) 出血量少，但持续不净。

(3) 多数病例出血前先有6周左右的停经史，部分患者可无停经。

(4) 伴一侧下腹痛，有内出血时可出现肛门坠胀。

(5) 如内出血多时，可有血压下降、脉搏增快等休克的表现，体检时下腹压痛，肌紧张不明显，移动性浊音阳性。

(6) 妇科检查宫颈常有举痛，子宫大小正常或稍增大变软，一侧附件可扪及包块或压痛。

(7) 血HCG增高。

(8) B超检查宫腔内无妊娠囊，宫旁可见低回声区，若其中见胚芽和心管搏动可确诊。

(9) 诊断性刮宫刮出组织病理检查结果多为蜕膜或呈阿-斯反应的子宫内膜，未见绒毛组织。

(10) 阴道后穹隆穿刺：若抽出黯红色不凝血或少许陈旧血块可协助诊断。

（三）葡萄胎

(1) 出血前已停经3个月左右。

(2) 表现为不规则的间歇性出血，出血量时多时少，大量出血时常有水泡样组织排出。

(3) 一般无明显腹痛。

(4) 子宫明显增大变软，大多数较停经月份大。

(5) 血 HCG 增高，明显高于相应妊娠月份的正常值范围。

(6) B 超检查显示扩大的宫腔内充满弥漫光点和小囊状液性暗区。宫旁的一侧或两侧有时可见中等大小多房囊肿（卵巢黄素囊肿）。

（四）子宫肌瘤

(1) 患者多为中年女性。

(2) 主要表现为经期延长和经量增多，月经周期正常。

(3) 病程长，患者常有不同程度的贫血。

(4) 子宫增大，形状多不规则，质中等，包块较大时可在下腹部扪及。妇科检查时若向上推动包块，宫颈可随之上升。

(5) 子宫黏膜下肌瘤从宫颈脱出后，阴道镜检查可见一鲜红色包块，表面光滑，质中等。包块蒂部周围可扪及一圈扩张的宫颈，宫体轮廓清楚可及，此点可与子宫内翻鉴别。

(6) B 超检查可协助诊断，诊断小的黏膜下肌瘤常需行宫腔声学造影或宫腔镜检查。

（五）子宫腺肌病

(1) 患者多为中年女性。

(2) 主要表现继发性痛经，疼痛程度多呈进行性加剧。

(3) 经量增多，伴经期延长。

(4) 子宫增大，一般不超过 3 个月妊娠大小，质硬。

(5) B 超检查显示子宫增大，肌壁增厚，常以后壁为甚，回声不均，有的在增厚的肌壁内可见小的无回声区。

（六）子宫肉瘤

(1) 多见于 50 岁左右的围绝经期女性。

(2) 主要表现为不规则阴道出血，量可多可少。

(3) 子宫增大、质软，宫颈口常扩张，有的可见息肉样或葡萄样赘生物从宫颈口脱入阴道。由于病程发展迅速，不久可在下腹部扪及增大的子宫包块，常伴有压痛。

(4) B 超检查显示子宫包块内回声不均，常因肿瘤局部坏死出血，而出现不规则的液性暗区，包块与子宫肌壁界限不清。彩超显示包块血流较丰富，子宫动脉血流阻力指数（RI）与血流灌注指数（PI）均明显降低。

(5) 诊断性刮宫或取宫颈口脱出组织病理检查可确诊。若肿瘤局限于肌壁内，尚未累及子宫内膜层，则诊刮取不到肿瘤组织，对诊断无意义。

（七）滋养细胞肿瘤（侵蚀性葡萄胎和绒毛膜癌）

(1) 曾有葡萄胎、流产或分娩史。

(2) 不规则阴道出血，量时多时少。

(3) 常伴下腹胀痛。

(4) 伴肺转移者，可出现咳嗽、咯血、胸痛，甚至呼吸困难。

(5) 妇科检查见子宫增大、质硬，表面可有结节或包块突出。当肿瘤浸润子宫浆膜时，局部常有压痛。并发阴道转移者，常于阴道侧壁和下段前壁见紫蓝色或紫红色结节突起，由于病灶内常有出血和坏死，故质地偏硬。当结节破溃后可发生阴道大出血。

（6）血 HCG 明显增高：通常葡萄胎清宫后 9 周下降至正常，少数在 14 周转阴，如果超过上述时限，就可能为侵蚀性葡萄胎。分娩、流产或异位妊娠后 1 个月，HCG 维持在较高水平或一度下降后又上升，已排除妊娠物残留、再次妊娠、持续性异位妊娠后，可能为绒毛膜癌。

（7）肺转移者：胸部 X 线摄片可见多个棉球状阴影，少数可为单个孤立的病灶影。

（8）B 超和彩超检查：子宫增大。若为侵蚀性葡萄胎，肌壁间可见蜂窝状无回声区和弥散光点。绒毛膜癌的包块可位于子宫肌壁间，为高回声团块，边界清但无包膜；彩超显示有丰富的血液信号和低阻力型血液频谱。

（9）葡萄胎清除后半年内发病者，多为侵蚀性葡萄胎，1 年后发病者多为绒毛膜癌。无葡萄胎病史者应诊断为绒毛膜癌。

（八）宫颈癌

（1）好发于 35~50 岁的女性。

（2）出血表现：初为性交出血，继而发展为不规则阴道出血，晚期当肿瘤坏死、脱落，可发生大量出血。

（3）白带增多：肿瘤继发感染后，白带呈淘米水样，有恶臭。

（4）妇科检查：早期宫颈病灶如糜烂，有接触性血，以后可见菜花样赘生物突出；有的宫颈增大如桶状，质硬。癌肿组织坏死、脱落后，局部形成溃疡或空洞。

（5）早期诊断：靠宫颈细胞学检查、阴道镜检查和宫颈活检，宫颈有赘生物者，直接取组织行病理学检查可确诊。

（九）子宫内膜癌

（1）患者多为 50~60 岁女性。

（2）主要为绝经后不规则阴道出血，未绝经者表现为经期延长、经量增多。

（3）子宫增大，一般不超出 2 个月妊娠大小，质稍软。

（4）B 超检查示宫腔回声异常，绝经者子宫内膜厚度常达到或超出 5 mm。

（5）分段诊刮病理检查可确诊。

（十）原发性输卵管癌

（1）多见于已绝经女性。
（2）常有慢性输卵管炎和不孕史。
（3）有阴道血性排液或少量出血。
（4）常有一侧下腹胀痛。
（5）妇科检查于一侧宫旁扪及包块，表面较光滑。包块增大后可在腹部扪及。
（6）收集阴道排液行细胞学检查，可发现腺癌细胞。
（7）B 超检查显示子宫一侧有包块，其内回声不均，可见液性暗区（输卵管管腔积液）。
（8）腹腔镜检查可见输卵管增粗，有时输卵管伞部可见菜花样赘生物。

（十一）卵巢颗粒细胞瘤

（1）可见于任何年龄的女性，但以 45~55 岁患者为多。

(2) 表现为月经紊乱或不规则阴道出血。
(3) 幼儿患者常伴性早熟。
(4) 妇科检查已绝经者阴道仍较红润，无明显萎缩。子宫稍增大，宫旁一侧可扪及实性包块，形状较规则，边界清楚，表面光滑，多数可活动。
(5) B超检查显示子宫外包块为较均质的低密度回声，间有无回声的液性暗区。
(6) 内分泌测定：E_2 明显增高，FSH、LH、T均正常，孕酮（P）在卵泡期水平。

（十二）子宫内膜异位症

(1) 多见于生育年龄的女性。
(2) 表现为月经前后少量出血或经期延长、经量增多。
(3) 常伴痛经、不孕及性交痛。
(4) 妇科检查子宫多后倾，活动受限，宫旁可扪及囊性包块，多为双侧，壁较厚，且因粘连而固定。骶韧带可扪及结节并有压痛。异位病灶位于直肠阴道隔者，常于阴道后穹隆处扪及瘢痕样小结节突出，质硬且有压痛，月经期结节表面的阴道壁黏膜可呈紫蓝色或有出血点。
(5) B超检查显示卵巢子宫内膜囊肿的典型图像为子宫的后上方一侧或双侧有囊性包块，囊内为均匀分布的细小弱回声光点，多为单房。若囊内有新鲜出血时，也可出现液性暗区。
(6) 腹腔镜检查可明确诊断。

（十三）萎缩性阴道炎

(1) 多见于绝经多年的老年女性。
(2) 表现为脓血性白带或少量出血。
(3) 常伴外阴灼热或微痒。
(4) 妇科检查阴道黏膜萎缩充血，常伴点状或片状出血，宫颈及宫体萎缩。
(5) 取阴道分泌物检查未发现假丝酵母菌、滴虫及淋球菌。

（十四）IUD 出血

(1) 放置 IUD 的患者阴道出血，在除外其他疾病时，可能为 IUD 所致。
(2) 多数表现为月经前后点滴出血或不规则出血。
(3) 可伴腰酸乏力，下腹胀痛。

（十五）无排卵性异常子宫出血

(1) 多为青春期和绝经前期女性。
(2) 表现为月经周期紊乱，经期延长，经量多少不定。常先停经数周，继而阴道持续出血，量较多。
(3) 除继发贫血外，无其他症状。
(4) 妇科检查子宫大小正常或稍大。
(5) B超检查盆腔无异常发现。少数于一侧卵巢上有一壁薄的单房囊肿，一般直径小于5 cm（卵泡囊肿）。
(6) 已婚患者经前或出血6小时内诊断性刮宫，子宫内膜为增生期、单纯性增生或复杂性增生。

(7) 宫腔镜检查可排除宫腔内器质性疾病。

（十六）排卵性异常子宫出血

(1) 多发生于生育期女性。

(2) 患者有排卵，但黄体功能异常。

(3) 常见有两种类型，黄体功能不足者表现为月经周期缩短，不孕。

(4) 妇科检查子宫大小正常。

(5) B 超检查盆腔无异常发现。

(6) 黄体功能不足者诊断性刮宫结果显示分泌期腺体呈分泌不良。

(7) 诊断性刮宫可见到呈分泌反应的内膜。

(8) 经期延长，经量增多。

(9) 宫腔镜检查可排除宫腔内器质性疾病。

（廖　炀）

第三章

妇科急腹症

第一节 异位妊娠

正常妊娠时受精卵着床于子宫体腔内膜生长发育,若受精卵在子宫体腔以外着床称异位妊娠,又称宫外孕。异位妊娠根据受精卵种植的部位不同,分为输卵管妊娠、宫颈妊娠、卵巢妊娠、腹腔妊娠、阔韧带妊娠等,其中以输卵管妊娠最常见,占异位妊娠的90%~95%。异位妊娠是妇产科常见的急腹症之一,发生率约为1%,并有逐年增高的趋势,是孕产妇主要死亡原因之一,一直被视为是具有高度危险的妊娠早期并发症。

一、输卵管妊娠

(一)概述

输卵管妊娠是指受精卵在输卵管的某一部分着床并发育,其中壶腹部最多见,占50%~70%;其次为峡部,占25%~30%;伞部、间质部妊娠较少见。

(二)病因

在正常情况下卵子在输卵管壶腹部受精,然后受精卵在输卵管内缓慢移动,经历3~4日进入宫腔。任何因素促使受精卵运行延迟,干扰受精卵的发育,阻碍受精卵及时进入宫腔都可以导致输卵管妊娠。

1. 输卵管异常

输卵管异常包括结构和功能异常,是引起异位妊娠的主要原因。

(1) 慢性输卵管炎:输卵管管腔狭窄,呈通而不畅的状态,影响受精卵的正常运行。

(2) 输卵管发育异常:影响受精卵运送过程及着床。

(3) 输卵管手术:输卵管妊娠保守性治疗、输卵管整形术、输卵管吻合术后,均可引起输卵管妊娠。

(4) 输卵管周围疾病:不仅引起输卵管周围粘连,而且引起相关的内分泌异常,免疫异常以及盆腔局部前列腺水平异常,巨噬细胞数量异常使输卵管痉挛、蠕动异常。

2. 受精卵游走

卵子在一侧输卵管受精,经宫腔进入对侧输卵管后着床(受精卵内游走)或游走于腹腔内,被对侧输卵管捡拾(受精卵外游走),由于游走时间较长,受精卵发育增大,故着床于对侧输卵管而形成输卵管妊娠。

3. 避孕失败

（1）宫内节育器：带器妊娠时输卵管妊娠的可能性增加。

（2）口服避孕药：低剂量的纯孕激素不能有效地抑制排卵，却能影响输卵管的蠕动，可能引起输卵管妊娠。应用大剂量雌激素的事后避孕，如果避孕失败，输卵管妊娠的可能性增加。

4. 应用辅助生育技术

辅助生育技术如人工授精、使用促排卵药物、体外受精—胚胎移植、配子输卵管移植等应用后，输卵管妊娠的危险性增加。有报道施行辅助生育技术后输卵管妊娠的发生率约为5%。

5. 其他

内分泌异常、精神紧张、吸烟等也可导致输卵管蠕动异常或痉挛而发生输卵管妊娠。

（三）病理

1. 输卵管妊娠流产

多见于妊娠8~12周输卵管壶腹部妊娠。受精卵逐渐长大向管腔膨出，以发育不良的蜕膜组织为主形成的包膜难以承受胚胎的膨胀张力，胚胎及绒毛自管壁附着处分离，落入管腔。由于比较接近伞端，通过逆蠕动挤入腹腔，则为输卵管完全流产，流血往往不多。如受精卵仅有部分剥离排出，部分绒毛仍残留于管腔内，形成输卵管不全流产。

2. 输卵管妊娠破裂

多见于输卵管峡部妊娠，少数发生于输卵管间质部妊娠。输卵管峡部管腔狭窄，故发病时间较早，多在妊娠6周左右。绒毛侵蚀输卵管后穿破管壁，胚胎由裂口流出。输卵管肌层血管丰富，因此输卵管妊娠破裂的内出血较输卵管妊娠流产者严重，可致休克。也可反复出血，在阔韧带、盆腔和腹腔内形成较大的血肿。输卵管间质部局部肌肉组织较厚，妊娠达12~16周才发生输卵管破裂，此处血管丰富，一旦破裂出血极为严重，可危及生命。

输卵管妊娠流产或破裂患者中，部分患者未能及时治疗，由于反复腹腔内出血，形成血肿，然后胚胎死亡，内出血停止，血肿机化变硬，与周围组织粘连，临床上称为陈旧性宫外孕。

（四）临床表现

输卵管妊娠的临床表现与病变部位、有无流产或破裂、发病缓急以及病程长短有关。典型临床表现包括停经、腹痛及阴道流血，严重者出现晕厥、休克。

1. 症状

（1）停经：除输卵管间质部妊娠停经时间较长外，多数停经6~8周。少数仅月经延迟数日，20%~30%的患者无明显停经史，将异位妊娠时出现的不规则阴道流血误认为月经或由于月经过期仅数日而不认为是停经。

（2）腹痛：95%以上患者以腹痛为主诉就诊。输卵管妊娠未发生流产或破裂前由于胚胎生长使输卵管膨胀而产生一侧下腹部隐痛或胀痛。当发生输卵管妊娠流产或破裂时，突感一侧下腹部撕裂样疼痛，常伴有恶心、呕吐。内出血积聚在子宫直肠陷凹，刺激直肠产生肛门坠胀感，进行性加重。随着病情的发展，疼痛可扩展至整个下腹部，甚至引起胃部疼痛或肩部放射性疼痛。血液刺激横膈，可出现肩胛部放射痛。

(3) 阴道流血：多为不规则点滴状流血，量较月经少，色黯红，5%患者阴道流血量较多。流血可发生在腹痛出现前，也可发生在其后。阴道流血表明胚胎受损或已死亡，导致HCG下降，卵巢黄体分泌的激素难以维持蜕膜生长而发生剥离出血。一般在异位妊娠病灶去除后才能停止。也有无阴道流血者。

(4) 晕厥与休克：其发生与内出血的速度和量有关。出血越多、越快，症状出现越迅速，症状越严重。由于骤然内出血及剧烈腹痛，患者常感头晕眼花、恶心、呕吐、心慌，并出现面色苍白、四肢发冷乃至晕厥，诊治不及时将死亡。

2. 体征

(1) 一般情况：内出血较多者呈贫血貌。大量出血时脉搏细速，血压下降。体温一般正常，休克患者体温略低。病程长、腹腔内血液吸收时可有低热。如并发感染，则体温可升高。

(2) 腹部检查：一旦发生内出血，腹部多有明显压痛及反跳痛，尤以下腹患侧最为显著，但腹肌紧张较轻。腹部叩诊可有移动性浊音，内出血多时腹部丰满膨隆。

(3) 盆腔检查：阴道内可有来自宫腔的少许血液，宫颈着色可有可无，停经时间较长未发生内出血的患者子宫变软，但增大不明显，部分患者可触及膨胀的输卵管，伴有轻压痛。一旦发生内出血宫颈有明显的举痛或摇摆痛，此为输卵管妊娠的主要体征之一，是因加重对腹膜的刺激所致。内出血多时，后穹隆饱满触痛，子宫有漂浮感。血肿多位于子宫后侧方或子宫直肠陷凹处，其大小、形状、质地常有变化，边界可不清楚。病程较长时血肿与周围组织粘连形成包块，机化变硬，边界逐渐清楚，当包块较大、位置较高时可在下腹部扪及压痛的肿块。

(五) 诊断要点

根据上述临床表现，有典型破裂症状和体征的患者诊断并不困难，无内出血或症状不典型者则容易被忽略或误诊。当诊断困难时，可采用以下辅助诊断方法。

1. 妊娠试验

β-HCG测定是早期诊断异位妊娠的重要方法，动态监测血HCG的变化，对诊断或鉴别宫内或宫外妊娠价值较大。由于异位妊娠时，患者体内的β-HCG水平较宫内妊娠时低，正常妊娠时血β-HCG的倍增在48小时上升60%以上，而异位妊娠48小时上升不超过50%。采用灵敏度较高的放射免疫法测定血β-HCG，可进行定量测定，对保守治疗的效果评价具有重要意义。

2. 超声诊断

已成为诊断输卵管妊娠的重要方法之一。输卵管妊娠的声像特点：①子宫内不见妊娠囊，内膜增厚；②宫旁一侧可见边界不清、回声不均匀的混合性包块，有时可见宫旁包块内有妊娠囊、胚芽及原始血管搏动，为输卵管妊娠的直接证据；③子宫直肠陷凹处有积液。由于子宫内有时可见假妊娠囊，易误诊为宫内妊娠。

3. 阴道后穹隆穿刺术或腹腔穿刺术

是简单可靠的诊断方法，适用于疑有腹腔内出血的患者。由于子宫直肠陷凹是盆腔的最低点，少量出血即可积聚于此，当疑有内出血时，可用穿刺针经阴道后穹隆抽吸子宫直肠陷凹，若抽出物为陈旧性血液或黯红色血液放置10分钟左右仍不凝固，则内出血诊断较肯定。

内出血量少，血肿位置较高，子宫直肠陷凹有粘连时，可能抽不出血液，故穿刺阴性不能否定输卵管妊娠的存在。如有移动性浊音，也可行腹腔穿刺术。

4. 腹腔镜检查

适用于早期病例及诊断困难者，大量内出血或休克患者禁用。近年来，腹腔镜在异位妊娠中的应用日益普及，不仅可用于诊断，还可用于治疗。

5. 子宫内膜病理检查

目前很少依靠诊断性刮宫协助诊断，只是对阴道流血较多的患者用于止血并借此排除宫内妊娠。病理切片中见到绒毛，可诊断为宫内妊娠，仅见蜕膜未见绒毛有助于诊断异位妊娠。

（六）治疗纵观

1. 超声、血清 β-HCG、孕酮测定在异位妊娠诊治的进展

（1）研究发现彩超监测附件区包块血流信号对异位妊娠早期诊断和治疗的准确性更高，并对治疗方法的选择及其预后具有重要参考意义。彩色多普勒超声血流图（CDFI）不但提供血流空间信息，有直观性，直接显示病变的性质，而且能作精确定量估价。

宫腔内无孕囊是诊断异位妊娠的重要超声征象。超声见到宫内孕囊是可靠的妊娠征象，但必须与异位妊娠时因蜕膜反应引起宫腔积血形成的假孕囊鉴别：①假孕囊内无胚胎，无卵黄囊，更无胎心搏动；②假孕囊位于宫腔中央，似宫腔回声，真孕囊居于偏中央的位置，圆形或扁圆形；③假孕囊回声低且为单环；真孕囊回声偏高且为双环；④CDFI 示假孕囊内无血流信号；周边无环形滋养动脉血流信号。

Mahony 认为当宫内无孕囊而在附件区发现包块时，宫外孕发生的危险性高于 90%。大部分异位妊娠患者可在附件区发现包块，根据其症状的轻重、妊娠的转归可分为 4 种类型，且各有不同的声像图表现。①未破裂型：附件区可见类妊娠囊的环状高回声结构，内为小液性暗区，有时可见不均质的低回声包块，包块中心为囊性无回声区（孕囊）。②流产型：宫旁见边界不清的不规则小肿块，肿块内部呈不均质高回声和液性暗区，盆腔内可见少量液性暗区。③破裂型：宫旁肿块较大，边界不清晰，内部回声杂乱，不规则肿块内散在点状血流信号，有时可见类滋养层周围有血流频谱，盆腹腔内有大量液性暗区。④陈旧型：宫旁见边界不清的不规则实性肿块，肿块内部呈不均质中等或高回声，血流信号不丰富，子宫往往与包块分界不清，可有少量盆腔积液。

盆腔积液是常见的异位妊娠超声表现，表现为子宫直肠陷凹内不规则液性暗区，为出血所致，积液量可多可少，液体透声可好可差。若盆腔粘连严重，血液很少流入子宫直肠陷凹或被阻，可在髂窝三角内探及液性暗区，三角底部有肠管，随呼吸上下移动。

（2）正常妊娠时 HCG 和 β-HCG 的表达。约在受精第 6 日受精卵滋养层形成时合体滋养细胞开始分泌微量 HCG，在妊娠早期分泌量增加很快，1.7~2.0 日增长 1 倍，妊娠 9~13 日 HCG 水平明显上升，妊娠 8~10 周时达高峰，持续 1~2 周后迅速下降，妊娠中晚期以峰值 10% 的水平维持至足月，产后即明显降低，2 周内下降至正常水平。

异位妊娠时，增高幅度不如正常早孕大，且倍增时间延长，可长达 3~8 日。经连续 2 次或 2 次以上测血 β-HCG，根据其滴度上升幅度，可鉴别宫内妊娠和异位妊娠。众多研究认为，如果间隔 48 小时血 β-HCG 升高≤66%者，应结合临床表现高度怀疑异位妊娠。由于水平变异范围较大，正常妊娠与异常妊娠血清水平有很大程度的交叉，所以血清 β-HCG 用

于诊断异位妊娠是观察其倍增时间而不是其绝对值,单次测定所得到的绝对值意义不大。β-HCG 水平反映滋养细胞活跃的程度,其下降速度及包块变化反映药物作用的效果。

(3) β-HCG 可反映滋养细胞存活,而孕酮可以反映滋养细胞功能是否正常。孕酮在血液循环中的半衰期<10 分钟,而 β-HCG 为 37 小时。孕酮水平于孕 5~10 周相对稳定,异位妊娠时血孕酮值偏低,且与血 β-HCG 水平无相关性,所以在异位妊娠的诊断上只需单次测定,无须动态观察,将其作为一项异位妊娠早期诊断和治疗检测的实验指标具有特异性强、敏感性高的优点。尤其在末次月经不详的情况下,测定其值更有意义。

研究发现,血孕酮水平是影响药物治疗成功率的主要因素之一。异位妊娠药物治疗有效者血孕酮值明显降低,下降至正常水平的速度比血 β-HCG 快,当孕酮值<1.5 ng/mL 时不再需要进一步的药物或手术治疗。Dart 等以孕酮<5 ng/mL 作为诊断异位妊娠的标准,其诊断敏感性与特异性分别为 88% 与 44%,虽然诊断特异性较低,但对异常宫内妊娠的诊断敏感性和特异性高达 84% 与 97%。在异位妊娠患者选择药物治疗前监测血清孕酮水平,有助于选择合适的患者,提高药物治疗的成功率。

2. 无症状的早期输卵管妊娠处理

美国妇产科医师协会根据妊娠试验和 B 超检查结果,判断无症状的早期输卵管妊娠,提出临床决策。

(1) 血清 β-HCG≥1 500 U/L:结合阴道 B 超结果分析。①子宫外见妊娠囊、胚芽或原始心管搏动,可以诊断输卵管妊娠。②子宫内未见妊娠囊等,附件处见肿块,可以诊断输卵管妊娠。③子宫内未见妊娠囊等,附件处无肿块,可考虑 2 日后复查血清 β-HCG 及阴道 B 超,若子宫内仍未见妊娠囊,血清 β-HCG 增加或不变,也可考虑诊断输卵管妊娠。

(2) 血清 β-HCG<1 500 U/L:阴道 B 超未见子宫内与子宫旁妊娠囊等,未见附件肿块,可考虑 3 日后复查血清 β-HCG 及阴道 B 超。①若 β-HCG 未倍增或下降,阴道 B 超仍未见子宫内妊娠囊等,可考虑即使宫内妊娠,也无继续存活可能(如囊胚停止发育、枯萎卵等),可按输卵管妊娠处理。②若 β-HCG 倍增,则可等待阴道 B 超检查见子宫内妊娠囊或子宫旁妊娠囊等。

3. 超声引导下局部注射药物治疗异位妊娠的进展

1987 年,Feichtinger 首先报道了超声引导下局部注射氨甲蝶呤(MTX)成功治疗异位妊娠。超声引导下局部注射药物治疗异位妊娠的目的是抑制或杀死滋养细胞,终止异位胚胎发育,并尽可能减小对正常输卵管组织结构的损伤。与手术相比患者痛苦小,费用少,对组织的损伤小;缺点是完全缓解时间较长,并且需要较长时间随访。与全身用药相比,不良反应小,适应证范围更广,可使用的药物种类更多,如氯化钾、高渗糖等。

(1) 适应证范围:应用超声引导下局部注射药物治疗异位妊娠的必需条件包括异位妊娠包块超声显示清晰,包块内可见孕囊或孕囊样回声,异位妊娠包块未破裂及无活动性出血,除此之外并无绝对禁忌。但有些因素对治疗的成功率有影响。①β-HCG:β-HCG 范围波动很大,从数百到数十万单位,但认为小于 5 000 U/L 时成功率较高。②异位妊娠包块大小:一般小于 4 cm,以 3 cm 以下多见。③卵黄囊及胎心的存在与否:有待进一步研究。总体来讲,文献对这些因素的影响报道不太一致,可能与操作者的经验及病例选择有关。

(2) 治疗方法:一般在经阴道或经腹部超声引导下穿刺针进入孕囊,抽吸其内液体,再注入适量药物即可,抽出的囊液需送病理检测是否有绒毛结构。有存活胚胎者可直接刺入胎心。局部注射的药物文献报道过的有 MTX、氯化钾、高渗糖等，目前最常用的药物是 MTX 及氯化钾。药物剂量的应用原则是量最低且有效，研究认为 1 mg/kg 的 MTX 安全有效，而 0.5 mg/kg 成功率只有 50%。将 MTX 溶解在生理盐水中，浓度 25 mg/mL，氯化钾浓度为 20%。疗效的判定是根据 β-HCG 的下降情况。β-HCG 在几日内持续下降并逐渐至正常者为治疗成功。如下降缓慢、未下降或升高表明治疗无效，需要再次局部注射或全身用药或采取手术治疗。

（3）并发症及不良反应：大多数研究认为目前没有明显的并发症及不良反应，治疗后一小部分患者有腹部不适、腹痛，数日后缓解。少数患者因腹腔出血或治疗无效需外科手术治疗。但有认为 15% 的患者治疗后出现卵巢的多发囊肿，可能与注射 MTX 有关。

4. 药物保守治疗异位妊娠的进展

药物保守治疗异位妊娠作为一种非创伤性的治疗方法，尽可能地保留了输卵管，为要求生育者提供了更多的受孕可能，且因不需开腹，易被患者接受。MTX 是目前应用最广泛、疗效肯定的药物，用于治疗输卵管以外部位的异位妊娠，如宫颈、卵巢、腹腔、阔韧带妊娠。对于这些复杂的异位妊娠，因为手术切除的困难和风险，MTX 通常被认为是第一线的药物。

由于米非司酮拮抗孕酮的作用，靶组织主要是含有高浓度孕酮受体的蜕膜组织，对其他组织细胞作用较弱，不会引起子宫、输卵管平滑肌的强烈收缩而导致妊娠的输卵管破裂，临床将其应用于异位妊娠的保守治疗。

药物治疗失败主要表现为腹痛持续存在、无缓解甚至有加重，妊娠囊增大，输卵管破裂，腹腔内出血量继续增多等，最终需要手术治疗。治疗失败的原因主要与 β-HCG 水平、是否有胎心搏动等有关。治疗前的水平越低或治疗后下降越快者，成功率越高。Potter 等用 MTX 治疗 81 例异位妊娠患者，治疗前 β-HCG<1 000 U/L 者成功率>98%，治疗前 β-HCG 为 1 000~4 999 U/L 者成功率为 80%，而 β-HCG>5 000 U/L 成功率仅为 38%。有报道血清孕酮水平 35 nmol/L 作为 MTX 治疗成功与否的临界值，大于此值者不宜行 MTX 治疗。

5. 腹腔镜治疗异位妊娠的进展

前瞻性、随机性对照研究表明，腹腔镜手术比单次 MTX 注射更有效。腹腔镜手术优点为及时、准确、安全、易行，术后恢复快，盆腔粘连少，融诊断与治疗为一体。术后输卵管复通率及妊娠率，是输卵管妊娠保守治疗的关键问题，腹腔镜手术治疗明显高于剖腹手术及药物治疗。对于输卵管间质部妊娠，以往认为腹腔镜下治疗应慎重考虑，因易于出血，导致中转开腹。但不断有成功治疗的报道，以套圈套住妊娠部位边收紧边切开清除及妊娠部位底部缝扎后切开，这两种方法手术时间短、出血少。

因此建议有条件的医院将腹腔镜手术作为治疗异位妊娠的首选手术方法。只有并发腹腔内出血导致失血性休克或严重盆腔粘连的患者或医务人员无腹腔镜手术经验者，才采用剖腹手术。

6. 持续性异位妊娠

持续性异位妊娠（PEP）多见于异位妊娠经保守性手术治疗时未将滋养细胞组织完全去除，使得其继续生长，血 β-HCG 水平下降缓慢或升高，再次出现腹痛、腹腔内出血等，约半数患者需进一步治疗。保守性手术后血 β-HCG 升高、术后 3 日 β-HCG 下降<20% 或术后 2 周 β-HCG 下降<10%，即可诊断。持续性异位妊娠的发生率报道不一，为 4%~10%，腹

腔镜手术略高于开腹手术，与选择病例条件及术者手术经验有关。据报道发生率经腹腔镜手术为5%~20%，而经腹手术为3%~5%。不同的研究得出相同的结论：输卵管妊娠手术患者与并发PEP者，术前血清β-HCG水平并无太大差异。

保守性手术时异位妊娠部位注射MTX 15 mg或保守性手术后24小时内预防性单次MTX（1 mg/kg）给药，可大大减少PEP的发生。对于保守性手术后第3日血β-HCG水平下降<50%者，术后第7日仍未下降或上升，无论是否出现症状，都应加以MTX治疗，避免再次手术。

保守性手术治疗后是否会发生PEP与孕龄、盆腔粘连、术前HCG、孕酮水平、滋养细胞活性及手术方式有关。为减少PEP，应：①术前详细询问病史，术前术后监测HCG水平，至少每周1次直至正常；②权衡早期异位妊娠保守性手术的利弊；③权衡行输卵管切除术或切开术的利弊；④尽可能避免将胚囊从输卵管伞端挤出；⑤预防性应用MTX或米非司酮。米非司酮竞争性地与早孕蜕膜组织中孕激素受体结合抑制孕酮活性，使绒毛蜕变，蜕膜萎缩坏死，还能直接抑制滋养细胞增殖，诱导和促进其凋亡发生，对侵入输卵管深肌层、浆膜层及穿破肌层进入腹腔或术中散落入腹腔的滋养叶组织细胞仍有杀死作用。

7. 辅助生育技术后异位妊娠的治疗策略

随着生殖医学辅助生育技术的开展，从最早的人工授精到体外受精—胚胎移植（IVF-ET）或配子输卵管内移植（GIFT）等，均有异位妊娠发生，且发生率为5%左右，比一般原因所致异位妊娠发生率高。辅助生育技术后异位妊娠发生的部位包括输卵管、宫颈、卵巢、腹腔，临床以输卵管部位为多见。其相关易患因素有：①输卵管炎症或异位妊娠史；②前次盆腔手术及输卵管整形；③子宫内膜异位症；④移植胚胎的技术因素；⑤胚胎移植后的子宫收缩引发；⑥置入胚胎的数量，移植2~6个胚胎后易发生异位妊娠，但移植数量与发生异位妊娠的确切关系尚不明确；⑦胚胎的质量，冷冻胚胎有一定比例遭损害的裂殖细胞，倾向于种植在输卵管；⑧激素环境影响。

IVF早期妊娠需要经验丰富的B超医师经阴道超声检查以排除异位妊娠并早期治疗。及早诊断和治疗IVF-ET术后的异位妊娠，尤其是宫内宫外同时妊娠显得尤为重要。宫内宫外同时妊娠已成为一个新问题，越来越被临床医师所重视。手术切除输卵管是主要治疗方式。对于移植胚胎数目多，结合B超及术中探查可疑双侧输卵管同时妊娠者，可适当选择双侧输卵管切除术以免漏诊。由于IVF-ET术后宫内宫外同时妊娠及双侧输卵管同时妊娠概率增加，术中应仔细检查整个盆腔脏器，术后严密追踪血β-HCG水平。手术需由技术熟练者施术，动作轻柔，尽量减少触碰子宫，避免过多刺激宫缩引起流产，术后安胎措施也非常重要。此外，超声引导下局部注射药物治疗，如氯化钾，对宫内外同时妊娠想保留宫内胚胎者，也是可选择的治疗方法。

（七）治疗方案

输卵管妊娠的治疗方法有手术治疗和非手术治疗。根据病情缓急，采取相应处理。内出血多，出现休克时，应快速备血，建立静脉通道，进行输血、吸氧等休克治疗，并立即进行手术。快速开腹后，迅速以卵圆钳钳夹患侧输卵管病灶，暂时控制出血，同时快速输血输液，纠正休克，清除腹腔积血后，视病变情况采取根治性或保守性手术。对于无内出血或仅有少量内出血，无休克及病情较轻的患者，可采用药物治疗或手术治疗。近年来，由于阴道超声检查、血β-HCG水平测定的广泛应用，80%的异位妊娠可以在未破裂前得到诊断，早期诊断给保守治疗创造了条件。

1. 手术治疗

是输卵管妊娠的主要治疗方法。如有休克,应在抗休克治疗的同时尽快手术,手术可开腹进行,也可在腹腔镜下进行。

(1) 根治性手术:对无生育要求的输卵管妊娠破裂者,可行患侧输卵管切除。开腹后迅速找到出血点,立刻钳夹止血,再进行患侧输卵管切除术,尽可能保留卵巢。腹腔镜下可以使用双极电凝、单极电凝及超声刀等切除输卵管。输卵管间质部妊娠手术应做子宫角部楔形切除及患侧输卵管切除,必要时切除子宫。

休克患者应尽量缩短手术时间。腹腔出血多者可回收进行自体输血,但要求此类患者:①停经不超过12周,胎膜未破;②内出血不超过24小时;③血液未受污染;④镜检红细胞破坏率小于30%。回收血操作时应严格遵守无菌原则,如无自体输血设备,每100 mL血液加3.8%枸橼酸钠10 mL(或肝素600 U)抗凝,经8层纱布过滤后回输。为防止枸橼酸中毒,每回输400 mL血液,应补充10%葡萄糖酸钙10 mL。

(2) 保守性手术:主要用于未产妇,以及生育能力较低但又需保留生育能力的女性。包括:①年龄小于35岁,无健康子女存活或一侧输卵管已被切除;②患者病情稳定,出血不急剧,休克已纠正;③输卵管无明显炎症、粘连,无大范围输卵管损伤。

手术仅清除妊娠物而保留输卵管。一般根据病变累及部位及其损伤程度选择术式,包括输卵管伞端妊娠物挤出、输卵管切开妊娠物清除、输卵管造口(开窗)妊娠物清除及输卵管节段切除端—端吻合。

1) 输卵管伞端妊娠物挤出术:伞部妊娠可挤压妊娠物自伞端排出,易导致持续性异位妊娠,应加以注意。

2) 输卵管线形切开术(开窗造口术):切开输卵管取出胚胎后缝合管壁,是一种最适合输卵管妊娠的保守性手术。适应证为:患者有生育要求,生命体征平稳;输卵管的妊娠囊直径<6 cm;输卵管壶腹部妊娠更适宜。禁忌证为:输卵管妊娠破裂大出血,患者明显呈休克状态。

腹腔镜下可于局部注射稀释的垂体后叶素盐水或肾上腺素盐水,电凝切开膨大部位,然后用电针切开输卵管1 cm左右,取出妊娠物,检查输卵管切开部位有无渗血,用双极电凝止血,切口可不缝合或仅缝合1针。

3) 节段切除端—端吻合输卵管成形术:峡部妊娠可切除病灶后再吻合输卵管,操作复杂,效果不明确,临床很少用。

对于输卵管妊娠行保守性手术,若术中未完全清除囊胚或残留有存活的滋养细胞而继续生长,导致术后发生持续性异位妊娠风险增加。术后需查 β-HCG 并严密随访,可结合 B 超检查。治疗以及时给予 MTX 效果较好,如有腹腔大量内出血,需行手术探查。

2. 药物治疗

一些药物抑制滋养细胞,促使妊娠物最后吸收,避免手术及术后的并发症。

适应证如下。

输卵管妊娠:①无药物治疗禁忌证;②患者生命体征平稳,无明显内出血情况;③输卵管妊娠包块直径≤4 cm;④血 β-HCG<2 000 U/L。

输卵管妊娠保守性手术失败:输卵管开窗术等保守性手术后4%~10%患者可能残留绒

毛组织，异位妊娠持续存在，药物治疗可避免再次手术。

禁忌证：患者如出现明显的腹痛已非早期病例，腹痛与异位包块的张力及出血对腹膜的刺激以及输卵管排异时的痉挛性收缩有关，常是输卵管妊娠破裂或流产的先兆；如B超已观察到有胎心，不宜药物治疗；有认为血β-HCG<5 000 U/L可选择药物治疗，但β-HCG水平反映了滋养细胞增殖的活跃程度，随其滴度升高，药物治疗失败率增加；严重肝肾疾患或凝血机制障碍为禁忌证。

目前药物治疗异位妊娠主要适用于早期输卵管妊娠，要求保留生育能力的年轻患者。

（1）MTX治疗：MTX为药物治疗首选。

1）MTX口服：0.4 mg/kg，每日1次，5日为1个疗程。目前仅用于保守性手术治疗失败后持续性输卵管妊娠的辅助治疗。

2）MTX肌内注射：①单次给药：50 mg/m²，肌内注射1次，可不加用亚叶酸钙（CF），成功率达87%以上；②分次给药：0.4 mg/kg，肌内注射，每日1次，5次为1个疗程。

3）MTX-CF方案：见表3-1。

表3-1 MTX-CF方案

治疗日	1	2	3	4	5	6	7	8
用药方法	MTX 1 mg/kg 静脉滴注或肌内注射	CF 0.1 mg/kg 肌内注射	MTX 1 mg/kg 静脉滴注或肌内注射	CF 0.1 mg/kg 肌内注射	MTX 1 mg/kg 静脉滴注或肌内注射	CF 0.1 mg/kg 肌内注射	MTX 1 mg/kg 静脉滴注或肌内注射	CF 0.1 mg/kg 肌内注射

4）局部用药：局部注射具有用量小、疗效高，可提高局部组织MTX浓度，有利于杀胚和促进胚体吸收等优点。①可采用在B超引导下穿刺，将MTX直接注入输卵管的妊娠囊内；②可在腹腔镜直视下穿刺输卵管妊娠囊，吸出部分囊液后，将MTX 10~50 mg注入其中，适用于输卵管未破裂，血肿直径≤3 cm，血β-HCG≤2 000 U/mL者；③宫腔镜直视下，经输卵管开口向间质部内注射MTX，MTX 10~30 mg稀释于生理盐水2 mL中，经导管注入输卵管内。

监测指标：①用药后2周内，宜每隔3日复查β-HCG及B超；②β-HCG呈下降趋势并3次阴性，症状缓解或消失，包块缩小为有效；③若用药后一周β-HCG 15%<下降≤25%、B超检查无变化，可考虑再次用药（方案同前）；④β-HCG下降<15%，症状不缓解或反而加重或有内出血，应考虑手术治疗；⑤用药后5周，β-HCG也可为低值，也有到用药15周以上者血β-HCG才降至正常，故用药2周后应每周复查β-HCG，直至降至正常范围。

MTX治疗注意事项如下。

MTX的药物效应：①用药后1~3日半数患者出现反应性血β-HCG升高，用药后4~7日β-HCG下降；②用药后1周左右，约半数患者出现一过性腹痛，多于4~12小时内缓解，可能是输卵管妊娠流产所致，应仔细鉴别，不要误认为是治疗失败；③约50%患者存在附件包块增大；④异位妊娠破裂与血β-HCG水平无明显关系，应及时发现，及时手术。

MTX的药物不良反应：MTX全身用药不良反应发生率为10%~50%，主要表现在消化系统和造血系统，有胃炎、口腔炎、转氨酶升高、骨髓抑制等。多次给药不良反应高于单次给药，局部用药则极少出现上述反应。MTX 对输卵管组织无伤害，治疗后输卵管通畅率达 75%。Tulandi 和 Sammour 从循证医学角度分析，认为和手术治疗相比，药物治疗恢复时间长，对患者健康和生活质量有不良影响。

（2）氟尿嘧啶（5-Fu）治疗：5-Fu 是对滋养细胞极为敏感的化疗药物。在体内转变成氟尿嘧啶脱氧核苷酸，抑制脱氧胸苷酸合成酶，阻止脱氧尿苷酸甲基化转变为脱氧胸苷酸，从而干扰 DNA 的生物合成，致使滋养细胞死亡。

局部注射给药途径同 MTX，可经宫腔镜、腹腔镜或阴道超声引导注射，剂量为全身用药量的 1/4 或 1/5，一次注射 5-Fu 250 mg。宫腔镜下行输卵管插管，注入 5-Fu 可使药物与滋养细胞直接接触，最大限度地发挥其杀胚胎作用。此外由于液压的机械作用，药液能有效地渗入输卵管壁和滋养层之间，促进滋养层的剥离，细胞坏死和胚胎死亡。5-Fu 虽可杀死胚胎，但对输卵管的正常组织却无破坏作用，病灶吸收后可保持输卵管通畅。

（3）其他药物治疗：①米非司酮为黄体期孕酮拮抗剂，可抑制滋养层发育，用法不一，口服每日 25~100 mg，共 3~8 日或每次 25 mg，每日 2 次，总量 150 mg 或 200~600 mg 一次服用；②局部注射前列腺素，尤其是 PGF_{2a}，能增加输卵管的蠕动及输卵管动脉痉挛，是一种溶黄体剂，使黄体产生的孕酮减少，可在腹腔镜下将 PGF_{2a} 0.5~1.5 mg 注入输卵管妊娠部位和卵巢黄体部位治疗输卵管妊娠，如用量大或全身用药，易发生心血管不良反应；③氯化钾相对无不良反应，主要作用于心脏，可引起心脏收缩不全和胎儿死亡，可用于有胎心搏动的异位妊娠治疗及宫内宫外同时妊娠，保留宫内胎儿；④高渗葡萄糖局部注射，引起局部组织脱水和滋养细胞坏死，进而使妊娠产物吸收。

此外，中医采用活血化瘀、消癥杀胚药物，也有一定疗效。

3. 期待疗法

少数输卵管妊娠可能发生自然流产或溶解吸收而自然消退，症状较轻无需手术或药物治疗。适应证：①无临床症状或症状轻微；②随诊可靠；③输卵管妊娠包块直径<3 cm；④血 β-HCG<1 000 U/L，且持续下降；⑤无腹腔内出血。

无论药物治疗还是期待疗法，必须严格掌握指征，治疗期间密切注意临床表现及生命体征，连续测定血 β-HCG、B 超、血红蛋白和红细胞计数。如连续 2 次血 β-HCG 不下降或升高，不宜观察等待，应积极处理。个别病例血 β-HCG 很低时仍可能破裂，需警惕。

输卵管间质部妊娠、严重腹腔内出血、保守治疗效果不佳均应及早手术。手术治疗和非手术治疗均应注意合理使用抗生素。

4. 输卵管妊娠治疗后的生殖状态

（1）生育史：既往有生育力低下或不育史者，输卵管妊娠治疗后宫内妊娠率为 37%~42%，再次异位妊娠率增加 8%~18%。

（2）对侧输卵管情况：对侧输卵管健康者，术后宫内妊娠率和再次异位妊娠率分别为 75% 和 9% 左右，对侧输卵管有粘连或损伤者为 41%~56% 和 13%~20%。

（3）开腹手术和腹腔镜手术：近年大量研究表明，两者对异位妊娠的生殖状态没有影响。

（4）输卵管切除与输卵管保留手术：输卵管保守性手术（线形切开术、造口术、开窗术、妊娠物挤出术），持续性异位妊娠发生率为 5%~10%。

二、其他部位异位妊娠

(一) 宫颈妊娠

1. 概述

宫颈妊娠指受精卵在宫颈管内着床和发育的妊娠,罕见而危险。临床上易误诊为难免流产。探查、搔刮子宫时可出现难以控制的大出血。

2. 病因

宫颈妊娠发病可能与以下因素有关:①孕卵游走速度过快或发育迟缓,子宫内膜纤毛运动亢进或子宫肌肉异常收缩;②宫腔炎症、刮宫、引产引起子宫内膜病变、缺损、瘢痕形成、粘连;③子宫发育不良、畸形,子宫肌瘤引起宫腔形状改变;④近年来助孕技术的应用,特别是 IVF-ET 的广泛应用,使宫颈妊娠的发病率有上升趋势。

3. 临床表现

(1) 症状:患者停经后流血时间较早,阴道流血量逐渐增多或间歇性阴道大出血,不伴腹痛是其特点。由于胚胎种植部位不良,流产时胚胎附着部位胎盘绒毛分离,而宫颈管组织收缩功能差,宫颈组织无力将妊娠物迅速排出,血窦开放,血液外流,造成无痛性大出血。此时应用宫缩剂无效,可造成休克或死亡。

(2) 体征:宫颈改变的特点为宫颈膨大、着色、变软变薄,外口扩张,内口紧闭。

4. 诊断要点

(1) 宫颈妊娠的临床诊断标准:①妇科检查发现膨大的宫颈上方子宫大小正常;②妊娠组织完全在宫颈管内;③分段诊刮宫腔内未发现妊娠产物。

(2) B 超显示宫颈妊娠的特点:①子宫体正常或略大,内含较厚蜕膜;②宫颈膨大如球,与宫体相连呈沙漏状,宫颈明显大于宫体;③宫颈管内可见变形的胚囊;如胚胎已死亡则结构紊乱,光团及小暗区相间但以实性为主;④子宫内口关闭,胚胎不超过内口。

(3) 血 β-HCG 的检查:数值的高低与孕龄及胚胎的存活有关,β-HCG 水平增高说明胚胎活性好,胚床血运丰富,易有活动性出血,所以定期复查血 β-HCG 对诊断非常重要。

5. 治疗纵观

以往宫颈妊娠多以子宫切除告终,近年来治疗方法逐渐由子宫切除术向保守治疗过渡。

(1) 药物治疗:MTX 用于治疗宫颈妊娠,方法已相对成熟。MTX 用于治疗宫颈妊娠的适应证:①血 β-HCG<10 000 U/L;②孕龄<9 周;③无明显胎心搏动;④顶臀长(CRL)<10 mm。但 MTX 宜早期应用,否则有可能因大出血而切除子宫。

用药方法有:①静脉注射,0.5~1.0 mg/kg,隔日 1 次,连用 4 次,每次用药后 24 小时内用亚叶酸钙 0.1 mg/kg,减轻 MTX 的不良反应;②肌内注射,每次给药 50 mg/m^2,如给药 4~7 日后,血 β-HCG 下降<15%可重复给药;③局部用药,超声引导下羊膜囊内注射。

(2) 微创技术:有条件者可选用在宫腔镜下去除胚胎组织,创面以电凝止血。宫腔镜切除胚胎可用宫腔镜直视胚胎着床部位,能较完整切除胚胎,视野清晰,电凝止血准确。尽管宫腔镜的诊断及治疗有其明显的优越性,但它并不适用于所有的宫颈妊娠,过大的妊娠囊可能伴有宫颈明显胀大、扭曲,有较丰富的血供,宫腔镜的治疗及操作易导致危及生命的大出血。

(3) 子宫动脉栓塞:同时应用栓塞剂和 MTX。动脉栓塞术作为一种有效控制出血的方法逐步应用于治疗妇科和产科的急性出血、妇科肿瘤及血管畸形等。经导管动脉栓塞术治疗宫颈妊娠，可以观察到活动性出血的血管，栓塞剂选择中效可吸收的新鲜明胶海绵颗粒，直接阻断宫颈病灶的血供，具有创伤小、止血快、不良反应小等特点，并且保留生育功能。但是由于动脉栓塞术尚无法直接去除病灶，而且费用较高，对技术及设备有一定要求。

6. 治疗方案

宫颈妊娠虽然发病率低，但病情凶险，正确的治疗策略对患者的预后至关重要。对不需保留生育功能的年长者，可直接行全子宫切除；对需保留生育功能者，若阴道出血不多，采用 MTX 全身或局部化疗；若 MTX 治疗无效或阴道大出血者可行子宫动脉栓塞并加 MTX 化疗，化疗的成功率取决于血 β-HCG、孕囊大小及有无胎心搏动；若无介入治疗条件，可采用髂内动脉结扎术、宫颈环扎术、子宫动脉下行支结扎及颈管填塞术进行止血，并行钳刮术，无效者切除子宫。

处理原则是在有效的止血措施保障下终止妊娠。根据阴道流血量的多少采用不同的方法。

（1）根治治疗：对已有子女、无生育要求的患者为避免失血性休克和感染可行全子宫切除术。

（2）保守治疗。

1）出血量多或大出血的处理：手术医师应具有全子宫切除术的经验；做好输血准备；预备填塞宫颈管止血纱布条，刮宫时常需使用纱布条压迫填塞止血，必要时行双侧髂内动脉结扎或直视下切开宫颈剥除胚胎，褥式缝合管壁，继而修复宫颈管。如发生失血性休克，应先抢救休克，再采用上述方法，若出血不止则及时切除子宫以挽救患者生命。

2）出血量少或无流血：病情允许时首选 MTX 用药，MTX 每日肌内注射 20 mg，共 5 日或 MTX 单次肌内注射 50 mg/m² 或将 MTX 50 mg 直接注入妊娠囊内。应用 MTX 治疗后，宜待血 β-HCG 明显下降后再行刮宫术，否则仍有刮宫时大出血的可能。

（二）卵巢妊娠

卵巢妊娠极为少见，是受精卵在卵巢内着床和发育形成。卵巢妊娠的诊断标准必须包括以下4点：①双侧输卵管完整；②囊胚位于卵巢组织内；③卵巢与囊胚是以卵巢固有韧带与子宫相连；④囊胚壁上有卵巢组织。卵巢妊娠的临床表现与输卵管妊娠相似，术前很难明确诊断卵巢妊娠，手术探查也可能误诊为卵巢黄体破裂，常规病理检查才能确诊卵巢妊娠。多数卵巢妊娠有内出血和休克，手术时应根据病灶范围行卵巢部分切除术或患侧附件切除术，原则上尽量保留正常的卵巢组织和输卵管。

（三）腹腔妊娠

腹腔妊娠指位于输卵管、卵巢、子宫阔韧带以外的腹腔内妊娠。发生率 1∶15 000 次正常妊娠。母体死亡率约为 5%，胎儿存活率仅为 1‰。腹腔妊娠分为原发性和继发性两类。继发性腹腔妊娠是极少数输卵管妊娠破裂或流产后，胚胎被排入腹腔，但绒毛组织大部分附着在原着床处，胚胎继续生长或胚胎及全部绒毛组织排入腹腔后，种植于附近脏器组织，继续发育。继发性腹腔妊娠也可继发于宫内妊娠子宫破裂和卵巢妊娠破裂。原发性腹腔妊娠更为少见，指卵子在腹腔内受精并直接种植于腹膜、肠系膜、大网膜等处。诊断原发性腹腔妊娠的3个条件为：①两侧输卵管和卵巢无近期妊娠的证据；②无子宫腹膜瘘形成；③妊娠只存在于腹腔。促使受精卵原发着床于腹膜的因素可能为腹膜有子宫内膜异位灶。

患者往往有停经、早孕反应，可有输卵管妊娠流产或破裂的症状，然后流血停止、腹痛缓解；以后腹部逐渐增大，胎动时孕妇腹痛不适。腹部可清楚扪及胎儿肢体，常出现肩先露、臀先露、胎头高浮、子宫轮廓不清。即使足月后也难以临产，宫颈口不开，胎先露不下降。腹腔妊娠时胎儿往往不能存活，可被大网膜和腹腔脏器包裹，日久后可干尸化或成石胎。B超检查子宫内无胎儿或胎儿位于子宫以外。

腹腔妊娠确诊后，应经腹取出胎儿，胎盘去留的时机和方式视其附着部位、胎儿死亡时间决定。胎盘附着在子宫、输卵管、大网膜或子宫阔韧带，可考虑一并切除；胎儿死亡已久可试行剥离胎盘，剥离有困难则将其留置；胎儿存活或死亡不足4周，胎盘附着于肠系膜、肠曲、肝脏等易大出血及损伤部位时均不宜触动胎盘，留在腹腔里的胎盘约需半年吸收，也有在2~3个月后因留置胎盘吸收不全发生感染等并发症再经腹取出或引流。术前需做好输血准备，术后应用抗生素预防感染。将胎盘留于腹腔内者，应定期通过B超及β-HCG来了解胎盘退化吸收程度。

（四）宫内宫外同时妊娠

指宫腔内妊娠与异位妊娠同时存在，极为罕见（10 000~30 000次妊娠中1例），但辅助生育技术的开展及促排卵药物的应用使其发生率明显增高。诊断较困难，往往在人工流产确认宫内妊娠后，很快出现异位妊娠的临床症状或异位妊娠经手术证实后，又发现宫内妊娠。B超可协助诊断，但确诊需病理检查。

（五）阔韧带妊娠

阔韧带妊娠又称腹膜外妊娠，是指妊娠囊在子宫阔韧带两叶之间生长发育，实际上是妊娠囊在腹膜后生长发育，是一种腹膜后的腹腔妊娠，胎儿或妊娠组织在阔韧带的叶上生长，发病率很低，据报道仅为异位妊娠的1/163~1/75或为妊娠的1/183 900。妊娠囊及胎盘破裂会导致腹腔积血和急腹症，但因为阔韧带内血管的填塞作用，出现大出血的可能性不大。在剖腹探查前很少能明确诊断，B超检查阔韧带妊娠的最可靠征象是胎儿与空的子宫腔分离。

一旦诊断成立，需进行手术治疗。手术时机尚有争议，对有生机儿尽快手术，而对胎儿已死亡者推迟6~8周手术，使胎儿循环萎缩，减少出血危险。子宫阔韧带内出血少，且胎儿为正常有生机儿，又有羊水存在，无胎儿窘迫，可在严密观察下保守处理，但必须征得患者及其家属同意。

（六）子宫残角妊娠

残角子宫是子宫畸形的一种，多与发育较好的宫腔不相通。受精卵经残角子宫侧输卵管进入残角子宫内妊娠，称为子宫残角妊娠。可在早孕时发生胚胎死亡，类似流产症状，如胎儿继续生长，在中期妊娠时发生破裂可引起严重内出血致休克。即使至妊娠足月，临产后胎儿常死亡和引起残角破裂。一旦确诊，可行残角子宫及同侧输卵管切除，如为足月活胎，可行剖宫产后切除残角子宫。

（七）剖宫产瘢痕部位妊娠

子宫下段剖宫产后子宫复旧，切口部位恢复为子宫峡部，剖宫产瘢痕部位妊娠即是指此处的妊娠。受精卵着床于子宫瘢痕部位，滋养细胞可直接侵入子宫肌层不断生长，绒毛与子宫肌层粘连、植入甚至穿透子宫壁，可导致子宫大出血危及生命。随着剖宫产的增加，剖宫产瘢痕部位妊娠发生率增加。

临床表现为出现阴道流血，易误诊为先兆流产。其诊断多根据B超影像：①子宫内无妊娠囊；②宫颈管内无妊娠囊；③妊娠囊生长在子宫峡部前壁；④妊娠囊与膀胱之间肌壁菲薄。

MTX治疗剖宫产瘢痕部位妊娠可有效杀死早期妊娠胚胎，应严格掌握适应证，以防止治疗过程中出现大出血。相对MTX保守治疗，经子宫动脉介入治疗无孕龄周期的限制，对孕龄较大的患者治疗也安全有效。可有效控制剖宫产瘢痕部位妊娠大出血，使妊娠物缺血缺氧坏死，结合化疗药杀死妊娠物更迅速有效，减少清宫时的出血风险。

手术治疗是剖宫产瘢痕部位妊娠最终的治疗方法，根据患者情况、临床条件以及医师技术，手术方式可选择妊娠包块去除或全子宫切除术。手术途径主要通过开腹手术，也有腹腔镜治疗的报道。

（孟胜君）

第二节　卵巢破裂

卵巢破裂是指卵巢的成熟卵泡、黄体、黄体囊肿或其他因素所引起的卵泡膜血管破裂，不能迅速止血或血液不凝固以及凝血块脱落发生出血或卵巢囊内液溢出等，严重者可造成腹腔内大量出血。

具体如卵巢炎症，卵巢脓肿；卵巢非赘生性囊肿，如囊状卵泡在卵泡生长发育为成熟卵泡时，排卵时可有卵泡破裂、滤泡囊肿、黄体囊肿、妊娠黄体囊肿；卵巢良性或恶性肿瘤均可导致卵巢破裂。若有外力影响，如跌倒、腹部受压、被撞击、妇科检查时加压、穿刺抽吸、针刺治疗、开腹手术损伤卵巢等时均可引起卵巢破裂。

一、卵巢黄体囊肿破裂

（一）概述

卵巢黄体囊肿破裂是临床上最为常见的卵巢破裂疾病，卵巢黄体囊肿破裂的常见原因如下。

（1）在卵巢黄体血管化时期容易破裂，一般先在内部出血，使囊内压增加，继而引起破裂、出血。

（2）原有血液病导致凝血机制障碍，易出血且不易止血。

（3）自主神经系统影响，使卵巢纤维蛋白溶酶系统活力增强，造成凝血机制障碍。

（4）外伤、卵巢受直接或间接外力作用、盆腔炎症、卵巢子宫充血等因素均可导致黄体囊肿破裂。

（二）诊断要点

黄体囊肿破裂除具有急腹症的临床特点外，还有如下特点：①突然下腹痛，多发生于月经后期，多数不伴有阴道出血；②发病前多有性交、排便及妇科检查等紧张性活动；③阴道后穹隆穿刺有黯红色不凝血或血水样液；④尿HCG一般为阴性，若妊娠黄体破裂可为阳性，此时易误诊为异位妊娠。

（三）治疗方案

卵巢黄体囊肿破裂是卵巢的非器质性病变，大多数经保守治疗可以治愈。对初步诊断凝血功能正常的患者，应根据其保守治疗成功率高的特点，尽量采用保守治疗。对于起病急、症状重、内出血多、血红蛋白进行性下降的患者，应立即进行手术。即使手术，也要注意保护卵巢功能。

1. 保守治疗

适用于出血少者，主要措施是卧床休息和应用止血药物。

(1) 维生素 K_1：10 mg，肌内注射，每 8 小时 1 次。
(2) 酚磺乙胺：0.25 g，肌内注射，每 8 小时 1 次。
(3) 肾上腺色腙：10 mg，肌内注射，每日 2 次。
(4) 氨甲苯酸：0.2 g，加入 25% 葡萄糖注射液 20 mL，静脉注射，每日 2 次。

2. 手术治疗

适用于出血较多者，若出现休克，在积极抗休克同时行手术治疗。设法保留卵巢功能，缝合卵巢破裂部位或行部分卵巢切除修补术是首选手术方式，切除组织送病理检查。对有休克者手术切口宜采用下腹直切口，也可行腹腔镜手术，吸去腹腔积血，激光或电凝止血，术后纠正贫血。对不能排除卵巢肿瘤扭转或破裂者，腹腔镜是诊断的金指标。随着腹腔镜技术的推广和回收式自体输血的开展，手术治疗具有见效快，迅速明确诊断，创伤少等优点。

二、卵巢巧克力囊肿破裂

（一）概述

随着子宫内膜异位症发病率上升，卵巢子宫内膜异位囊肿（或称卵巢巧克力囊肿）的发生率也随之增多，卵巢巧克力囊肿也可发生自发或外力影响下的破裂，引起妇科急腹症，属于妇科领域中的一种新型急腹症，以往对其认识不足，也易被忽视，现对其认识逐渐加深，故已引起重视。卵巢巧克力囊肿破裂后陈旧性血液溢入腹腔，引起剧烈腹痛、恶心、呕吐等，常需急症处理。

（二）诊断要点

由于囊内液流入腹腔引起急腹症，容易误诊为卵巢囊肿蒂扭转、异位妊娠、急性阑尾炎、急性盆腔炎等。卵巢巧克力囊肿破裂时除具有急腹症的临床特点外，还具有如下特点。

(1) 既往可能有原发性或继发性痛经史，原发性或继发性不孕史或曾经诊断子宫内膜异位症；对无痛经者也不能忽视。
(2) 发生时间多在月经期或月经后半期。
(3) 突发性下腹剧痛，伴恶心、呕吐及腹膜刺激症状。
(4) 无闭经史，无不规则阴道流血，无休克。
(5) 妇科检查可在附件区触及活动性差的包块，并有触痛，子宫直肠陷凹触及痛性结节。
(6) B 超提示卵巢囊肿伴有盆腔积液，阴道后穹隆穿刺抽出巧克力样液体对明确诊断有重要意义。囊肿破裂后，囊液流出而囊肿缩小，另外由于有些患者发病到就诊时间间隔较长,使腹腔积液扩散到大网膜及肠系膜之间,B超无法发现卵巢囊肿及盆腔积液,阴道后穹隆穿刺无法穿出液体,是误诊原因之一。

(三) 治疗方案

1. 治疗原则

确诊后宜立即手术,因流出的囊液可引起盆腔粘连,导致不育或异位内膜的再次播散和种植。手术范围应根据年龄,对生育要求,病情严重程度(包括症状与病灶范围)进行全面考虑。年轻有生育要求者应行病灶清除术或病侧附件切除术,对年龄较大者应采用附件及子宫切除术,无论何种手术,术时宜彻底清洗腹腔,尽量切除病灶,松解粘连,术后关腹前,腹腔内放入庆大霉素 8 万 U,地塞米松 5 mg,透明质酸酶 1 000 U,中(低)分子右旋糖酐 500 mL 加异丙嗪 25 mg,以防术后粘连。术后一般宜服用治疗子宫内膜异位症的药物,以防止肉眼未能检出的病灶或囊液污染腹腔引起新的播散和种植病灶的产生。

2. 手术治疗

分保守手术、半保守手术和根治性手术。在诊断不十分明确时,进行腹腔镜检查可达到诊断和治疗双重目的。镜下视野扩大更利于病灶及囊液的清除,随着腹腔镜手术技巧的提高使各种手术均成为可能。

(1) 保守性手术:保留子宫及一侧或双侧卵巢,以保留患者的生育功能。①年轻未生育者在吸引和彻底冲洗,吸引溢入盆腔内的囊液后,可行巧克力囊肿剥除或卵巢部分切除成形术,术中松解盆腔粘连、矫正子宫位置。尽量保留正常卵巢组织,对维持卵巢功能和内分泌功能有帮助,对日后增加孕育机会也有帮助。②双侧卵巢受累,原则上尽量做卵巢囊肿剥除术,若囊肿与周围组织粘连紧密,强行剥除易损伤脏器,可用无水乙醇涂在囊腔内,使囊腔内上皮坏死,以免日后复发。

保守性手术后复发率较高,术后辅助药物治疗 3 个月,可用达那唑、孕三烯酮、促性腺激素释放激素激动剂(GnRH-a)等,停药后再予促孕药物治疗。部分患者需要再次手术治疗。手术后 1 年内是最佳受孕期,如术后 2 年仍未受孕,则妊娠机会明显减少。

(2) 半保守性手术:切除子宫,保留一侧或两侧正常卵巢组织,以保留患者的卵巢功能。用于无生育要求或因病情需要切除子宫而年龄在 45 岁以下的患者。由于保留了卵巢,术后仍有复发可能,但复发率较低,与子宫切除有关。

(3) 根治性手术:对病情严重、无法保留卵巢组织或年龄大于 45 岁的患者应行根治性手术,即切除子宫及双侧附件。由于不保留卵巢功能,即使有小的残留病灶,以后也可自行萎缩。但绝经期综合征发生率较高,激素替代治疗不是其禁忌证。

3. 其他保守治疗方法

(1) 钇铝石榴石激光术:是用钇、铝结晶和涂上钕的石榴石作为激活媒质的激光器发出的激光束进行治疗。应用它的接触性作用,可对邻近组织相对无损伤和允许在液体环境下操作,用圆的或平的探头涂搽囊肿壁,可精确地去除全部囊壁。在手术中可连续灌洗组织,更易止血,便于操作,不留残余病灶。

(2) 腹腔镜下异位囊肿穿刺及无水乙醇固定术:在腹腔镜下做内膜异位囊肿穿刺,吸出囊液,注入生理盐水冲洗,然后注入无水乙醇 5~10 mL,再注入生理盐水冲洗后吸出。无水乙醇可使异位的子宫内膜细胞变性、坏死,囊肿硬化、缩小及粘连。据报道经这一保守手术后,术后妊娠率达 33.3%,复发率为 16.6%。

(3) 阴道超声导引下子宫内膜异位囊肿穿刺及无水乙醇固定疗法；术后给予药物治疗 3 个月。

三、卵巢肿瘤破裂

（一）概述

卵巢肿瘤破裂是卵巢肿瘤常见的并发症之一，约 3% 的卵巢肿瘤会发生破裂。症状轻重取决于破裂口大小、流入腹腔内囊液的性质和量。大囊性肿瘤或成熟性畸胎瘤破裂，常有突然或持续性剧烈腹痛，恶心、呕吐，有时导致内出血、腹膜炎和休克。肿瘤破裂口小时仅感轻微或中度腹痛。

（二）诊断要点

(1) 原有卵巢肿瘤病史。
(2) 突然出现腹痛、腹壁紧张拒按甚至休克症状。
(3) 发病前多有腹部重压、妇科检查、性交等诱因。
(4) 原有肿块缩小，腹部出现移动性浊音，穿刺有囊内液或血液。

（三）治疗方案

凡疑有或确定为卵巢肿瘤破裂应立即处理，可做腹腔镜检查或剖腹探查。术中应尽量吸尽囊液，做细胞学检查，并清洗腹腔及盆腔，切除标本送病理学检查。疑为恶性卵巢肿瘤破裂，则做快速切片检查，特别注意是否是恶性肿瘤，后者按恶性卵巢肿瘤处理原则处理。

（李　倩）

第三节　卵巢肿瘤蒂扭转

一、一般类型卵巢肿瘤蒂扭转

（一）概述

卵巢肿瘤蒂扭转居妇科急腹症第 5 位，约 10% 的卵巢肿瘤可并发蒂扭转，80% 的病例发生在 50 岁以下的女性。右侧的卵巢肿瘤较左侧卵巢肿瘤易发生蒂扭转。扭转不及 360° 时称不全扭转，不全扭转轻微者，有自然松解回复的可能；如扭转 360° 称完全扭转，此时不能恢复。卵巢恶性肿瘤蒂扭转发生率低，可能因恶性肿瘤坏死与周围组织结构发生粘连而不易导致扭转。蒂扭转患者年龄一般较轻，常见的卵巢肿瘤蒂扭转良性肿瘤分别为卵巢良性畸胎瘤、输卵管囊肿、卵泡囊肿、浆液性或黏液性囊腺瘤。

（二）临床特点

(1) 既往有附件肿块史的患者突发一侧下腹部剧痛，持续性，阵发性加剧，常伴恶心、呕吐甚至休克。
(2) 妇科检查扪及附件区肿物张力大，压痛，以肿瘤蒂部最明显。
(3) 超声检查可探及附件区肿物回声。彩色多普勒超声发现静脉或动脉血流消失或下降。

（三）治疗方案

1. 治疗原则

卵巢肿瘤蒂扭转者应早期诊断，及时治疗，立即剖腹探查或腹腔镜探查。传统方法是开腹行患侧附件切除术。手术时在扭转蒂部的远端钳夹，将肿瘤和扭转的瘤蒂一并切除。钳夹蒂前不可复位扭转的蒂，以防栓塞脱落进入血液循环，导致其他脏器栓塞。但国外近 20 年及国内近年的临床研究表明，对于年轻女性卵巢肿瘤蒂扭转复位后，保守性卵巢手术是安全而有效的，对于保留卵巢生殖功能及内分泌功能有着重要意义。

2. 手术时对肿块性质的判定

开腹后对附件区扭转的肿块，可根据以下检查大体判断其来源：若有卵巢及输卵管，肿块多为宫颈腺囊肿；若只有卵巢，肿块多为输卵管积水；若只见输卵管匍匐于肿块上，多为卵巢肿块（肿瘤）；若卵巢、输卵管都不见，则多为炎症后的输卵管、卵巢积水。手术时肉眼判别卵巢肿瘤的良恶性，可根据单侧或双侧、多房性、乳头突起、实质区、包膜破溃、腹膜种植、腹腔积液等大体来进行。凡切除的卵巢肿瘤标本，均应剖开检查。若怀疑恶性应立即行快速病理学检查，以制订合理治疗方案。

3. 良性卵巢肿瘤手术治疗方案

（1）附件切除术：适用于扭转时间长，肉眼观卵巢已发生坏疽者。

1）开腹手术：露出肿瘤后从扭转的蒂部血运较好处钳夹，切下肿瘤及蒂，残端缝扎、包埋。此类手术腹壁切口宜够大，以免取出肿瘤时挤破已变性坏死的肿瘤。手术结束时一般不放置腹腔引流物。

2）腹腔镜手术：置入腹腔镜后探查肿瘤部位、大小、有无粘连、扭转方向等。对直径大于 10 cm 的卵巢肿瘤，可先打小孔，抽出瘤内液体再探查。镜下常用附件切除方法有 3 种。①Semm 式三套法：用肠线打 Roeder 结，形成直径约 6 cm 套圈，置入腹腔，套入扭转卵巢肿瘤的蒂根部，用推线杆将线结推紧，结扎蒂根部 3 次，剪下瘤体取出。若为畸胎瘤，则置入袋内吸出液体，再将袋口拉出穿刺口碎切取出。②钛夹法：肿瘤蒂较窄细者（宽约 1 cm，厚约 0.15 cm）用此法。将瘤体提起充分暴露其蒂部，钛夹器置钛夹，使瘤蒂组织完全进入钛夹后，用力闭合钛夹，共夹 2 次。此法要点为钛夹闭合后，其开口端必须紧贴，以防组织滑脱、出血。剪下瘤体后，再电凝残端。③电凝止血法：在瘤蒂血运正常与瘀血交界处，以双极电凝钳钳夹，电凝至组织变为苍白色后，在靠近瘤体部位剪下肿瘤。此法操作最为简便，但应注意双极电凝后不可立即剪开组织，应等待 1 分钟使血管彻底凝固干燥后再剪开组织，且剪开要分段、多次进行，发现有出血时再次电凝，直至完全剪下。此法不宜用于扭转周数太多及瘤蒂靠近输尿管者。

（2）卵巢肿瘤蒂复位后保守性手术：其手术指征有以下 4 条。①40 岁以下，肿瘤大体观为良性，表面血运良好，瘤蒂部无肿胀。②肿瘤呈浅灰色，有点状坏死，瘤蒂部有肿胀而无瘀血。③肿瘤表面呈黑灰花斑状，变黑区直径小于 0.5 cm，瘤体部有充血水肿和轻度瘀血，但无坏死破裂，可先复位剥出肿瘤，用 40 ℃温盐水湿敷保留之残部，观察 15 分钟，如血运好转则保留。④符合上述条件，但大体观不能确定肿瘤性质者，则先复位剥下肿瘤行快速病理学检查，再决定下一步手术。

张秋生报道卵巢肿瘤蒂扭转 62 例，其中 24 例行肿瘤剔除术，术后无栓塞、无发热，5 例并发妊娠者无流产。Oelsner 等回顾调查了 102 例儿童及生育年龄卵巢肿瘤蒂扭转的患者，所有的患者术中都给予蒂复位。其中 67 例蒂复位后，行囊肿剥除，34 例蒂复位后行囊液吸引术，1 例由于是复发性蒂扭转故行囊肿剥除后卵巢固定术（卵巢固定于子宫浆膜、子宫阔韧带或盆侧壁。而对侧卵巢考虑到今后生育问题，不建议行卵巢固定）。Cohen 等回顾调查了 58 例在腹腔镜下给予卵巢肿瘤蒂扭转外观黑紫色的坏死附件复位后，75% 患者行卵巢囊肿剥除术，其余行患侧附件切除。Rody 等对 214 例卵巢肿瘤蒂扭转患者行复位保守性手术，无一例附件切除。

4. 术后并发症

（1）术中、术后血栓形成：McGovern 等回顾了 309 例卵巢肿瘤蒂扭转行蒂复位患者，及 672 例患者未复位直接行蒂根部切除患侧输卵管及卵巢的文献，结果表明卵巢肿瘤蒂扭转发生卵巢静脉栓塞的概率为 0.12%，然而没有一例与复位有关。此流行病学调查显示栓塞发生率与卵巢肿瘤蒂扭转复位无关，认为传统可能过高估计了卵巢肿瘤蒂扭转发生栓塞的风险。

（2）术后卵巢功能的相关研究：已经有很多报道卵巢肿瘤蒂扭转 72 小时，经复位后卵巢功能仍恢复正常。多位学者回顾调查病例，92%~94% 蒂扭转复位，患者术后随访超声检查卵巢体积大小正常并有卵泡发育。国内张秋生报道 24 例术后较长时间随访无卵巢功能减退症状。

二、特殊类型卵巢肿瘤蒂扭转的治疗

（一）妊娠并发卵巢肿瘤蒂扭转

（1）卵巢肿瘤蒂扭转约 60% 发生于妊娠 6~16 周，卵巢肿瘤蒂扭转发病率孕期为非孕期的 3 倍。

（2）早孕时卵巢有生理性增大，直径通常小于 5 cm，为单侧性，至孕 16~18 周消退。若此时怀疑有不全蒂扭转，可短期观察能否自然缓解。否则应手术治疗，并积极安胎。

（3）中、晚期妊娠并发本症者皆应立即手术治疗。切口应在腹壁压痛最明显处。若有剖宫产指征（如近足月妊娠等）可先行剖宫产术，然后切除扭转的卵巢肿瘤。

（4）术中应尽量避免刺激子宫，麻醉、用药皆应顾及胎儿安全。术后给予安胎治疗。

（5）附件包块在 18 周后持续存在且超过 6 cm 的，应在孕中期的早期行手术切除，以减少破裂、扭转或出血等并发症的发生。

（二）老年女性卵巢囊肿蒂扭转

（1）绝经后女性卵巢囊肿蒂扭转的发生率为 6.0%。以上皮性肿瘤为主，瘤体常较大。

（2）老年女性由于神经系统功能衰退，机体对各种刺激反应力低下，症状及体征不典型而容易造成误诊。

（3）及时手术对绝经后女性尤为重要，老年女性抵抗力减退，并发症多，如不及时处理，会造成严重后果。

（4）如果为良性肿瘤可以行患侧附件切除术。如果术中冰冻病理学检查为恶性肿瘤，应酌情制订相应的手术方案，必要时术后化疗。

（刘俊波）

第四节　盆腔脓肿

一、概述

输卵管积脓、卵巢积脓、输卵管卵巢积脓以及由急性盆腔腹膜炎与急性盆腔结缔组织炎所致的脓肿均属盆腔脓肿。病原体以需氧菌、厌氧菌、衣原体、支原体等为主。

二、诊断要点

（1）有症状的盆腔脓肿与盆腔炎有类似表现，下腹痛、宫颈抬举痛、附件压痛和炎性包块为常见的症状及体征组合。

（2）30%~40%的盆腔脓肿没有盆腔炎病史，表现多种多样，包括无症状盆腔包块。

（3）超声检查是常用方法，可见包块，壁不规则，内回声杂乱，反光增强不规则光点。

三、治疗方案

脓肿破裂是一种外科急症，立即使用广谱抗生素的同时需手术切除受累的盆腔器官。诊断或手术延迟都能造成死亡率上升。有报道称未经治疗的盆腔脓肿破裂死亡率近100%。

（一）药物治疗

未破裂的脓肿可先给予保守药物治疗。

单用抗生素而不用手术或引流可以获得60%~80%的临床缓解率和出院率，关键是要选用抗菌谱广、能覆盖盆腔脓肿常见病原体的抗生素。但有些初始治疗有效的患者（20%~30%）因为持续疼痛或疼痛复发而最终需要手术处理。

抗生素治疗的临床疗效通常出现在治疗48~72小时内，表现为发热减退、疼痛和腹部压痛缓解，实验室炎症指标［如白细胞（WBC）计数、C反应蛋白和红细胞沉降率（ESR）］好转。治疗失败更多见于直径超过8 cm的脓肿或者双侧附件均受累患者。

初始保守治疗失败意味着需要手术干预。治疗盆腔脓肿的流程，见图3-1。

国外学者报道盆腔脓肿在绝经后女性中具有特殊意义，因为此时盆腔脓肿和胃肠道及泌尿生殖系统恶性肿瘤（结肠癌、子宫内膜癌、宫颈癌和卵巢癌）有明显相关性。憩室脓肿也是一个原因。由于恶性肿瘤的高发性，绝经后女性出现盆腔脓肿时，建议稳定病情，行抗生素治疗，并积极手术治疗。若患者放置宫内节育器，也宜及时取出，因为它可引起子宫内膜压迫性坏死，造成局限性子宫内膜炎、子宫肌炎和淋巴管炎，并可因此而导致输卵管卵巢脓肿或影响治疗效果。

（二）手术治疗

适用于药物不能控制的脓肿、药物控制后的残存包块、脓肿破裂及绝经后的盆腔脓肿。

1. 手术时机的选择

一般在高热时手术危险性较大，尽可能在应用抗生素及支持疗法使体温下降后2~3日进行手术。如高热无法控制，患者一般状况尚好，也应抓紧手术，因在急性炎症过程中机体反应强烈，一旦病灶切除，则剩余的炎症病变容易控制，较慢性期间手术恢复快且彻底。

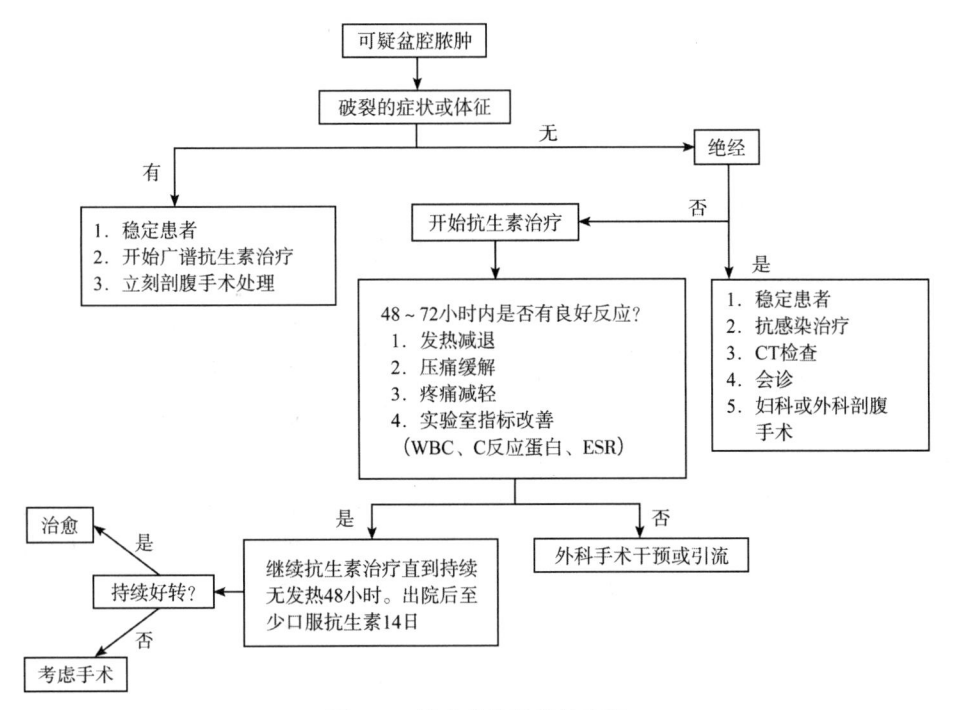

```
                    ┌──────────────┐
                    │  可疑盆腔脓肿  │
                    └──────┬───────┘
                           │
                    ┌──────┴───────┐
                    │ 破裂的症状或体征│
                    └──────┬───────┘
         有 ┌─────────────┴─────────────┐ 无
            │                            │
   ┌────────┴────────┐          ┌────────┴────────┐
   │ 1. 稳定患者      │          │   开始抗生素治疗  │────否──→ 绝经
   │ 2. 开始广谱抗生素 │          └────────┬────────┘         │
   │    治疗          │                   │              是  │
   │ 3. 立刻剖腹手术  │                   │         ┌────────┴────────┐
   │    处理          │                   │         │ 1. 稳定患者      │
   └─────────────────┘                   │         │ 2. 抗感染治疗    │
                             ┌───────────┴───────┐ │ 3. CT 检查       │
                             │ 48～72小时内是否有 │ │ 4. 会诊          │
                             │ 良好反应?          │ │ 5. 妇科或外科剖腹│
                             │ 1. 发热减退        │ │    手术          │
                             │ 2. 压痛缓解        │ └─────────────────┘
                             │ 3. 疼痛减轻        │
                             │ 4. 实验室指标改善  │
                             │ (WBC、C反应蛋白、ESR)│
                             └──────┬──────┬─────┘
                                是 │      │ 否
                    ┌──────────────┘      └──────────────┐
                    │                                     │
        ┌───────────┴──────────┐              ┌───────────┴─────────┐
治愈←是─│ 继续抗生素治疗直到持续│              │  外科手术干预或引流  │
  ↑    │ 无发热48小时。出院后至│              └─────────────────────┘
持续好转?│ 少口服抗生素14日    │
  ↓    └──────────────────────┘
  否
  ↓
考虑手术
```

图 3-1 治疗盆腔脓肿的流程

2. 手术范围

除考虑患者一般状况、年龄，对生育的要求外，取决于盆腔病变程度。附件脓肿最彻底的手术是经腹全子宫及双附件切除手术，对年轻患者要考虑其日后的内分泌功能及生育问题，即使对侧附件有轻度炎症病变，也应给予保留。输卵管与卵巢血供密切相关，单独留下卵巢不但影响其内分泌功能，而且可引起囊性变、疼痛，因此宜把输卵管和卵巢视为一个单元，一并保留或一并切除。随着新型抗生素问世，显微手术以及体外受精、胚胎移植的应用，目前倾向于保留生育功能手术而行单侧附件切除，保留子宫和一侧卵巢即可提供 IVF-ET 的条件。

3. 腹腔镜在治疗中的价值

盆腔脓肿在腹腔镜直视下很容易诊断，对病变有全面的观察，在保留生殖能力方面更有价值。根据脓肿的存在时间差异，有两种不同的治疗方法。

（1）新近发生的盆腔脓肿（病程小于3周）：附件往往被粘连的肠管遮挡，此时常为新生的脆性粘连，可以用无创性抓钳将肠管与子宫、卵巢和输卵管间的粘连分离。通常积聚的脓液会流出，抽吸脓液送细菌培养及做药敏试验。此时的输卵管往往是红色肿胀的，多数卵巢是白色完整的，如果发现有功能性囊肿，此时也不能穿刺，防止卵巢内污染。用生理盐水稀释的抗生素冲洗后，附件可以保留在盆腔内，采用广谱抗生素治疗。

（2）病程较长（>3周）的盆腔脓肿：由于粘连肠管很难从盆腔器官上游离下来，附件如同致密的肿块，并与盆腔脏器及侧盆壁粘连不能松解。根据患者年龄和脓肿类型选择适当的治疗方案，可以是保守性的脓液抽吸术，也可以是（通常比较困难的）附件切除术。后者虽然治疗恢复快，随诊时间短，但是也暴露出更多并发症如肠穿孔、肠梗阻等。目前，即使对于经产妇而言，最佳的治疗方案是保守性抽吸脓液和药物治疗，观察一段时间如果不见好转，再行附件切除术。

早期腹腔镜手术预后良好。Nutan 对 80 名盆腔脓肿患者行腹腔镜保守性手术治疗，90%完全康复，病程长短及远期后遗症极不相同，术后慢性疼痛的患者病程短者占 11%，病程长者占 22%；病程短者 85% 盆腔完全正常，而病程长者仅 6% 正常。受孕情况的评估，15 名病程短的患者 9 名怀孕，而病程长的 6 名患者无一受孕。

4. 穿刺或切开引流

子宫直肠陷凹脓肿位置较低，近阴道后穹隆，阴道检查见穹隆饱满且有波动感时，可经后穹隆切开排脓，放置胶皮管引流。单纯经腹引流脓液不是理想的处理方式，只有当患者全身状况差、不能耐受手术或技术受限等才考虑，但会形成残余或复发脓肿。

经阴道超声引导下通过阴道壁穿刺引流，使盆腔脓肿治疗向创伤较小的方向发展，并在短期获得与腹腔镜手术相似的疗效，但是没有腹腔镜二次探查或之后受孕方面的研究。

（崔明华）

第四章

阴道炎症

第一节 细菌性阴道病

细菌性阴道病（BV）过去称为非特异性阴道炎。Gardner 和 Duke 首先描述本病的临床特点和有特征性的线索细胞。1955 年 Gardner 和 Dukes 首先从非特异性阴道炎患者中分离出阴道嗜血杆菌，因而称此病为阴道嗜血杆菌性阴道炎。到 20 世纪 80 年代人们发现此菌和其他嗜血杆菌不同，定名为阴道加德纳菌，改称此病为加德纳菌性阴道炎。1983 年在瑞典斯德哥尔摩国际会议上选定了最为简明的名称——细菌性阴道病，理由是其病原体不仅是阴道加德纳菌，而且还有其他厌氧菌；另外此病炎症不明显，阴道分泌物中白细胞稀少，称为阴道病比阴道炎更为恰当。

一、流行病学

BV 是育龄期女性常见的阴道感染性疾病之一，多发生在性活跃期的女性。不同国家和地区 BV 的发病率因就诊人群、种族、诊断方法的不同而有差异，国内的调查数据显示，BV 在健康体检女性中约占 11%，在妇科门诊阴道炎症患者中占 36%~60%。目前，BV 的致病原因尚未完全明确，但可能与多个性伴、频繁性交、反复阴道灌洗等因素有关。

二、病因和发病机制

细菌性阴道病为内源性感染，主要是由于正常阴道菌群（乳杆菌）被阴道加德纳杆菌、厌氧菌及人型支原体等混合菌群替代所致。促发阴道正常菌群发生转变，发展成 BV 的启动因素和机制尚不清楚。

乳杆菌对维持阴道正常的生态内环境十分关键。患 BV 时乳杆菌减少而其他细菌增多，导致乙酸浓度降低，胺类和氨增加，使阴道分泌物 pH 增加，厌氧菌的代谢产物如腐胺、尸胺和三甲胺，使阴道分泌物具有鱼腥样气味。

BV 相关的病原体可产生毒力因子包括细胞毒素、唾液酸酶、黏多糖酶和胶原酶，造成上皮细胞损伤，使液体渗出及阴道鳞状上皮细胞脱落，产生典型的细菌性阴道病的分泌物。阴道分泌物中缺少白细胞的原因尚不清楚。

三、临床表现

BV 具有以下临床特点。

1. 症状不典型

10%~40%的 BV 患者无临床症状。有症状者主要表现为鱼腥气味的阴道分泌物增多，有大量胺类挥发的气味，性交后加重，可伴有轻度外阴瘙痒或烧灼感。分泌物呈灰白色、均质、稀薄，阴道黏膜无充血的炎症表现。

2. 体征

（1）阴道口有分泌物流出，阴道壁表面有稀薄而均匀一致的灰白色分泌物。

（2）阴道壁炎症不明显。

3. 复发率高

BV 的初始治愈率为 70%~90%。BV 治疗后 1 个月的复发率为 20%，治疗后 3 个月的复发率可达 40%，治疗后 12 个月的复发率可高达 60%。

4. 并发症

（1）细菌性阴道病与非衣原体性、非淋菌性上生殖道感染如盆腔炎有关。

（2）细菌性阴道病可使晚期流产及早产的危险性增加 2~5 倍。还与羊膜早破、低出生体重儿及产后子宫内膜炎相关。

四、辅助检查

1. pH 测定

正常成人阴道分泌物呈酸性，pH 为 4.0 左右。在细菌性阴道病时 pH 通常>4.5。pH 测定的敏感性较高，但特异性较低。

2. 胺试验

取一滴阴道分泌物置于载玻片上，加一滴 10%KOH，可闻到氨味或鱼腥样气味，即胺试验阳性。

3. 线索细胞检查

湿片法：在一载玻片上加一滴生理盐水，将阴道拭子分泌物与生理盐水混和成悬液，加上盖玻片后，在高倍镜（400 倍）下检查。

结果：线索细胞为阴道鳞状上皮细胞，表面覆盖着许多球杆菌（主要是加德纳菌，有时合并有厌氧菌），使细胞呈斑点状、颗粒状外观，细胞边缘模糊不清呈锯齿状。

4. 革兰染色

取阴道拭子分泌物，做革兰染色，油镜（1 000 倍）下检查。正常阴道菌群以乳杆菌占优势，可能有小量的链球菌和棒状杆菌。细菌性阴道病时乳杆菌减少或消失，而其他细菌增多，呈混合菌群。革兰染色镜检观察阴道上皮中的线索细胞比率，其特异性高于湿片法。

5. 细菌培养

不推荐将细菌培养作为常规方法，因为阴道加德纳菌、厌氧菌及人型支原体的培养结果并不能诊断 BV。

五、诊断

诊断 BV 时，应注意排除其他常见阴道炎症的混合感染。BV 的诊断目前主要根据 Amsel 临床诊断标准及革兰染色 Nugent 评分诊断标准。

1. Amsel 标准

Amsel 标准是 BV 诊断的临床"金标准"。下列 4 项临床特征中至少 3 项阳性即诊断 BV。

（1）线索细胞阳性（即线索细胞数量>20%阴道上皮细胞总量）。

（2）胺试验阳性。

（3）阴道分泌物 pH>4.5。

（4）阴道分泌物呈均质、稀薄、灰白色。

其中线索细胞阳性为必备条件。

Amsel 临床诊断标准的优点为操作简便、成本低，适用于实验室条件有限的医疗机构，但易受主观因素的影响，与 Nugent 评分标准相比，其诊断敏感度为 60%~72%，特异度为 90%~94%。

2. 革兰染色 Nugent 评分标准

Nugent 评分标准是 BV 诊断的实验室"金标准"。方法为将阴道分泌物进行革兰染色，在显微镜（1 000 倍油镜）下观察不同细菌的形态类型，并进行量化和综合评分，总分范围为 0~10 分：评分 0~3 分为正常，4~6 分为 BV 中间态，≥7 分诊断为 BV。具体的评分标准见表 4-1。

Nugent 评分标准适用于具备阴道微生态检测条件的医疗机构，要求检验医师有足够的诊断操作时间和经验进行评分，优点是诊断 BV 更客观、精准、统一，与 Amsel 标准相比，其诊断敏感度为 89%，特异度为 83%。

表 4-1 Nugent 评分标准

评分	乳杆菌	加德纳菌及类杆菌	革兰染色不定的弯曲小杆菌
0	4+	0+	0+
1	3+	1+	1+或2+
2	2+	2+	3+或4+
3	1+	3+	—
4	0+	4+	—

注　各项根据每 10 个油镜视野下观察到的每类形态细菌的平均数量进行评分；0+：未见细菌；1+：<1 个细菌；2+：1~4 个细菌；3+：5~30 个细菌；4+：>30 个细菌；—无此项。

除上述诊断标准外，目前国内外还有其他方法用于 BV 的诊断，供临床参考。

（1）Hay-Ison 评分标准：对阴道分泌物的革兰染色涂片进行分级。

0 级为仅见上皮，未见乳杆菌，提示近期使用过抗生素。

1 级为正常，乳杆菌占优势。

2 级为中间态，乳杆菌减少，混合其他菌群，可见阴道加德纳菌或动弯杆菌。

3 级诊断为 BV，几乎未见或缺乏乳杆菌，主要是阴道加德纳菌和（或）动弯杆菌，可见线索细胞。

4 级与 BV 无关，仅见革兰阳性球菌，未见乳杆菌。

该分级标准与 Nugent 评分标准的诊断效力相当，其诊断敏感度在 97.2% 以上。Hay-Ison 标准将微生态菌群进行定性分类，简化了 Nugent 标准细菌定量评分及疾病严重程度的评估过程，节约了检验医师的时间和精力，并且将临床常见的其他菌群失衡如需氧菌感染囊括在内，使得诊断更加全面。

（2）分子诊断：主要是针对 BV 病原体中加德纳菌的核酸检测，其敏感度为 78%~100%。

（3）功能学检测：针对厌氧菌代谢产物唾液酸苷酶的检测，需注意的是功能学检测应联合形态学检测结果；当功能学与形态学结果不一致时，以形态学检测结果为准。

此外，由于 BV 是阴道微生态失调，细菌培养的意义不大，不推荐细菌培养作为 BV 的诊断方法。

六、治疗

BV 治疗前应进行充分评估是否合并其他阴道炎症，并根据混合感染的具体类型选择合适的对应抗菌药物。

（一）非孕期治疗

1. 非孕期治疗的意义

（1）减轻阴道感染症状和体征。

（2）减少流产或子宫切除术感染并发症风险。其他潜在益处包括减少其他感染如人类免疫缺陷病毒（HIV）感染和其他性传播疾病（STD）风险。

2. 治疗指征

（1）有症状的患者。

（2）妇科和产科手术前无论是否伴有症状者。

3. 治疗方案

（1）选用抗厌氧菌药物：主要有硝基咪唑类药物（甲硝唑和替硝唑）、克林霉素。甲硝唑可抑制厌氧菌生长而对乳杆菌影响小，是较理想的治疗药物。局部用药与口服用药疗效相似，治愈率 80% 左右。具体用药方案见表 4-2。

表 4-2　BV 用药方案

方案	全身用药	局部用药
推荐方案	甲硝唑 400 mg，口服，每日 2 次，共 7 日	方案①：0.75% 甲硝唑凝胶 5 g，阴道用药，每日 1 次，共 5 日 方案②：甲硝唑阴道栓（片）200 mg，每日 1 次，共 5~7 日 方案③：2% 克林霉素软膏 5 g，阴道用药，每晚 1 次，共 7 日
替代方案	方案①：替硝唑 2 g，口服，每日 1 次，共 5 日 方案②：替硝唑 1 g，口服，每日 1 次，共 5 日 方案③：克林霉素 300 mg，口服，每日 2 次，共 5 日	克林霉素阴道栓 100 mg，睡前阴道用药，共 3 日

注　硝基咪唑类药物治疗期间，服用甲硝唑后 24 小时、服用替硝唑后 72 小时应避免饮酒，以避免发生双硫仑样反应；克林霉素阴道栓剂（使用 72 小时内）或克林霉素乳膏（使用 5 日内）油性基质可能减弱乳胶避孕套的防护作用，建议患者在治疗期间避免性生活；BV 表示细菌性阴道病。

（2）其他治疗方法：微生态制剂如阴道局部乳杆菌制剂，中医药对于辅助 BV 患者恢复阴道微生态平衡、巩固疗效及预防复发具有一定的作用。

治疗期间，建议患者避免性接触或正确使用安全套。阴道冲洗可能会增加 BV 复发风险，尚无证据表明冲洗可治疗或缓解症状。美国 FDA 已批准应用甲硝唑阴道缓释片（750 mg，每日 1 次，阴道放置）治疗 BV。

（二）妊娠合并 BV 的治疗

妊娠期 BV 的发生率波动于 3.5%~50.0%。妊娠状态与 BV 存在相互影响，一方面，妊娠期雌激素、孕激素水平变化，阴道局部黏膜免疫功能变化，宫颈黏液及阴道分泌物增多，可能增加了 BV 的易感性；另一方面，BV 可导致上生殖道感染，与不良妊娠结局及产褥感染有关。因此，对于妊娠合并 BV 的管理应充分权衡患者筛查、治疗的获益与潜在风险。

1. 孕期治疗的意义

BV 与胎膜早破、早产、羊膜腔感染和产后子宫内膜炎等不良妊娠结局有关，妊娠期治疗 BV 唯一确定的益处是缓解阴道感染症状和体征。潜在的益处包括降低妊娠期 BV 相关感染并发症和减少其他 STD 或 HIV 的风险。全身治疗对可能的亚临床生殖器官感染有益。

2. 妊娠期 BV 筛查及治疗原则

无须常规对无症状孕妇进行 BV 筛查和治疗。有症状的孕妇以及无症状但既往有感染相关流产或早产病史等高风险的孕妇均需筛查，筛查阳性者需进行治疗。

3. 用药方案

可选择甲硝唑和克林霉素。目前的研究数据未发现甲硝唑及克林霉素存在明显的致畸作用，尽管属于妊娠期相对安全药物，妊娠期应用时仍建议充分告知患者应用药物的利弊。妊娠早期尽量避免应用硝基咪唑类药物。

（1）妊娠期：阴道局部用药可能存在胎膜早破等风险，建议口服用药。可参考的用药方案包括：①甲硝唑 400 mg，口服，每日 2 次，共 7 日；②克林霉素 300 mg，口服，每日 2 次，共 7 日。

（2）哺乳期：选择局部用药，尽量避免全身用药。

3. 随访

妊娠合并 BV 者治疗后需随访治疗效果。有条件者，治疗后可进行阴道微生态检测，评估阴道菌群恢复情况及疗效。

（三）复发性 BV

复发性 BV 是指 BV 在一年内反复发作 4 次或 4 次以上。复发性 BV 是患者阴道内相关微生物再激活，而不是再感染。与 BV 复发有关的因素包括：①男性性交传染；②治疗不彻底，未根除病原体；③未能恢复以乳杆菌为主要菌群的阴道环境；④危险因素持续存在。

对于复发性 BV，目前尚无公认的定义和最佳管理方案，常见治疗策略包括强化治疗、巩固治疗、联合治疗和微生态治疗。

可参考的治疗策略包括以下 5 种。

（1）在甲硝唑 400 mg 口服、每日 2 次、连用 7 日的基础上，增加甲硝唑治疗天数至 14 日。

（2）每晚睡前阴道内用 0.75% 甲硝唑凝胶（5 g）共 10 日，停药 3~5 日，BV 治愈后，开始阴道用 0.75% 甲硝唑凝胶（5 g）每周 2 次，连用 16 周。

（3）口服硝基咪唑类药物（甲硝唑或替硝唑 400 mg，每日 2 次）7 日，再用阴道内硼酸制剂（每日 600 mg），共 21 日，BV 治愈后，应用 0.75%甲硝唑凝胶（5 g）每周 2 次，阴道内置药，连用 16 周。

(4) 每月口服甲硝唑 2 g，联合氟康唑 150 mg。

(5) 微生态制剂对于预防 BV 复发具有一定的效果。

联合治疗方案主要选择甲硝唑联合制霉菌素、甲硝唑联合醋酸膏、甲硝唑联合阿奇霉素、替硝唑联合克霉唑等，大多数联合治疗方案研究显示，联合治疗可改善 BV 治愈率。

针对 BV 反复发作者治疗的同时还应注意：①寻找并纠正 BV 发病的高危因素；②注意排除 BV 混合其他感染，针对混合感染给予对应的治疗；③注意恢复阴道微生态平衡。

七、预防

由于 BV 的病因学和发病机制尚未完全明确，目前尚无有效的预防措施。BV 与性活动相关，但是否可通过性行为传播尚不清楚。不主张对男性性伴侣进行常规治疗。减少性伴侣数、避免阴道内灌洗可降低患 BV 的危险性。

（付清茹）

第二节　需氧菌性阴道炎

需氧菌性阴道炎（AV）是由于阴道内乳杆菌减少或缺失，需氧菌增多引起的阴道炎症。AV 是临床新确定的一类阴道炎，它不同于外阴阴道假丝酵母菌病、滴虫性和细菌性阴道病。由于临床医生对 AV 缺乏了解而常被误诊为细菌性阴道病，这可能导致治疗失败和严重的并发症，如盆腔炎、不孕症、流产、胎膜早破、绒毛膜羊膜炎以及早产。

一、流行病学

AV 是 Donders 于 2002 年提出的阴道感染，是常见的阴道感染性疾病之一，不同国家、地区的发病率因就诊人群、种族、诊断方法的不同而有差异。国外相关研究报道，AV 的发病率为 4.9%~11.8%。国内 AV 在阴道炎症中所占比例波动于 9.4%~23.7%。

二、病因和发病机制

目前，AV 的病因和发病机制仍不清楚。健康的阴道菌群主要由产生过氧化氢的乳杆菌组成。Tempera 等报道 AV 患者表现出抑制这种产生过氧化氢的乳杆菌，但需氧细菌的水平（B 群链球菌、金黄色葡萄球菌、大肠埃希菌和肠球菌）增加。与正常阴道菌群相比，这些需氧菌使阴道黏膜发生炎症的概率增加了 3~5 倍。AV 的发病机制可能与免疫调节失衡、雌激素缺乏、大量肠道细菌定植、扁平苔藓以及维生素 D 缺乏有关。

三、临床特点

10%~20%的 AV 患者无症状。有症状者主要表现为阴道分泌物呈均匀的脓性、黄色或黄绿色，有或没有泡沫，有恶臭腐烂气味（不是鱼腥味），外阴烧灼感或刺痛等，但 KOH 试验测试呈阴性。脓性分泌物是由于大量白细胞的存在。有症状者症状持续时间长、间歇性加重，且治疗后易复发。窥阴器检查发现：阴道黏膜发红和发炎，严重者有散在出血点或溃疡；宫颈表现出侵蚀、充血、散在出血点以及溃疡。

四、诊断

AV 的实验室诊断目前没有精确的方法，需结合临床表现进行诊断。AV 多采用湿片镜检评分≥3 分并结合临床表现进行诊断（表 4-3）。其他诊断方法有分子诊断、功能学检测，不推荐细菌培养法。

（一）Donders 生理盐水湿片镜检

对于单纯性 AV 患者，目前国内外较广泛采用的是 Donders 提出的阴道分泌物生理盐水湿片诊断标准（表 4-3），通过相差显微镜评价乳杆菌分级、白细胞数量、含中毒颗粒的白细胞所占比例、背景菌群及基底旁上皮细胞比例，对这 5 个项目分别评分，每项 0~2 分，总分 10 分；累计评分≥3 分诊断为 AV，3~4 分为轻度，5~6 分为中度，7~10 分为重度。此诊断标准的优点为可以反映 AV 菌群情况、炎症反应和阴道黏膜萎缩三方面的特征；缺点是对检验人员及设备要求较高，生理盐水湿片不易保存，无法重复阅片，并且未结合患者的临床症状和体征。

表 4-3 AV 湿片镜检（400×放大）

得分	乳杆菌分级	白细胞数量	毒性白细胞	背景菌群	基底旁上皮细胞
0	Ⅰ或Ⅱa	<10/高倍镜视野	无或稀疏	不典型或细胞溶解	无
1	Ⅱb	>10，且上皮细胞<10	<全部白细胞的 50%	小的大肠埃希菌样菌	1%~10%
2	Ⅲ	上皮细胞>10	>50%	球菌或链状	>10%

AV 患者易合并其他阴道炎，诊断时应注意排除其他常见阴道炎症的混合感染。治疗前应充分评估是否存在其他阴道炎症，如细菌性阴道病、滴虫性阴道炎、外阴阴道假丝酵母菌病等，可同时检查沙眼衣原体和淋病奈瑟菌等。

（二）其他诊断方法

1. Tempera 法

Tempera 等提出临床特征和湿片特点相结合的诊断方法，评价内容包括：①检查见阴道异常黄色分泌物；②阴道 pH 升高（pH>5.0）；③分泌物有异味（但 KOH 试验阴性）；④阴道分泌物 400 倍镜检见大量白细胞；⑤根据 Donders 标准确定乳杆菌分级为Ⅱa、Ⅱb 或Ⅲ级。该方法的优点是结合了患者的临床表现，缺点是缺乏量化标准，为描述性评价，未包含显示阴道黏膜萎缩的指标，目前临床应用较少。

2. 分子诊断

应用实时荧光 PCR 技术对阴道内乳杆菌属和需氧菌（包括肠杆菌属、链球菌属、葡萄球菌属）的载量进行检测，当乳杆菌载量减少、需氧菌载量增加 10 倍以上诊断 AV。该方法目前尚处于研究阶段。

3. 功能学检测

当 pH 升高、H_2O_2 减少、白细胞酯酶阳性、β-葡萄糖醛酸酶或凝固酶阳性可对 AV 的诊断有一定的辅助作用，但尚不能作为诊断 AV 的单独标准。功能学检测须联合形态学检测。当功能学与形态学结果不一致时，以形态学检测结果为准。

4. 细菌培养法

AV 患者阴道微生态失调，病原菌相对复杂，可能存在传统培养法难以培养出的致病菌种，因此不推荐细菌培养用于诊断 AV，但可通过药敏试验指导治疗和随访。

五、治疗

AV 常易合并阴道混合感染，治疗前应充分评估是否存在其他阴道炎症，如细菌性阴道病、滴虫性阴道炎、外阴阴道假丝酵母菌病等。有条件时还需要同时检查沙眼衣原体和淋病奈瑟球菌等。对于单纯性 AV 的治疗，建议根据患者的临床特点及镜检结果进行分类管理，包括抗微生物药物治疗、针对阴道黏膜炎症反应的治疗及恢复阴道微生态等。

AV 患者的性伴侣无须常规筛查及治疗。对于妊娠期是否进行 AV 筛查和治疗尚缺乏循证医学证据支持，妊娠期 AV 应在权衡治疗获益与潜在风险的情况下进行治疗，妊娠合并 AV 者治疗后注意随访。

（一）抗生素治疗

选择经验性抗菌药物，可根据镜检特点，针对背景菌群为革兰阴性杆菌、革兰阳性球菌或两者同时增多者予以对应的抗菌药物治疗。对于疗效不佳或反复发作者，也可根据阴道细菌培养及药敏结果调整用药。国内外的治疗经验如下。

1. 克林霉素

克林霉素的抗菌谱可覆盖革兰阳性球菌。采用 2% 克林霉素软膏 5 g，阴道用药，每日 1 次，共 7~21 日。对于重度 AV，可采用 2% 克林霉素 5 g，阴道用药，每日 1 次治疗，症状缓解后，可每周用药 1~2 次进行维持治疗，连用 2~6 个月，可减少疾病反复发作。应当注意的是，克林霉素乳膏（使用 5 日内）或克林霉素阴道栓剂（使用 72 小时内）其中的油性基质可能减弱乳胶避孕套的防护作用，建议患者在治疗期间避免性生活。

2. 头孢呋辛

头孢呋辛属于第 2 代头孢菌素，对革兰阳性球菌的作用与第 1 代相似，抗革兰阴性杆菌的活性较第 1 代强。可采用头孢呋辛酯 250 mg，口服，每日 2 次，共 7 日。

3. 喹诺酮类

第 3 代喹诺酮类药物的抗菌谱覆盖一些革兰阳性和阴性菌，可选用左氧氟沙星 200 mg，口服，每日 2 次，共 7 日。第 4 代喹诺酮类药物除了具有抗革兰阴性菌活性，抗革兰阳性菌活性更强，可采用莫西沙星 400 mg，口服，每日 1 次，共 6 日。

4. 卡那霉素

卡那霉素具有较强的抗革兰阴性需氧杆菌活性，对葡萄球菌属（甲氧西林敏感株）也有一定的抗菌作用，对乳杆菌无明显影响。可采用卡那霉素阴道栓剂 100 mg，阴道用药，每日 1 次，共 6 日。

（二）针对阴道黏膜萎缩的治疗

对于表现有阴道黏膜萎缩的 AV 患者，可阴道局部应用雌激素（如 0.1% 戊酸雌二醇），每周 2 次。也有使用氯喹那多—普罗雌烯阴道片获得与克林霉素相当的疗效，氯喹那多是 1 种广谱抗菌剂，普罗雌烯可作用于下生殖道黏膜，起局部的雌激素样作用，具体方案为每日 1 片，睡前阴道用药，共 12 日。应用雌激素类药物时，应当注意激素使用禁忌证，如乳腺癌、既往血栓栓塞史等。

(三) 针对外阴阴道黏膜局部炎症的治疗

对于外阴阴道黏膜炎症反应，可局部应用皮质类固醇激素治疗，具体方案为：氢化可的松 300~500 mg，睡前阴道用药，每日 1 次，7~21 日，症状改善者可选择维持治疗方案，即应用氢化可的松 300~500 mg 睡前阴道用药，每周 1~2 次，连用 2~6 个月或丙酸氯倍他索，睡前阴道用药，每日 1 次，连用 1 周。维持治疗中，对于有真菌感染风险者，可考虑加用氟康唑 150 mg，口服，每周 1 次，预防阴道真菌感染。

(四) 益生菌治疗

除抗生素治疗外，阴道感染性疾病的治疗应该针对阴道微环境的复苏及其免疫调节。益生菌能促进维持阴道内稳态的平衡和免疫调节。乳杆菌对阴道内环境的维持很重要，因为这些细菌能通过生产乳酸、过氧化氢以及竞争性黏附阴道上皮细胞对抗病原体定植。

对于慢性阴道炎，医生有必要通过药物来维持防御性菌群的生产，如甲硝唑、克林霉素或定期应用外源性乳杆菌（如每月使用），长时间频繁使用抗生素可产生不良反应。

(五) 中医中药治疗

传统中药不同于西药类抗菌药物，药效相对温和，耐药相对少见，其对于 AV 具有一定的疗效，为 AV 治疗提供了新的方向。

六、随访

AV 患者若症状持续或反复发作需要随访复查。有条件者，AV 治疗后可进行阴道微生态检测，评估阴道菌群恢复情况及疗效。

（付清茹）

第三节 外阴阴道假丝酵母菌病

外阴阴道假丝酵母菌病（VVC）通常由假丝酵母菌引起，偶尔也可由其他假丝酵母菌属或酵母菌引起。以往称霉菌性阴道炎、外阴阴道假丝酵母菌病，目前正式命名为外阴阴道假丝酵母菌病。VVC 临床通常表现为外阴瘙痒，阴道分泌物异常。

一、流行病学

75% 的女性一生至少患过一次外阴阴道假丝酵母菌病，40%~45% 的女性会发生两次及以上 VVC。其中有 5% 的患者发展为复发性外阴阴道假丝酵母菌病（RVVC），即 1 年中 VC 发作 4 次或 4 次以上。

二、传播方式

假丝酵母菌可存在于人的口腔、肠道及阴道黏膜上，一般不引起症状，这 3 个部位的假丝酵母菌可以互相感染。当局部环境条件适合时易发病。此外，少部分患者可通过性交直接传染或接触感染的衣物间接传染。

三、临床表现

假丝酵母菌感染最常见的症状是白带多、外阴及阴道灼热瘙痒，典型的白带呈凝乳状或片块状，阴道黏膜高度红肿，可见白色鹅口疮样斑块附着，易剥离，其下为受损黏膜的糜烂基底或形成浅溃疡，严重者可遗留瘀斑。但白带并不都具有上述典型特征，从水样直至凝乳样白带均可出现，有的完全是一些稀薄的浆液性渗出液，其中常含有白色片状物。妊娠期霉菌性阴道炎的瘙痒症状尤为严重，甚至坐卧不宁，痛苦异常，也可有尿频、尿痛及性交痛等症状。

四、诊断

根据典型的临床表现及肉眼观察阴道分泌物，诊断外阴阴道假丝酵母菌病通常并无困难。若在分泌物中找到芽孢及假菌丝即可确诊。方法：取少许阴道分泌物于玻片上，加一滴生理盐水或10%氢氧化钾溶液，上覆以盖玻片微加热后，置于显微镜下检查，高倍镜下可找到成群的卵圆形芽孢和假菌丝，阳性率约为60%。有症状但多次检查阴性者，可用培养法。此外，也要注意相关的诱因，如有应用大剂量类固醇激素或广谱抗生素史，以及糖尿病患者需做尿糖及血糖检查等。

（一）分类诊断

根据临床表现、病原菌类型、宿主因素和对治疗的反应，VVC可分为单纯性或复杂性VVC（表4-4）。10%~20%的女性会有复杂性VVC，诊断和治疗需要特殊的考虑。

表4-4 外阴阴道假丝酵母菌病的分类

单纯性VVC	复杂性VVC
零星或散发	复发性
轻度至中度	重度
白假丝酵母菌	非白假丝酵母菌
非免疫力低下的女性	患糖尿病、免疫功能低下疾病，有潜在免疫缺陷或运用免疫抑制治疗的女性

需要注意的是，单纯性VVC的诊断必须同时满足以上4个因素，而复杂性VVC只需要满足其中之一即可。

（二）妊娠期VVC诊断

妊娠期VVC的诊断与非妊娠期大致相同，有外阴阴道炎症状或体征的妊娠期女性，同时阴道分泌物中找到假丝酵母菌芽生孢子及假菌丝即可明确诊断。目前主要通过10%氢氧化钾湿片法（敏感度50%~85%）或革兰染色法诊断。然而，有症状且真菌培养阳性的VVC中，约50%的女性其显微镜检查并未见到假丝酵母菌丝及芽生孢子，对阴道显微镜检阴性但有症状的VVC女性，进行真菌培养明确诊断是有必要的。因菌群集落的数目并不能决定VVC的严重程度，并没有统一、标准化的定量方法评估真菌培养结果，目前仍是基于菌群集落形成的定性方法来进行判定。单纯的VVC并不引起阴道pH改变，阴道pH测定有助于与其他类型的阴道炎进行鉴别。

五、治疗

（一）治疗原则

（1）消除发病诱因：如积极治疗糖尿病，及时停用广谱抗生素、性激素和肾上腺皮质激素。讲究卫生，勤换内衣尤其是内裤。换下的衣物一定要水煮消毒处理，避免公共场所的交叉感染。

（2）无症状带菌者无须治疗。

（3）单纯性 VVC 患者性伴侣无须治疗，RVVC 患者性伴侣应同时检查治疗。

（4）用药要规范，严格按疗程。不主张行阴道灌洗术。

（5）重视随访，于治疗结束后 7~14 日和下次月经后进行复查，两次真菌学检查阴性为治愈。

（二）VVC 的治疗

具体治疗选择疗效确切、广谱安全、快速见效、能迅速缓解症状的药物。以阴道用药为首选，因为阴道局部给药安全，全身吸收少，妊娠期女性可用。用药前不主张灌洗，因为易致上行感染，据统计，阴道灌洗者盆腔炎患病率增加 3~4 倍。对月经期及未婚女性可采用全身用药。

（三）单纯性 VVC 的治疗

所有有 VVC 症状或体征的女性都应行 KOH 湿片检查，并应对结果呈阳性的女性进行治疗。对于湿片检查阴性但存在体征或症状者，应考虑行阴道假丝酵母菌培养。如果无法进行培养，可以考虑经验性治疗。

短程外用制剂可有效治疗单纯性 VVC。唑类药物治疗可使 80%~90% 的患者症状缓解和培养阴性。下表内推荐的方案，选择任意一种即可（表 4-5）。

表 4-5 单纯性 VVC 推荐治疗方案

给药方式	治疗方案
非处方阴道内用药	1% 克霉唑乳膏 5 g，每日 1 次，共 7~14 日
	2% 克霉唑乳膏 5 g，每日 1 次，共 3 日
	2% 咪康唑乳膏 5 g，每日 1 次，共 7 日
	4% 咪康唑乳膏 5 g，每日 1 次，共 3 日
	100 mg 咪康唑阴道栓，每日 1 支，共 7 日；200 mg 咪康唑阴道栓，每日 1 支，共 3 日
	1 200 mg 咪康唑阴道栓，单次给药
	6.5% 噻康唑软膏 5 g，单次给药
处方阴道内用药	2% 布康唑乳膏 5 g，单次给药
	0.4% 特康唑乳膏 5 g，每日 1 次，共 7 日
	0.8% 特康唑乳膏 5 g，每日 1 次，共 3 日
	80 mg 特康唑阴道栓剂，每日 1 支，共 3 日
口服药物	氟康唑 150 mg，单次口服

（四）复杂性 VVC 治疗

白假丝酵母菌对唑类的耐药已变得越来越普遍，而非白色假丝酵母菌本身对唑类耐药。

因此，对于症状反复的患者，应考虑进行真菌培养和药敏试验。没有数据支持需要治疗复杂性 VVC 患者的性伴侣。具体治疗方案见表 4-6。

表 4-6 复杂性 VVC 治疗方案

类型	治疗方案
复发性 VVC	强化治疗：7~14 日的阴道局部治疗或每 3 日口服 100 mg、150 mg 或 200 mg 氟康唑，总共 3 次（第 1、第 4 和第 7 日）。 巩固治疗：首选每周口服 1 次氟康唑（即 100 mg、150 mg 或 200 mg）连续 6 个月；次选间歇使用局部治疗。
重度 VVC	推荐使用 7~14 日的局部唑剂或 150 mg 氟康唑，口服 2 次（首次给药后 72 小时第 2 次给药）
非白假丝酵母菌 VVC	最佳治疗方法仍然未知 建议使用非氟康唑（口服或局部）的延长治疗（7~14 日）方案。如果出现复发，建议每日 1 次阴道给予 600 mg 的硼酸，持续 3 周

（五）妊娠期 VVC 的治疗

治疗妊娠期 VVC 的治疗目的主要是缓解症状，尤其是反复发作的妊娠期 VVC 引起的明显不适，其中包括情绪、症状和体征等；另一目的是减少母儿不良结局的发生。

治疗方案应以局部用药为宜，建议在孕妇中使用为期 7 日的局部唑类治疗方案。

流行病学研究表明，单剂量 150 mg 氟康唑可能与自然流产和先天性畸形有关，因此妊娠期禁用。

（赵东辉）

第五章

异常子宫出血

第一节 无排卵性异常子宫出血

无排卵性异常子宫出血，常见于绝经过渡期或是青春期的女性，指的是生殖内分泌异常导致的子宫出血。对于青春期女性患有无排卵性异常子宫出血，是因为下丘脑-垂体-卵巢轴的反馈调节不成熟；而绝经期的患者是因为卵巢功能衰退，导致无法排卵。

一、病因和发病机制

1. 青春期

青春期异常子宫出血患者血 E_2 水平在育龄期女性的正常范围内，但无正常月经周期中期的血 LH、FSH 峰，提示病因是下丘脑-垂体对雌激素的正反馈反应异常。中枢神经系统-下丘脑-垂体-卵巢轴正常功能的建立需经过一段时间。如果青春期时受到过度劳累、应激等刺激或肥胖、胰岛素抵抗等的影响，可能引起异常子宫出血或其他月经病，如多囊卵巢综合征。

2. 绝经过渡期

此时女性卵泡储备低，对促性腺激素的敏感性降低或下丘脑-垂体对性激素正反馈调节的反应性降低，可先出现黄体功能不足，间断或不规则排卵，最终停止排卵。此时卵泡仍有一定程度的发育，但缓慢、不充分或退化不规则，不足以引起正反馈，造成孕激素水平不足或缺如而引起本病。

3. 育龄期

可因内、外环境刺激，如劳累、应激、流产、手术或疾病等引起短暂的无排卵。也可因肥胖、多囊卵巢综合征、高泌乳素血症等引起持续无排卵。

二、临床表现

月经完全不规则，出血的类型取决于血清雌激素的水平及其下降的速度，雌激素对子宫内膜持续作用的时间及内膜的厚度。量可少至点滴淋漓，也可多至有大血块造成严重贫血；持续时间可由 1~2 日至数月不等；间隔时间可由数日至数月，因而可误诊为闭经。同时可有贫血、多毛、肥胖、泌乳、不孕等表现。一般不伴有痛经。盆腔检查除子宫稍丰满及变软外，其余皆正常。

三、诊断

首先除外非生殖道（泌尿道、直肠、肛门）及生殖道其他部位（宫颈、阴道）的出血，全身或生殖系统器质性疾病引起的出血及医源性子宫出血。

鉴别诊断需依靠详细的月经及出血史、既往妇科疾病史、服药情况、家族出血性疾病史。一线检查有全身体检及盆腔检查、全血常规检查、血 HCG、宫颈刮片。酌情选择凝血功能、LH、FSH、催乳激素（PRL）、E_2 测定，甲状腺功能检查。经腹部或阴道超声检查有助于观察宫腔、内膜情况，发现卵巢小囊肿，应列为一线检查。

基础体温（BBT）曲线呈单相型。血清 E_2 浓度相当于中、晚卵泡期水平，失去正常周期性变化。黄体酮浓度<3 ng/mL。单次 LH 及 FSH 水平正常或 LH/FSH 比值过高，周期性高峰消失。子宫内膜活检病理检查可呈增生、单纯增生、复合增生（腺体结构不规则，但无腺上皮异型性改变）、子宫内膜息肉或非典型增生（腺上皮有异型性改变），无分泌期表现。非典型增生属癌前病变。偶可并发子宫内膜腺癌。

宫腔镜检查可列为二线检查，尤其对药物治疗无效或超声检查提示宫腔异常的患者，与子宫输卵管造影检查相比较有优势。宫腔镜检查及直视下选点活检，敏感性高于一般诊断性刮宫。宫腔镜检查的可靠性与术者的经验有关，熟练者可能有 20% 的假阳性，而无假阴性。

子宫磁共振成像（MRI）检查只在未婚患者，超声检查提示子宫腺肌病或多发性子宫肌瘤，为决定治疗对策时选用。

有时本病还可与某些器质性疾病同时存在，如子宫肌瘤、卵巢肿瘤等。诊断时应注意鉴别。

四、治疗

无排卵性异常子宫出血患者应对内分泌治疗有效。具体方案应根据患者年龄、病程、血红蛋白水平、既往治疗效果、有无生育或避孕要求、文化水平、当地医疗及随诊条件等因素全面考虑。总的原则是：出血阶段应迅速有效止血及纠正贫血；血止后应尽可能明确病因，并行针对性治疗，选择合适方案控制月经周期或诱导排卵，预防复发及远期并发症。

（一）止血

1. 性激素治疗

（1）孕激素内膜脱落法（药物刮宫法）：针对无排卵患者子宫内膜缺乏孕激素的影响，给患者以足量孕激素使增殖或增生的内膜转变为分泌期；停药后 2~3 日内膜规则脱落，出现为期 7~10 日的撤退性出血，在内源性雌激素的影响下，内膜修复而止血。常用肌内注射黄体酮每日 20~40 mg，连续 3~5 日或口服地屈黄体酮每日 10~20 mg，连续 10 日或微粒化黄体酮每日 200~300 mg，连续 3~10 日或醋酸甲羟黄体酮每日 6~10 mg，连续 10 日。可根据不同患者出血的病程、子宫内膜的厚度决定黄体酮的剂量及疗程。本法效果确实可靠，但近期内必有进一步失血，若累积于宫腔的内膜较厚，则撤退出血量会很多，可导致血红蛋白进一步下降。故只能用于血红蛋白大于 80 g/L 的患者。在撤退性出血量多时，应卧床休息，给一般止血剂，必要时输血，此时不用性激素。若撤退性出血持续 10 日以上不止，应怀疑器质性疾病的存在。

（2）雌激素内膜修复法：只适用于青春期无性生活且血红蛋白<80 g/L 患者。原理是以

大剂量雌激素可以使增殖或增生的子宫内膜在原有厚度基础上，修复创面而止血。不同患者止血的有效雌激素剂量与其内源性雌激素水平的高低呈正相关。原则上，应以最小的有效剂量达到止血目的。一般采用肌内注射苯甲酸雌二醇或口服戊酸雌二醇，可从每日 3~4 mg 开始，分 2~3 次应用。若出血量无减少趋势，逐渐加至每日 8~12 mg。也可从每日 6~8 mg 开始，止血收效较快，最多不超过每日 12 mg。若贫血重者需同时积极纠正贫血，输血及加用一般止血药。血止 2~3 日后可逐步将雌激素减量，速度以不再引起出血为准。直至每日 1 mg 时即不必再减，维持至用药 20 日左右，血红蛋白已高于 90 g/L 时，再改用黄体酮及丙酸睾酮使内膜脱落，结束这一止血周期。

（3）高效合成孕激素内膜萎缩法：①育龄期或绝经过渡期患者，血红蛋白<80 g/L，近期刮宫已排除恶性病变者；②血液病患者，病情需要月经停止来潮者。方法为：左炔诺黄体酮每日 1.5~2.25 mg，炔诺酮每日 5~10 mg，醋甲地黄体酮每日 8 mg。醋甲羟黄体酮（甲羟黄体酮）每日 10 mg 等，连续 22 日。目的是使增殖或增生的内膜蜕膜化，继而分泌耗竭而萎缩。血止后也可逐渐减量维持。同时积极纠正贫血。停药后内膜脱落而出血。

（4）三代短效口服避孕药：常用的有复方去氧孕烯、复方环丙黄体酮等。其机制也是萎缩内膜，但含有炔雌醇。剂量为每日 2~3 片，血止后也可逐渐减量，连续 21 日。同时纠正贫血。

（5）丙酸睾酮：可对抗雌激素的作用，减轻盆腔充血，从而减少出血量，但不能止血。可与黄体酮同时肌内注射，每日 25 mg（青春期患者）或每日 50 mg（绝经过渡期患者），但总量应低于每月 200 mg。

2. 诊断性刮宫

止血显效迅速，还可进行内膜病理检查排除恶性病变。诊刮时了解宫腔大小、有无不平感也有助于鉴别诊断。对于病程较长的已婚育龄期或绝经过渡期患者，应常规使用。但对未婚患者及近期刮宫已排除恶变的患者，则不必反复刮宫。

3. 使用止血药物

（1）抗纤溶药物：氨甲环酸 1.0 g，口服每日 2~3 次。也可用注射针剂 1 g/10 mL，以 5%葡萄糖注射液 500 mL 稀释后静脉滴注，每日 1~2 次。

（2）甲萘氢醌（维生素 K_4）4 mg，每日 3 次，口服或亚硫酸氢钠甲萘醌（维生素 K_3）4 mg，肌内注射，每日 1~2 次，有促进凝血作用。

（3）维生素 C 及卡巴克络：能增强毛细血管抗力。前者可口服或静脉滴注，每日 0.3~3 g；后者 5~10 mg，口服，每日 3 次或 10~20 mg 肌内注射，每日 2~3 次。

（4）酚磺乙胺：能增强血小板功能及毛细血管抗力，剂量为 0.25~0.5 g，肌内注射，每日 1~2 次或与 5%葡萄糖注射液配制成 1%溶液，静脉滴注，每日 5~10 g。

（5）注射用血凝酶：是经过分离提纯的凝血酶，每支 1 单位（IU），可肌内注射或静脉注射，每次 2 IU，第 1 日 2 次，第 2 日 1 次，第 3~4 日每次 1 IU。注射 20 分钟后出血时间会缩短 1/3~1/2，疗效可维持 3~4 日。

4. 其他治疗

包括补充铁剂、叶酸。加强营养，注意休息，减少剧烈运动。长期出血患者应适当预防感染。

（二）调节月经周期、促排卵

出血停止后应继续随诊，测量基础体温。择时检查血清生殖激素浓度，以明确有无排卵。根据患者不同的要求，制订诱导排卵或控制周期的用药方案，以免再次发生不规则子宫出血。

对要求生育的患者，应根据无排卵的病因选择促排卵药物，最常用的是氯米芬。首次剂量为每日 50 mg，从周期第 5 日起，连服 5 日，同时测定 BBT，以观察疗效，若无效可酌情增加至每日 100~150 mg。若因高泌乳素血症导致无排卵，则应选用溴隐亭。剂量为每日 5~7.5 mg。需定期复查血清 PRL 浓度，以调整剂量。

对要求避孕的患者可服用各种短效避孕药控制出血。对青春期无性生活的患者或氯米芬无效的患者，可周期性用孕激素，使子宫内膜按期规则脱落，从而控制周期。对体内雌激素水平低落者则应用雌激素、孕激素周期序贯替代治疗，控制周期。对绝经过渡期患者可每隔 1~2 个月用黄体酮配伍丙酸睾酮或醋酸甲羟孕酮，使子宫内膜脱落 1 次。若用药后 2 周内无撤退性出血，则估计体内雌激素水平已低落，绝经将为时不远，只需观察随诊。

若有子宫内膜非典型增生时，应根据病变程度（轻、中、重），患者年龄，有无生育要求，决定治疗方案。病变轻、年轻、有生育要求者可用己酸黄体酮每周 500 mg，左炔诺黄体酮每日 1.5~3 mg，醋甲地黄体酮每日 4~8 mg 等。一般 3 个月后复查子宫内膜，根据对药物的反应决定停药、继续用药或改为手术治疗。若病变消失，则应改用促排卵药争取妊娠。

总之，尽可能用最小的有效剂量达到治疗目的，以减轻不良反应，方案力求简便。最好指导患者掌握病情变化规律及用药对策，并在适当时间嘱患者来医院随诊进行督查。用药 3~6 个月后可短期停药，观察机体有无自然调整的可能。

（方　霞）

第二节　黄体功能不足

排卵后，在黄体分泌的孕激素的作用下子宫内膜发生分泌反应。在整个黄体期，子宫内膜的组织学形态（子宫内膜分泌反应）是持续变化的；分泌期时相不同，子宫内膜组织学形态也不同。若排卵后子宫内膜组织学变化比黄体发育晚 2 日以上，则称为黄体功能不足。导致黄体功能不足的原因有两个：黄体内分泌功能不足和子宫内膜对孕激素的反应性下降，前者是名副其实的黄体功能不足，后者实质上为孕激素抵抗。

一、发病机制

目前认为黄体功能不足的发病机制如下。

1. 卵泡发育不良

黄体是由卵泡排卵后演化而来的，卵泡的颗粒细胞演变成黄体颗粒细胞，卵泡膜细胞演变成黄体卵泡膜细胞。当促性腺激素分泌失调或卵泡对促性腺激素的敏感性下降时，卵泡发育不良，颗粒细胞的数量和质量下降。由发育不良的卵泡生成的黄体质量也差，其分泌孕激素的能力下降。

2. 黄体功能不良

黄体的形成和维持与 LH 有关。当 LH 峰和黄体期 LH 分泌减少时，会发生黄体功能不足。另外，如前所述即使LH峰和LH分泌正常，如果卵泡发育不良也会出现黄体功能不足。黄体功能不足体现在两个方面：①黄体内分泌功能低下，分泌的孕酮减少；②黄体生存时间缩短，正常的黄体生存时间为12~16日，黄体功能不足时≤11日。

3. 子宫内膜分泌反应不良

黄体功能不足时孕激素分泌减少，子宫内膜分泌反应不良，子宫内膜形态学变化比应有的组织学变化落后2日以上。子宫内膜存在孕激素抵抗时，虽然孕激素水平正常，但由于子宫内膜对孕激素的反应性下降，因此也将出现子宫内膜分泌反应不良。

二、临床表现

黄体功能不足属于亚临床疾病，其对患者的健康危害不大。患者往往因为不孕来就诊。

1. 月经紊乱

由于黄体生存期缩短，黄体期缩短，所以表现为月经周期缩短、月经频发。如果卵泡期延长，月经周期也可在正常范围。

2. 不孕或流产

由于黄体功能不足，患者不容易受孕。即使怀孕，也容易发生早期流产。据报道约3%~20%的不孕症与黄体功能不足有关，另外诱发排卵时常出现黄体功能不足。

三、辅助检查

临床表现只能为黄体功能不足的诊断提供线索，明确诊断需要一些辅助检查。

1. 子宫内膜活检

是诊断黄体功能不足的"金标准"。Noyes和Shangold对排卵后每日的子宫内膜特征进行了描述，如果活检的内膜比其应有的组织学变化落后2日以上，即可诊断。活检的关键是确定排卵日，有条件者可通过B超监测和LH峰测定确定排卵日。临床上多选择月经来潮前1~3日活检，但该方法的误差较大。

2. 基础体温测定

孕激素可以上调体温调定点，使基础体温升高。一般认为基础体温升高天数≤11日、上升幅度≤3℃或上升速度缓慢时，应考虑黄体功能不足。需要注意的是，单单测定基础体温对诊断黄体功能不足是不够的。

3. 孕酮测定

孕酮是黄体分泌的主要激素，因此孕酮水平可反映黄体功能。黄体中期的血孕酮水平<10 ng/mL时，可以诊断黄体功能不足。由于孕酮分泌变化很大，因此单靠一次孕酮测定进行诊断很不可靠。

4. B超检查

B超检查可以从形态学上了解卵泡的发育、排卵情况和子宫内膜的情况，对判断黄体功能有一定的帮助。

四、诊断和鉴别诊断

明确诊断需要子宫内膜活检。另外，根据常规检查很难明确诊断子宫内膜对孕激素的反应性下降。

五、治疗

目前的处理仅仅针对黄体功能不足。如果子宫内膜对孕激素的反应性下降,则没有有效的治疗方法。

1. 黄体支持

因为 HCG 和 LH 的生物学作用相似,因此可用于黄体支持治疗。用法:黄体早期开始肌内注射 HCG,1 000 IU/次,每日 1 次,连用 5~7 日;或 HCG 2 000 IU/次,每 2 日 1 次,连用 3~4 次。

在诱发排卵时,如果有发生卵巢过度刺激综合征(OHSS)的风险,则应禁用 HCG,因为 HCG 可以引起 OHSS 或使 OHSS 病情加重。

2. 补充孕酮

治疗不孕症时选用黄体酮制剂,因为天然孕激素对胎儿最安全。如果不考虑生育,而是因为月经紊乱来治疗,可以选择人工合成的口服孕激素,如醋酸甲羟孕酮和醋酸甲地孕酮等。

(1)黄体酮针剂:在自然周期或诱发排卵时,每日肌内注射黄体酮 10~20 mg;在使用 GnRH 激动剂和拮抗剂的周期中,需要加大黄体酮剂量至每日 40~80 mg。

(2)微粒化黄体酮胶囊:口服利用度低,因此所需剂量大,根据情况每日口服 200~600 mg。

(3)醋酸甲羟孕酮片:下次月经来潮前 7~10 日开始用药,每日 8~10 mg,连用 7~10 日。

(4)醋酸甲地孕酮片:下次月经来潮前 7~10 日开始用药,每日 6~8 mg,连用 7~10 日。

3. 促进卵泡发育

首选氯米芬,从月经的第 3~5 日开始,每日口服 25~100 mg,连用 5 日,停药后监测卵泡发育情况。氯米芬疗效不佳者,可联合使用人绝经期促性腺激素(hMG)和 HCG 治疗。

(姬晓荣)

第六章

子宫内膜异位性疾病

第一节 子宫内膜异位症

子宫内膜异位症（EMT）是指具有生长功能的子宫内膜组织［腺体和（或）间质］，在子宫腔被覆内膜和宫体肌层以外的部位生长、浸润，并反复周期性出血，继而引发疼痛、不孕及包块等症状的一种常见妇科病。据文献报道其临床发病率为10%~15%，且有逐年增加的趋势。本病多见于30岁左右的育龄女性，生育少、生育晚的女性发病率高于多生育者。不孕症女性中罹患此病的概率为正常女性的7~10倍，发病率高达20%~40%。偶见于青春期发病，多与梗阻性生殖道畸形有关。而青春期前如婴儿、儿童或青少年极少发生。绝经后，子宫内膜异位病灶将随卵巢功能衰退而萎缩退化，再发病者极少，一旦发生多与雌激素替代有关，提示病变的发生及发展与卵巢功能密切相关。

子宫内膜异位症在组织学上是一种良性疾病，但却具有增生、浸润、种植、复发、恶变等恶性生物学潜能。90%的子宫内膜异位病灶位于盆腔，特别是卵巢、子宫直肠陷凹、宫骶韧带等部位最为常见，也可以出现在阴道直肠隔、阴道、宫颈、直肠、膀胱、会阴切口部位、剖宫产切口部位、输卵管、阑尾、结肠、腹股沟管及腹膜后淋巴结等处，甚至在远离子宫的鼻腔、胸腔、脑膜、乳腺及四肢也偶有发生。子宫内膜异位症病灶分布如此之广，在良性疾病中极其罕见。

一、病因与发病机制

1860年Rokitansky首次描述了子宫内膜异位症，虽然关于子宫内膜异位症发病机制的研究近年来已取得不少进展，但至今尚未完全阐明，主要有以下6种学说。

1. 经血逆流与种植学说

早在1921年Sampson提出月经期脱落的子宫内膜碎片，可随经血经输卵管逆流至盆腔，黏附并浸润种植在盆腔腹膜和卵巢表面，形成子宫内膜异位症。有学者通过手术使猴的经血直接流入腹腔，若干日后，发现部分实验猴的腹腔内出现了典型的子宫内膜异位症病灶。研究发现，在月经期，59%~79%的女性腹腔液中存在体外培养可成活的子宫内膜细胞，而且患有子宫内膜异位症的女性，其逆流的经血容量及子宫内膜碎片的数量均比正常女性多，且经血逆流现象更为常见。临床也发现生殖道畸形伴经血潴留者，常并发盆腔子宫内膜异位症；剖宫取胎术后发生于腹壁瘢痕的子宫内膜异位症，很可能是术中由手术者将小块子宫内膜带至腹壁切口内引起的。由此可见，不论是通过经血逆流还是医源性扩散，子宫内膜组织均可在身体其他部位种植，并发展为子宫内膜异位症。

经血逆流是一种常见的生理现象，但并不是所有女性都发生内膜异位症。目前研究发现：内膜异位症患者的在位子宫内膜在黏附、侵袭和血管形成等多方面有别于正常子宫内膜，其根本差异很可能基于基因表达的差异，如内膜异位症女性在位子宫内膜存在细胞周期蛋白、糖基化蛋白、同源核基因 A-10（HOXA-10）、基质金属蛋白酶（MMPs）等基因的表达差异。而这些差异表达的基因可能是逆流经血中的内膜碎片发生黏附、侵袭和生长的关键因素，即不同人（患者与非患者）在位子宫内膜的差异是发生子宫内膜异位症的决定性因素。故认为子宫内膜异位症是否发病取决于患者在位子宫内膜的特性，经血逆流可能只是实现这一由潜能到发病的桥梁。

2. 体腔上皮化生学说

卵巢的表面上皮、腹膜上皮、腹股沟管的疝囊上皮和胸膜上皮等，与子宫内膜及输卵管黏膜一样，均来源于原始体腔上皮。Meyer 认为原始体腔上皮有高度分化的潜能，这些来源于体腔上皮的组织，在反复受到某些因素，如炎症、激素或经血等的刺激后，可向子宫内膜组织衍化，形成子宫内膜异位症。有研究发现，癌基因 k-ras 的激活可能诱导了卵巢表面上皮化生为卵巢子宫内膜异位病灶的过程。这一学说似可解释病变的广泛性，但目前尚缺乏充分的临床依据和实验证明。

3. 淋巴及血行转移学说

1925 年，Halban 首次提出远离盆腔的子宫内膜异位症可能是通过淋巴扩散的。不少学者不仅在盆腔淋巴结，而且在小静脉内发现了子宫内膜组织。在盆腔子宫内膜异位症患者尸检中发现，20%的盆腔淋巴结内有异位子宫内膜。1952 年 Javert 观察到子宫静脉内有子宫内膜组织，认为子宫内膜的腺体和间质细胞可以像恶性肿瘤那样，先侵入子宫肌层或肌束间的淋巴管及微血管，然后再向邻近器官、腹膜后淋巴结及远处转移。

4. 免疫学说

1980 年 Weed 等发现子宫内膜异位症患者的宫腔内膜组织有淋巴细胞和浆细胞浸润，以及补体 C_3 沉积，提出子宫内膜异位症的发病与免疫有关。由于发现子宫内膜异位症患者的自身抗体检出率较高，且不少患者合并类风湿关节炎、系统性红斑狼疮等自身免疫性疾病，因而有人认为它是一种自身免疫性疾病。近年来，随着免疫学研究的深入，已经证明子宫内膜异位症患者的细胞免疫和体液免疫功能均有明显变化，认为患者机体免疫系统对盆腔内各种子宫内膜细胞的免疫清除能力下降，是导致子宫内膜异位症发生的原因之一。研究发现，患者外周血和腹腔积液中的自然杀伤细胞（NK）的细胞毒活性明显降低。病变愈严重者，NK 细胞活性降低也愈明显。还有学者发现 NK 细胞活性还与雌激素水平呈负相关，雌激素水平愈高，NK 细胞活性则愈低，细胞毒性 T 淋巴细胞的活性也下降。另外，有证据表明，内膜异位症与亚临床腹膜炎症有关。表现在内膜异位症患者腹腔积液量增加，腹腔积液中巨噬细胞明显增多且高度活化，释放大量具有不同生物活性的细胞因子；血清及腹腔积液中，免疫球蛋白 IgG、IgA 及补体 C_3、C_4 水平均增高，还出现抗子宫内膜抗体和抗卵巢组织抗体等多种自身抗体。以上免疫功能的种种变化说明子宫内膜异位症与机体免疫功能异常密切相关，但两者的因果关系仍有待进一步探讨。

5. 遗传学说

子宫内膜异位症患者中，7%～10%有家族史。直系亲属中有患子宫内膜异位症者，其发病的危险性明显增高，是正常人群的7倍以上，提示本病有遗传倾向。研究认为，子宫内膜异位症具有与卵巢癌相似的遗传特征，如异位内膜细胞有非整倍体核型、杂合子缺失、某些基因的突变等，推测它可能与卵巢癌类似，是以遗传为基础，多因素诱导、多基因变化的遗传性疾病。

6. 干细胞学说

上述比较广为接受的几个学说难以解释一些特殊部位的子宫内膜异位症（如膀胱内壁、肺部、鼻黏膜等处的子宫内膜异位症），更无法解释近年来屡有报道的男性子宫内膜异位症病例，并且研究发现，内膜异位症患者的异位内膜在基因和蛋白表达谱及生物学特性方面与在位内膜存在显著差异，内膜异位症为多中心起源而每一异位病灶内的细胞又呈现明显的单克隆性。这些均提示，即使在经血反流存在的情况下，有生长活性的异位内膜细胞也不完全来自在位内膜，异位病灶可能由不同的干细胞分化而来。目前已有学者从经血中成功分离出子宫内膜干细胞，并经体外诱导分化成为各种成熟细胞，这一点很好地解释了盆腔、剖宫产腹壁切口及顺产会阴切口部位的子宫内膜异位症。

目前，关于子宫内膜异位症的病因研究已深入至细胞分子和基因的水平，并涌现出许多新的假说，如表观遗传改变、在位内膜决定论等，但尚无单一理论可以解释所有内膜异位症的发生。上述前3种学说仅能解释不同部位的子宫内膜组织的由来，但能否发展为子宫内膜异位症，可能主要取决于机体的免疫功能，尤其是细胞免疫功能，性激素以及遗传基因决定个体易感性。

二、病理

子宫内膜异位症的基本病理变化是子宫体以外的组织或器官内有内膜组织生长，在病理形态上有子宫内膜腺体和间质两种成分存在。异位种植的子宫内膜受卵巢激素变化的影响而周期性出血，由此诱发局部的炎症反应，伴纤维细胞增生及纤维化，形成瘢痕性硬结或与邻近器官紧密粘连。病灶反复出血或出血较多时，血液在局部组织中积聚，形成大小不等的包块，称为子宫内膜样瘤。

1. 大体特征

绝大多数的子宫内膜异位症发生在盆腔。病灶的大体外观取决于种植的部位、病灶的严重程度以及种植时间的长短。位于卵巢和腹膜的病灶以周期性出血导致周围组织纤维增生形成囊肿为主要表现，而位于直肠阴道隔、宫骶韧带等处的深部浸润性病灶，还可以出现平滑肌和纤维组织增生。

（1）卵巢内膜样囊肿：约80%患者病变位于一侧卵巢，20%患者双侧卵巢受累。病灶位于卵巢深部。由于病灶反复出血，初始的卵巢表面囊泡内积血增多，并向卵巢深部扩张，逐渐形成一个灰蓝色或灰白色的卵巢囊肿，囊肿直径大多在10 cm以内，囊壁厚薄不均，常与盆底、子宫及子宫阔韧带后叶及腹膜粘连，由于异位内膜在卵巢皮质内生长、周期性出血，陈旧性的血液可聚集在囊内形成黯咖啡色、黏稠状液体，似巧克力样，故又称卵巢巧克力囊肿。值得注意的是任何卵巢囊肿有陈旧出血时，其内容物均可呈巧克力糖浆样，故在进行诊断卵巢内膜样囊肿时需根据组织学并结合临床全面考虑。

（2）浅表子宫内膜异位症：病变可位于卵巢浅表或盆腔、腹膜和脏器浆膜面。由于腹腔镜的广泛应用，发现病灶呈多种形态，早期呈斑点状或小泡状突起，单个或数个呈簇，无色素沉着。病灶可因出血时间先后不等、残留脱落组织的量不同而呈不同颜色，包括红色、紫蓝色、褐黄及棕黑色等，新近有出血者，颜色较鲜红，出血较陈旧者，颜色较黯。于卵巢表面可见红色或棕褐色斑点或小囊泡。出血逐渐吸收后，病灶呈淡黄色或白色，似腹膜瘢痕。手术中辨认病灶可进行热色试验，即将可疑病变部位加热，其内的含铁血黄素可呈现出棕褐色。还有的病灶表现为局部腹膜缺损。

（3）深部浸润型子宫内膜异位症：其病灶浸润深度超过腹膜下 5 mm，可侵犯盆腔前、中、后三部分所有脏器，包括宫骶韧带、直肠阴道隔、结直肠、膀胱和输尿管等部位，可导致痛经、性交痛、非周期性的盆腔痛、尿痛、血尿，以及下消化道症状等。病灶生长活跃，病变伴有明显的平滑肌和纤维组织增生，使之形成坚硬的结节；病灶反复出血及纤维化后，与周围组织或器官发生粘连，子宫直肠陷凹常因粘连而变浅，甚至完全消失，使子宫后屈固定。病变向阴道黏膜发展时，在阴道后穹隆形成多个息肉样赘生物或结节样瘢痕。月经期，有的病灶表面黏膜出现小的出血点。随病程进展，直肠阴道隔的病灶结节逐渐增大，形成包块，甚至压迫直肠。少数患者病变可累及直肠黏膜，出现月经期便血，侵入直肠或乙状结肠壁时可以诱发恶性病变或导致完全梗阻。由于深部浸润型子宫内膜异位症常常位于腹膜外盆腔深处，常合并盆腔广泛粘连，对药物治疗不敏感，而手术治疗难度大，是目前内膜异位症治疗的难点。

2. 镜下特征

早期和较小的病灶，镜下常可见典型的子宫内膜腺体与间质，以及吞噬了大量含铁血黄素的巨噬细胞。卵巢内膜样囊肿的内壁被子宫内膜样上皮细胞覆盖。囊肿较大者，由于反复出血和囊内压力的影响，囊壁薄，内衬上皮可脱落或萎缩，因而有的仅在囊壁皱褶处发现少许残存的子宫内膜样上皮细胞和少量内膜间质细胞；有的囊肿上皮可全部脱落，囊壁仅见大量含铁血黄素细胞或含铁血黄素沉积。现通常认为，子宫内膜异位症的异位内膜组织有 4 种成分——子宫内膜腺体、子宫内膜间质、纤维素和富含含铁血黄素的巨噬细胞，确诊需要有 2 种以上的成分。当组织学缺乏子宫内膜异位症的证据时，应结合临床进行诊断。

异位的子宫内膜组织与宫腔内膜一样，具有雌激素受体（ER）、孕激素受体（PR），但 ER、PR 含量均较宫腔内膜低，且 ER 在月经周期中无明显变化。因此，在月经周期中，异位的子宫内膜组织虽也可随卵巢激素的变化而出现增生或分泌反应，但其反应程度一般不及宫腔内膜敏感，尤其对孕激素的反应更差；故异位的子宫内膜与宫腔内膜的组织学变化往往不同步，且异位子宫内膜多呈增生期改变。

3. 恶变

子宫内膜异位症是一种良性疾病，但其中少数可发生恶变，文献报道的恶变率多小于 1%。恶变部位多见于卵巢，发展为卵巢内膜样腺癌、卵巢透明细胞癌、卵巢浆液性腺癌或卵巢黏液性腺癌等。流行病学研究显示，子宫内膜异位症和卵巢癌之间存在某种关联，子宫内膜异位症女性发生卵巢癌的相对危险度为普通人群的 1.3~1.9 倍。分子生物学研究也发现，子宫内膜异位症具有与恶性肿瘤相似的一些共性，如病灶细胞的单克隆生长、抑癌基因 p53 的突变等。卵巢癌，尤其是卵巢透明细胞癌和卵巢内膜样腺癌，合并子宫内膜异位症者并非少见，文献报告分别高达 17.4%~53.0% 与 11%~33%，并认为合并子宫内膜异位症的卵巢癌细胞分化较好，5年生存率较高。

三、临床表现

（一）症状

子宫内膜异位症的临床表现根据其病变部位和程度而有不同。临床上最常见的症状是慢性盆腔痛、不孕和盆腔包块，其中最典型的临床症状是盆腔疼痛，70%～80%的内膜异位症患者有不同程度的盆腔疼痛，典型的三联症是：痛经、性交痛和排便困难。约25%的患者无症状。

1. 痛经

60%～70%的患者有痛经，常为继发性痛经伴进行性加剧。患者多于月经前1～2日开始出现下腹和（或）腰骶部胀痛，经期第1～2日症状加重，月经干净后疼痛逐渐缓解。病灶位于宫骶韧带及阴道直肠隔者，疼痛可向臀部、会阴及大腿内侧放射。病变较广泛及严重者，还可出现经常性的盆腔痛。一般痛经程度较重，常需服止痛药，甚至必须卧床休息。通常疼痛的程度与病灶深度有关，宫骶韧带和阴道直肠隔等深部浸润性病灶，即使病灶较小，也可出现明显的痛经；卵巢内膜样囊肿，尤其是囊肿较大者，疼痛也可较轻，甚至毫无痛感。这种痛经与经前水肿以及血液和内膜碎片外渗，引起周围组织强烈的炎症反应有关，而炎症反应主要与病灶局部前列腺素（PG）增高有关。月经期异位的子宫内膜组织释放大量PG，局部诱发炎症反应，使病灶高度充血水肿和出血，产生大量激肽类致痛物质，刺激周围的神经末梢感受器而引起疼痛。有学者报道痛经越严重者，病灶中的PG浓度也越高。此外，近期研究显示：子宫内膜异位症女性异位病灶局部存在感觉神经纤维末梢的分布，并且神经纤维的分布密度高于正常对照组女性，这也提示在痛觉传导过程中，子宫内膜异位症女性的痛经感觉可能更为严重。

2. 性交痛

病灶位于宫骶韧带、子宫直肠陷凹及直肠阴道隔的患者，因性交时触碰这些部位，可出现盆腔深部疼痛，国外报道性交痛的发生率为30%～40%。月经前，病灶充血水肿，性交痛更明显。因子宫内膜异位症所致的严重盆腔粘连，也常引发性交痛。

3. 排便困难

当病变累及宫骶韧带、子宫直肠陷凹及直肠阴道隔时，由于月经前或月经期异位内膜的肿胀，大便通过宫骶韧带之间时，可能出现典型的排便困难和便秘。

4. 不孕

不孕是子宫内膜异位症的主要症状之一。据统计子宫内膜异位症中40%～60%有不孕，不孕症中25%～40%为子宫内膜异位症，可见两者关系之密切。

5. 月经失调

部分患者可因黄体功能不健全或无排卵而出现月经期前后阴道少量出血、经期延长或周期紊乱。有的患者因合并子宫肌瘤或子宫腺肌病，也可出现经量增多。

6. 急性腹痛

较大的卵巢内膜样囊肿，可因囊内压力骤增而破裂，囊内容物流入腹腔刺激腹膜，产生剧烈腹痛，常伴有恶心、呕吐及肠胀气，疼痛严重者甚至可出现休克。临床上需与输卵管妊娠破裂、卵巢囊肿蒂扭转等急腹症鉴别。通常，卵巢内膜样囊肿破裂多发生在月经期或月经前后。阴道后穹隆穿刺若抽出咖啡色或巧克力色液体可诊断本病。

7. 直肠、膀胱刺激症状

病灶位于阴道直肠隔、直肠或乙状结肠者,可出现与月经有关的周期性排便痛、肛门及(或)会阴部坠胀及排便次数增多。若病灶压迫肠腔,可致排便困难。少数病变累及直肠黏膜时,可出现月经期便血。

病灶位于膀胱和输尿管者,可出现尿频、尿急和周期性血尿。若病灶压迫输尿管,则可并发肾盂积水和反复发作的肾盂肾炎。

(二) 体征

子宫内膜异位症的典型体征为妇科检查发现宫骶韧带及(或)宫颈后上方、子宫直肠陷凹等处有1个或数个质地较硬的小结节,多为绿豆至黄豆大小,常有压痛。子宫大小正常,多数因与直肠前壁粘连而呈后位,活动受限。有的因合并子宫肌瘤或子宫腺肌病,其子宫也可增大。于一侧或双侧附件区可扪及囊性包块,囊壁较厚,常与子宫、阔韧带后叶及盆底粘连而固定,也可有轻压痛。

深部浸润型子宫内膜异位病灶多位于后穹隆。检查时见后穹隆黏膜呈息肉样或乳头状突起,扪时呈瘢痕样硬性结节,单个或数个,有的结节融合并向骶韧带或阴道直肠隔内发展,形成包块,常有压痛。月经期,病灶表面可见黯红色的出血点。

腹壁及会阴手术瘢痕的子宫内膜异位症,可于局部扪及硬结节或包块,边界欠清楚,常有压痛。病变较表浅或病程较长者,表面皮肤可呈紫铜色或褐黄色。月经期,患者除感局部疼痛外,包块常增大,压痛更明显。

四、诊断

子宫内膜异位症是妇科常见病,典型病例根据病史和体征不难诊断,但有些患者的症状与体征可不相称,例如有明显痛经者,妇科检查并无异常发现,而盆腔有明显包块者,却可以毫无症状,因而造成诊断困难。

诊断子宫内膜异位症应行盆腔三合诊检查,特别注意宫骶韧带及子宫直肠陷凹有无触痛性结节或小包块,必要时可在月经周期的中期和月经期的第2日,各做一次妇科检查,如发现月经期结节增大且压痛更明显或盆腔出现新的结节,可诊断为子宫内膜异位症。当临床诊断困难时,可采取以下方法协助诊断。

1. B超检查

妇科检查发现或怀疑有盆腔包块时,可行B超检查。卵巢内膜样囊肿的图像特征多为单房囊肿,位于子宫的一侧或双侧,囊壁较厚,囊内为均匀分布的细小弱光点。若囊肿新近有出血或出血量较多时囊内可出现液性暗区;陈旧血块机化后,可见液性暗区间有小片状增强回声区。有的囊肿可有分隔或多房,囊内回声可不一致。但B超对于一些较小的囊肿、浅表子宫内膜异位症以及深部浸润型子宫内膜异位症的检出率不高。

2. MRI检查

为多方位成像,组织对比度较好,分辨率高。卵巢内膜样囊肿,由于囊肿反复出血,使其MRI信号呈多样性的特征,囊内形成分层状结构,囊肿边缘锐利,有学者报道根据T_1加权像显示高信号,T_2加权像部分或全部显示高低混杂信号,可以诊断为内膜样囊肿。MRI对发现深部浸润型子宫内膜异位症也有较高的敏感性和特异性。

3. 血清 CA125 检测

子宫内膜异位症患者血清 CA125 常增高，但多数在 100 U/mL 以下。由于 CA125 的升高并无特异性，而且病变较轻者 CA125 往往正常（<35 U/mL）。因此，一般认为 CA125 检测用于诊断子宫内膜异位症的价值不大。

4. 腹腔镜检查

目前认为腹腔镜检查是诊断子宫内膜异位症的金标准。腹腔镜检查可以发现影像学不能诊断的腹膜病灶。通常，腹膜的红色及褐色病灶容易发现，而无色素沉着的病灶和仅有腹膜粘连者，可用热色试验加以识别，若病灶中有含铁血黄素沉着，局部加热后病灶呈棕黑色，即可确认为子宫内膜异位症。必要时可取活检证明。腹腔镜检查还可了解盆腔粘连的部位与程度，卵巢有内膜样囊肿及输卵管是否通畅等。但有资料显示，即使是腹腔镜检查，对一些早期、不典型的子宫内膜异位症病灶仍有遗漏的可能性，漏诊率可达 5%~10%，能否识别出早期不典型的子宫内膜异位症病灶主要与手术医生的经验有关。

五、鉴别诊断

1. 卵巢恶性肿瘤

患者除下腹或盆腔可扪及包块外，子宫直肠陷凹内常可扪及肿瘤结节，但与子宫内膜异位症不同的是包块较大，多为实质性或囊实性，常伴有腹腔积液，癌结节较大且无压痛。患者病程较短，一般情况较差，多数血清 CA125 升高更为明显，彩色多普勒超声显示肿块内部血供丰富（PI 和 RI 指数较低），必要时抽取腹腔积液行细胞学检查，有条件可行 MRI 或腹腔镜检查加以确诊。

2. 盆腔炎性包块

急性盆腔感染，若未及时和彻底治疗，可转为慢性炎症，在子宫双侧或一侧形成粘连性包块。患者常感腰骶部胀痛或痛经。但其痛经程度较轻，也不呈进行性加剧。多数有急慢性盆腔感染病史，用抗生素治疗有效。包块位置较低者，可经阴道后穹隆穿刺包块，若抽出巧克力色黏稠液体，可诊断为卵巢内膜样囊肿。

结核性盆腔炎也可在子宫旁形成包块及有压痛的盆腔结节。患者除不孕外，有的可出现经量减少或闭经，若患者有结核病病史或胸部 X 线检查发现有陈旧性肺结核，对诊断生殖道结核有重要参考价值。进一步检查可行诊断性刮宫、子宫输卵管碘油造影以协助诊断。

3. 直肠癌

发生在阴道直肠隔的子宫内膜异位症，有时需与直肠癌鉴别。直肠癌病变最初位于直肠黏膜，患者较早出现便血和肛门坠胀，且便血与月经无关。肿瘤向肠壁及阴道直肠隔浸润而形成包块。三合诊检查包块较硬，表面高低不平，直肠黏膜不光滑，肛检指套有血染。子宫内膜异位症较少侵犯直肠黏膜，患者常有痛经、经期肛门坠胀或大便次数增多；病变累及黏膜者可出现经期便血。病程较长，患者一般情况较好。直肠镜检查并活检行组织学检查即可明确诊断。

4. 子宫腺肌病

痛经症状与子宫内膜异位症相似，但通常更为严重和难以缓解。妇科检查时子宫多呈均匀性增大，球形，质硬，经期检查触痛明显。本病常与子宫内膜异位症合并存在。

六、治疗

迄今为止，尚无一种理想的根治方法。无论是药物治疗或是保守性手术治疗，术后的复发率仍相当高。而根治则须以切除全子宫和双附件为代价。因此，应根据患者年龄、生育要求、症状轻重、病变部位和范围，以及有无并发症等全面考虑，给予个体化治疗。

（一）一般治疗

1. 有生育要求者

（1）即使是无症状或症状轻微的微型和轻度子宫内膜异位症患者，多建议行腹腔镜检查，而不主张期待疗法。由于子宫内膜异位症是一种进行性发展的疾病，早期治疗可防止病情进展及减少复发，因此，如果是行腹腔镜诊断者，应同时将病灶消除。术后无排卵者可给予控制性促排卵，年龄>35岁者可考虑积极的辅助生育技术，以提高妊娠率。

（2）有症状的轻度和中度子宫内膜异位症患者，建议积极的腹腔镜检查。大量文献证明腹腔镜检查可提高轻中度内膜异位症患者的术后妊娠率。术后予促排卵治疗，以提高妊娠率。

（3）重度子宫内膜异位症或有较大的卵巢内膜样囊肿（直径≥5 cm）、直径2~4 cm连续2~3个月经周期者，建议腹腔镜检查及手术治疗，手术效果也优于期待治疗。

2. 无生育要求者

（1）无症状者，若盆腔肿块直径<2 cm，且无临床证据提示肿块为恶性肿瘤（包括CA125正常水平，多普勒超声显示肿块血供不丰富，阻力指数>0.5），可定期随访或给予药物治疗。若盆腔肿块在短期内明显增大或肿块直径已达5 cm以上或CA125显著升高，无法排除恶性肿瘤可能，则需行手术治疗。

（2）有痛经的轻中度子宫内膜异位症患者，可用止痛药对症治疗。症状较重或伴经常性盆腔痛者，宜口服避孕药或先用假孕疗法或假绝经疗法3~4个月，然后再口服避孕药维持治疗。

（3）症状严重且盆腔包块>5 cm或药物治疗无效者，需手术治疗。根据患者年龄和病情，选择根治性手术或仅保留卵巢的手术。若保留卵巢或部分卵巢，术后宜药物治疗2~3个月，以减少复发。

3. 卵巢内膜样囊肿破裂者

需急诊手术，行囊肿剥除或一侧附件切除术，对侧卵巢若有病灶一并剔除，保留正常卵巢组织。术后予以药物治疗。

（二）药物治疗

1. 假孕疗法

早在1958年Kistner模拟妊娠期体内性激素水平逐渐增高的变化，采用雌激素、孕激素联合治疗子宫内膜异位症取得成功，并将此种治疗方法称为假孕疗法。治疗期间患者出现闭经及恶心、呕吐、嗜睡和体重增加等不良反应。最初，由于激素剂量过大，患者多难以坚持治疗，随后将剂量减小，每日服炔诺酮5 mg，炔雌醇0.075 mg，其疗效相当且不良反应明显减轻。假孕疗法疗程长，需连续治疗6~12个月，症状缓解率可达80%左右，但妊娠率仅20%~30%，停药后复发率较高。目前对要求生育者，一般不再单独选择此种方法治疗。

2. 孕激素类药物

单纯高效孕激素治疗可抑制子宫内膜增生，使异位的子宫内膜萎缩，患者出现停经。一般采用甲羟孕酮、18-甲基炔诺酮等。治疗期间如出现突破性阴道出血，可加少量雌激素，如炔雌醇每日 0.03 mg 或结合雌激素每日 0.625 mg。治疗后的妊娠率与假孕疗法相当，不良反应较轻，患者多能坚持治疗。

3. 假绝经疗法

（1）达那唑：是一种人工合成的 17α-乙炔睾酮的衍生物，具有轻度雄激素活性。它通过抑制垂体促性腺激素的合成与分泌，以抑制卵泡发育，使血浆雌激素水平降低。同时，它还能与雌激素受体结合，导致在位和异位的子宫内膜萎缩，患者出现闭经，因而又称此种治疗为假绝经疗法。体外实验证明达那唑可抑制淋巴细胞增生和自身抗体的产生，具有免疫抑制作用。推测达那唑还可能通过净化盆腔内环境，减少自身抗体的产生等而提高受孕能力。常用剂量为每日 400~600 mg，分 2~3 次口服，于月经期第 1 日开始服药，连续 6 个月。症状缓解率达 90%~100%，停药 1~2 个月内可恢复排卵。治疗后的妊娠率为 30%~50%。若 1 年内未妊娠，其复发率为 23%~30%。

达那唑的不良反应，除可出现痤疮、乳房变小、毛发增多、声调低沉及体重增加等轻度男性化表现外，少数可致肝脏损害，出现血清转氨酶升高，故治疗期间需定期检查肝功能，如发现异常，应及时停药，一般在停药 2~3 周后肝功能可恢复正常。阴道或直肠使用达那唑栓可减少全身用药的不良反应，有较好的疗效。

（2）孕三烯酮：为 19-去甲睾酮的衍生物，作用机制与达那唑相似，但雄激素作用较弱。由于它在体内的半衰期较长，故不必每日服药。通常从月经期第 1 日开始服药，每次服 2.5 mg，每周服 2 次。治疗后的妊娠率与达那唑相近，但不良反应较轻，较少出现肝脏损害，停药后的复发率也较高。有人报道停药 1 年的复发率为 25%。

（3）促性腺激素释放激素类似物（GnRHa）：是人工合成的十肽类化合物，其作用与促性腺激素释放激素（GnRH）相同，但其活性比 GnRH 强 50~100 倍。持续给予 GnRHa 后，垂体的 GnRH 受体将被耗尽而呈现降调作用，使促性腺激素分泌减少，卵巢功能明显受抑制而闭经。体内雌激素水平极低，故一般称之为"药物性卵巢切除"。

GnRHa 有皮下注射和鼻腔喷雾两种剂型，GnRHa 乙酰胺喷雾剂为每次 200~400 mg，每日 3 次；皮下注射剂有每日注射和每月注射 1 次者，目前应用较多的是每月 1 次，大多数患者于开始治疗的 8 周内停经，末次注射后的 2~3 个月内月经复潮。

GnRHa 治疗的不良反应为低雌激素血症引起的潮热、出汗、外阴及阴道干涩、性欲减退和骨质丢失，长期用药可致骨质疏松。为预防低雌激素血症和骨质疏松，可采用反加疗法，即在 GnRHa 治疗期间，加小量雌激素或植物类雌激素，如黑升麻提取物。有报道血浆 E_2 水平控制在 30~50 ng/L 范围内，既可防止骨质疏松，又不致影响 GnRHa 的疗效。GnRHa 的疗效优于达那唑，但无男性化和肝脏损害，故更安全。

（三）手术治疗

手术治疗的目的：①明确诊断及进行临床分期；②清除异位内膜病灶及囊肿；③分解盆腔粘连及恢复盆腔正常解剖结构；④治疗不孕；⑤缓解和治疗疼痛等症状。

手术方式有经腹和经腹腔镜手术，由于后者创伤小、恢复快、术后较少形成粘连，已成为治疗子宫内膜异位症的最佳处理方式。

1. 保留生育功能的手术

对要求生育的年轻患者，应尽可能行保留生育功能的手术，即在保留子宫、输卵管和正常卵巢组织的前提下，尽可能清除卵巢及盆腔、腹膜的子宫内膜异位病灶，分离输卵管周围粘连等。术后疼痛缓解率达80%以上。妊娠率为40%~60%。若术后1年不孕，复发率较高。

2. 半根治手术

对症状较重且伴有子宫腺肌病又无生育要求的患者，宜切除子宫及盆腔病灶，保留正常的卵巢或部分卵巢。由于保留了卵巢功能，患者术后仍可复发，但复发率明显低于行保守手术者。

3. 根治性手术

即行全子宫及双侧附件切除术。由于双侧卵巢均已切除，残留病灶将随之萎缩退化，术后不再需要药物治疗，也不会复发。但病变广泛且粘连严重者，术中可能残留部分卵巢组织。为预防卵巢残余综合征的发生，术后药物治疗2~3月不无裨益。

4. 缓解疼痛的手术

对部分经多次药物治疗无效的顽固性痛经患者还可试采取以下两种手术方案缓解疼痛。①宫骶神经切除术：即切断多数子宫神经穿过的宫骶韧带，将宫骶韧带与宫颈相接处1.5~2.0 cm的相邻区域切除或激光破坏。②骶前神经切除术：在下腹神经丛水平切断子宫的交感神经支配。近期疼痛缓解率较好，但远期复发率高达50%。

七、预防

尽管子宫内膜异位症的发病机制尚未完全阐明，但针对流行病学调查发现的某些高危因素，采取一些相应的措施，仍有可能减少子宫内膜异位症的发生。

1. 月经失调和痛经者

劝导晚婚女性，尤其是伴有月经失调和痛经者，尽早生育。若婚后1年尚无生育应行不孕症的有关检查。

2. 暂无生育要求或已有子女者

若有痛经，经量增多或月经失调，建议口服避孕药，既可避孕，还可能减少子宫内膜异位症的发生。

3. 直系亲属中有子宫内膜异位症患者

有原发性痛经者，建议周期性服用孕酮类药物或避孕药，并坚持有规律的体育锻炼。

4. 尽早治疗并发经血潴留的疾病

如处女膜无孔、阴道及宫颈先天性闭锁或粘连等。

5. 防止医源性子宫内膜异位症的发生

（1）凡进入宫腔的腹部手术和经阴道分娩的会阴切开术，在缝合切口前，应用生理盐水冲洗切口，以免发生瘢痕子宫内膜异位症。

（2）施行人工流产电吸引术时，在吸管出宫颈前，应停止踩动吸引器，以使宫腔压力逐渐回升，避免吸管出宫颈时，在宫腔压力骤变的瞬间，将宫内膜碎片挤入输卵管和盆腔。

（3）输卵管通液或通气试验，以及子宫输卵管碘油造影等，均应在月经干净后3~7日进行，以免手术中将月经期脱落的子宫内膜碎片送至盆腔。

（王　欢）

第二节 子宫腺肌病

子宫腺肌病是由子宫内膜的腺体及间质侵入子宫肌层生长所引起的一种良性疾病。由于子宫腺肌病通常仅在子宫切除术时确诊，因此其发病率尚无准确统计。据报道在手术切除的子宫标本中，20%~35%有子宫腺肌病。患者多为35~45岁的中年女性。

一、发病机制

子宫腺肌病的发病机制尚不清楚，目前主要有两大理论：一种理论是子宫内膜内陷入子宫肌层形成。通过对子宫腺肌病的子宫标本做连续组织切片，发现子宫内膜的基底层常与肌层内的病灶相连，使人们相信子宫腺肌病是由基底层子宫内膜直接长入肌层所致。子宫内膜并无黏膜下层，但与身体其他器官的黏膜一样，通常都是向空腔面生长，提示可能子宫肌层有抵抗内膜入侵的能力。多次分娩、人工流产刮宫术及宫腔感染等，可破坏局部肌层的防御能力，使基底层宫内膜得以侵入肌层并生长。另一种理论是来源于米勒管的细胞化生。在先天性子宫阴道缺如综合征女性（缺乏异位的子宫内膜）中发生的子宫腺肌病似乎更能用组织化生过程来解释。由于子宫腺肌病常合并子宫肌瘤和子宫内膜增生过长，提示本病的发生可能与较长时间的高雌激素刺激有关。此外，人绒毛膜促性腺激素、催乳素、卵泡刺激素也与本病的发生有关。虽然子宫腺肌病和子宫内膜异位症均是子宫内膜异位性疾病，且两者易共存，但这两种疾病并无其他相关性。

二、病理

子宫腺肌病可分为弥漫型与局限型两种类型。弥漫型者子宫呈均匀增大，质较硬。通常子宫增大不超过3个月妊娠大小，过大者常合并子宫肌瘤。剖面见肌层肥厚，常以后壁为甚。增生的平滑肌束呈小梁状或编织样结构，边界不清，无包膜。增厚的肌壁中可见小的腔隙，直径多在5 mm以内。腔隙内常有黯红色陈旧积血。偶见肌壁内形成较大的积血囊腔，可向子宫表面突出，甚至发生破裂。局限型者，又称子宫腺肌瘤，子宫内膜在肌层内呈灶性浸润生长，形成结节，但无包膜，故难以将结节从肌壁中剥出。结节内也可见含陈旧出血的小腔隙。有的结节向宫腔突出，颇似黏膜下子宫肌瘤。

镜下见子宫肌层内有呈岛状分布的子宫内膜腺体与间质。其周围平滑肌纤维呈不同程度增生。子宫内膜侵入肌层的深度不一，严重者可达肌层全层，甚至穿透子宫浆膜，引起子宫表面粘连和盆腔子宫内膜种植。病灶中的子宫内膜多呈增生反应或简单型（腺囊型）增生过长，偶为分泌反应。一般认为是由于病灶中的内膜来自于宫内膜的基底层，故而对孕激素不敏感或缺乏反应所致。

三、临床表现

1. 痛经

约70%的患者有痛经。痛经程度不一，但常呈进行性加重趋势。一般认为痛经是月经期病灶出血，刺激子宫平滑肌产生痉挛性收缩引起的。病变越广泛，痛经也越严重。

2. 经量增多

由于子宫增大，供血增多，以及肌层病变干扰了子宫肌壁正常的收缩止血功能，引起经量增多；有的患者合并子宫肌瘤和子宫内膜增生过长，也可出现经量增多、经期延长或月经周期紊乱。

3. 不孕

病变弥漫及痛经较明显者，多有不孕。

4. 子宫增大

患者子宫常呈均匀性增大，质较硬，可出现压痛。有的子宫大小尚属正常，但后壁有结节突起。子宫活动度欠佳，月经期因病灶出血，局部压痛也更明显。

四、诊断

凡中年女性出现进行性加剧的痛经伴经量增多，盆腔检查发现子宫增大且质地较硬，双侧附件无明显异常时，首先考虑子宫腺肌病。若月经期再次行妇科检查，发现子宫较经前增大且出现压痛或压痛较以前更明显，则诊断可基本成立。经阴道超声及MRI检查在诊断子宫腺肌病的敏感性和特异性相似，主要特征有以下4点。

（1）子宫肌层不对称增厚（多见于后壁）。

（2）肌层内见囊肿。

（3）自子宫内膜形成辐射样线性条索状。

（4）子宫内膜与肌层边界不清。

在 MRI 上，子宫内膜结合带厚度定量测定时，大于 12 mm 时考虑子宫腺肌病的诊断，若小于 8 mm 可以排除此病。由于一些患者可无痛经或症状轻微，临床上常误诊为子宫肌瘤。但子宫腺肌病的血清 CA125 水平往往升高，而子宫肌瘤者多为正常，检测血清 CA125 对两者的鉴别可有一定帮助。

五、治疗

（一）药物治疗

根据患者的不同症状，可选择药物、手术或其他综合治疗。

症状较轻者，可服吲哚美辛类前列腺素合成酶抑制剂或是雌激素-孕激素复合口服避孕药，以减轻疼痛和异常子宫出血。左炔诺孕酮宫内缓释节育系统（LNG-IUD）在缓解症状、缩小子宫体积方面也有明显疗效。其他药物，如达那唑、18-甲基三烯炔诺酮和 GnRHa 等均可通过抑制卵巢功能，使子宫内膜萎缩，造成人工绝经，症状缓解。停药后，往往随月经复潮症状又起。对要求生育者，采用上述药物治疗能否提高妊娠率，尚待探讨。

（二）手术治疗

手术治疗分为保守性手术和根治性手术。由于腺肌病局限于子宫，可保留双侧卵巢。目前尚无关于子宫腺肌病的药物或局限性手术治疗的大型对照研究数据。通常，症状较严重且年龄较大无生育要求者，可行全子宫切除术，而全子宫切除术是目前唯一确认有效的治疗方法。年轻且要求生育者，如病灶很局限，也可考虑保守性手术（包括子宫内膜肌层消融术或切除术、腹腔镜下肌层电凝术或子宫腺肌瘤切除术）。但由于子宫腺肌病的病灶边界不清又无包膜，故不易将其全部切除。虽然病灶切除可缓解症状，提高妊娠率，但复发率较高。保守性手术治疗后联合使用 GnRH 药物治疗对于症状控制优于单纯的手术治疗。

此外，子宫动脉栓塞术也可部分缓解患者月经过多的症状。

（汪 露）

第七章

妇科肿瘤

第一节 外阴及阴道肿瘤

随着人类生活水平的提高，女性的寿命不断延长，外阴及阴道肿瘤的发病率逐渐升高，且多发生于老年女性患者。这类疾病初发时往往无典型的临床症状，易被忽视，最后被确诊时，已经比较严重。同时老年女性还容易并发其他内科疾病，导致疾病的治疗，尤其是化疗药物的选择变得比较棘手。本节将对外阴及阴道肿瘤的分类、临床表现及治疗方法等相关知识进行讲解，力求涵盖大部分常见的肿瘤类型，为临床医学工作提供借鉴。

外阴即女性外生殖器，位于两股内侧，前方为耻骨联合，后方达肛门，包括阴阜、大阴唇、小阴唇、阴蒂、尿道口、处女膜、前庭大腺（巴氏腺）和尿道旁腺（斯氏腺）。外阴表面被覆角化鳞状上皮，在处女膜处转为非角化鳞状上皮，在尿道口转为移行上皮。阴道属于女性内生殖器，由黏膜、肌层和纤维结缔组织构成。黏膜层由复层鳞状上皮细胞覆盖。

外阴及阴道肿瘤包括良性肿瘤和恶性肿瘤。

一、外阴良性肿瘤

1. 种类

外阴良性肿瘤少见，主要有上皮来源的乳头状瘤、汗腺瘤、色素痣和中胚叶来源的平滑肌瘤、纤维瘤、脂肪瘤等。

2. 临床表现

一般无临床症状。少数患者可因为肿瘤较大，导致会阴坠胀、行动不便或性生活困难。若肿瘤受到刺激或摩擦，则可出现瘙痒和疼痛症状，甚至发生出血、溃疡及继发感染。

3. 治疗

一般采用手术局部单纯切除即可，少数肿瘤如乳头状瘤和汗腺瘤需在切除时做冷冻切片检查，除外恶性后再做局部切除。

二、外阴恶性肿瘤

外阴恶性肿瘤主要发生于老年患者，但围绝经期女性也有发生，占女性生殖器官恶性肿瘤的2%~5%，最常见的类型是鳞状细胞癌。外阴癌若在早期确诊，大部分可治愈。有些患者曾患生殖器疣或有长期外阴刺激症状伴瘙痒，局部不适或少许血性分泌物，对于这些症状应提高警惕。许多病例的外阴癌是从尖锐湿疣或鳞状上皮不典型增生发展而来,其中一部分被发现与人乳头状瘤病毒(HPV)的几个亚型有关(特别是16、18、31型)。最常见的侵犯部位为大阴唇(约占50%),小阴唇占15%~20%,累及阴蒂和巴氏腺的病例较少。早期的病变可能包括非肿瘤性上皮性病变,晚期病变则表现为外阴外生性生长的肿物或质硬的溃疡。

1. 分类

外阴恶性肿瘤按病理类型分为上皮来源的肿瘤如鳞状细胞癌和基底细胞癌,来源于中胚叶的肿瘤如纤维肉瘤、脂肪肉瘤、平滑肌肉瘤、葡萄状肉瘤、血管肉瘤等,以及其他类型的肿瘤如恶性黑色素瘤和转移性恶性肿瘤。

2. 转移方式

外阴癌的转移方式受组织学类型的影响,分化好的病变倾向于沿表皮扩散且浸润表浅,而未分化的病变则更容易发生深部浸润。外阴以外的扩散可直接浸润邻近器官,如阴道、尿道和肛门或经过淋巴转移至腹股沟和股动脉旁淋巴结。淋巴转移的危险因素包括临床淋巴结状态、患者年龄、肿瘤分化程度、肿瘤分期、肿瘤厚度、间质浸润深度和脉管系统浸润情况,血行转移少见。

3. 诊断

在诊断外阴癌时要排除良性外阴病变,包括慢性肉芽肿性病变(如性病淋巴肉芽肿)、尖锐湿疣、汗腺腺瘤或神经纤维瘤。活检对于诊断外阴癌很必要,对任何局限性的不典型外阴病变,如硬化苔藓和其他白斑样改变相关的病变等均应进行活检。在局部麻醉下,进行多点取材,注意样本一定要包括每一种病变的边缘。活检时禁止使用电刀,以免影响标本病理检查的结果。非肿瘤性上皮性病变并发外阴癌的概率为1%~5%。

外阴癌通过活检作出诊断,此操作可在门诊进行,必要时可在麻醉下进行。为了分期必要时可进行膀胱镜、直肠镜、肺部X线检查和静脉尿路造影。疑有膀胱或直肠受累时必须采用活检加以证实。

4. 分期

现采用国际妇产科联盟(FIGO)2009年修订的分期(表7-1)。

表7-1 FIGO外阴恶性肿瘤分期(2009年)

分期	临床表现
Ⅰ期	肿瘤局限于外阴
Ⅰa	病灶局限于外阴或会阴,直径≤2 cm,间质浸润深度≤1.0 mm,无淋巴转移
Ⅰb	病灶局限于外阴或会阴,直径>2 cm或间质浸润深度>1.0 mm,无淋巴转移
Ⅱ期	任何大小的肿瘤,累及邻近会阴结构(阴道下1/3,尿道下1/3,肛门),淋巴结阴性
Ⅲ期	任何大小的肿瘤,累或未累及邻近会阴结构(阴道下1/3,尿道下1/3,肛门),淋巴结阳性
Ⅲa	(1)1个淋巴结转移(≥5 mm)或(2)1~2个淋巴结转移(<5 mm)
Ⅲb	(1)2个或2个以上淋巴结转移(≥5 mm)或(2)3个淋巴结转移(<5 mm)
Ⅲc	淋巴结阳性,包膜外扩散
Ⅳ期	肿瘤侵犯会阴其他结构(阴道上2/3,尿道上2/3)或远处转移
Ⅳa	肿瘤侵犯下列任一部位

续表

分期	临床表现
	(1) 尿道上段或阴道上段黏膜、膀胱黏膜、直肠黏膜、骨盆
	(2) 腹股沟淋巴结固定或溃疡
Ⅳb	任何远处转移，包括盆腔淋巴结

注　浸润深度指肿瘤邻近最表浅真皮乳头的表皮-间质连接处至浸润最深点。

5. 治疗

外阴癌的标准治疗为手术切除，对大多数Ⅲ期或Ⅳ期患者来说，一般为手术辅以外照射治疗。现在外阴根治术的定义与以前相比也有变化，影响根治性手术效果的是病灶距切缘的距离（应达到 2 cm）。由于标准的外阴根治术会带来性心理方面的问题和诸多并发症，故对于早期外阴癌患者目前倾向于保留外阴并进行个体化的治疗。由于外阴浸润前和浸润性肿瘤可能是由 HPV 诱发的，其致癌效应可能广泛波及外阴上皮，所以应对患者密切随访，以早期发现复发或再发肿瘤。

目前尚无标准的化疗方案，常用的化疗药物有氟尿嘧啶、顺铂或卡铂、阿霉素或表柔比星、博来霉素、氮芥等。可单药化疗，也可联合使用。对于少数因病变部位或疾病范围而无法承受根治术或不适于手术的患者，采用放疗可达到长期生存的效果。

Ⅰ期外阴癌的治疗取决于肿瘤和患者的情况。行外阴根治术后 5 年生存率超过 90%。选择外阴无严重萎缩的微小浸润病灶（浸润深度<1 mm）可行扩大切除术（5~10 mm）。对于其他的Ⅰ期病变，如果为单侧发生，无弥散性严重的萎缩，且临床检查淋巴结阴性，则应行局部根治性切除术及单侧淋巴结清扫术。接受此种手术患者的病变直径应不大于 2 cm 且浸润深度不大于 5 mm，无脉管系统浸润，临床上无淋巴结受累。若临床检查淋巴结阴性患者拒绝或医疗上考虑其无法承受腹股沟切除术，则可以采用腹股沟放疗作为替代治疗。

Ⅱ期外阴癌的标准治疗是外阴根治术伴双侧腹股沟及股动脉淋巴结清扫术，要达到切缘无肿瘤，手术切缘距肿瘤需达 10 mm。术后 5 年生存率为 80%~90%，还取决于原发肿瘤的大小。局部的辅助性放疗适用于手术切缘距肿瘤<8 mm、脉管系统受累、肿瘤厚度>5 mm，特别是发现淋巴结阳性的患者。若临床检查淋巴结阴性，患者拒绝或医疗上考虑其无法承受腹股沟切除术，则可以采用腹股沟放疗作为替代治疗。

Ⅲ期外阴癌的标准治疗是外阴根治术伴双侧腹股沟及股深淋巴结清扫术。淋巴结受累情况是影响生存的关键因素。单侧淋巴结受累的患者 5 年生存率为 70%，若单侧阳性淋巴结≥3 个，则生存率降至 30%。若腹股沟淋巴结阳性则加用盆腔及腹股沟放疗。术前放疗可应用于为手术创造条件或缩小手术范围。放射剂量可达 55 Gy，并建议同时应用氟尿嘧啶。

Ⅳ期外阴癌的标准治疗是外阴根治术加盆腔脏器廓清术。对于所切除的病灶巨大且肿瘤距切缘较近的患者术后对外阴加用放疗。巨大的原发肿瘤也可先行放疗为手术创造条件，再行根治手术。放疗同时应用氟尿嘧啶。应用放疗作为原发外阴癌的最终治疗时，同时使用氟尿嘧啶或联合应用氟尿嘧啶与顺铂。

复发性外阴癌的治疗和结局都取决于复发肿瘤的部位及范围。标准术式为外阴根治术加盆腔脏器廓清术。局部复发的患者采用局部广泛切除，联合应用或不用放疗。放疗同时进行细胞毒性化疗。对于转移性疾病尚无有效、标准的化疗或其他系统性治疗方法。

6. 生存率

外阴癌的生存率主要取决于腹股沟淋巴结的病理状态。若患者术后检查无淋巴结受累，则5年总生存率可达90%；若有淋巴结受累，则为50%～60%。大约30%的患者术后发现有淋巴结转移。腹股沟淋巴结阴性且病灶直径≤2 cm的患者5年生存率为98%，而无论病灶大小，单侧阳性淋巴结不少于3个或双侧阳性淋巴结不少于2个的患者5年生存率为29%。

三、阴道良性肿瘤

1. 分类

阴道良性肿瘤主要有中胚叶来源的平滑肌瘤、纤维瘤和上皮来源的乳头状瘤、阴道腺病以及血管瘤等。

2. 临床表现

一般无临床症状。少数患者可因为肿瘤较大，导致白带增多、小腹下坠感、膀胱直肠压迫症状以及性生活困难。肿瘤也可发生出血、溃疡及继发感染。阴道血管瘤破裂时可出现大出血、休克症状。

3. 治疗

一般采用手术局部单纯切除即可。无症状的阴道腺病可不治疗，但因其有发展为透明细胞癌的可能，应严密随访观察。病灶较小的血管瘤可采用激光或电灼治疗，海绵状血管瘤可采用放疗。

四、阴道恶性肿瘤

1. 分类

阴道恶性肿瘤占女性生殖器官恶性肿瘤的2%，最常见的类型是阴道鳞状细胞癌，其次为阴道腺癌，其他如恶性黑色素瘤、平滑肌肉瘤、纤维肉瘤、胚胎性横纹肌肉瘤、内胚窦瘤等十分罕见。不同肿瘤的好发年龄也有不同。阴道鳞状细胞癌及恶性黑色素瘤好发于老年，平滑肌肉瘤好发于生育年龄，阴道腺癌好发于青春期，内胚窦瘤好发于婴幼儿期，胚胎性横纹肌肉瘤好发于生育期以前。

2. 临床表现

阴道恶性肿瘤在临床可表现为阴道出血及血性分泌物、阴道肿物，晚期可出现膀胱直肠受累的症状。

3. 诊断

阴道恶性肿瘤的诊断主要依据活检病理学检查，为了更好地明确肿瘤的侵犯范围，必要时可行诊断性刮宫，直肠乙状结肠镜及膀胱镜检查，影像学检查如超声、MRI和CT及静脉肾盂造影检查等。现采用国际妇产科联盟（FIGO）的阴道原发恶性肿瘤的分期（表7-2）。

表7-2 FIGO阴道原发恶性肿瘤分期

分期	临床表现
Ⅰ期	肿瘤局限于阴道壁
Ⅱ期	肿瘤侵及阴道下组织，但未达盆壁
Ⅲ期	肿瘤侵达盆壁

分期	临床表现
Ⅳ期	肿瘤超出小骨盆或侵及膀胱或直肠黏膜，膀胱黏膜水肿除外
Ⅳa 期	肿瘤侵及邻近器官
Ⅳb 期	肿瘤侵及远处器官

4. 治疗

阴道恶性肿瘤的治疗主要为放疗及手术治疗，化疗仅起辅助作用。大多数患者可选择放疗。手术一般为根治性子宫切除加阴道部分切除术及盆腔淋巴结清扫术，阴道切缘应达病灶外 1 cm。对于年轻的患者可考虑同时行卵巢移位术，为放疗做准备。必要时术前及术后可辅以放疗。氟尿嘧啶、顺铂、阿霉素、环磷酰胺、长春新碱、博来霉素等药物可用于辅助化疗，一般选择联合用药。

5. 预后

阴道恶性肿瘤的预后与分期、肿瘤类型、区域淋巴结的转移相关，随着目前个体化、综合疗法的采用，患者的 5 年生存率有了一定的提高。

（孙海珠）

第二节 宫颈癌

随着宫颈癌筛查的普及和推广，宫颈癌的发生率和死亡率在世界范围内普遍下降了 70%。与发达国家相比，发展中国家常缺乏经济有效的筛查，仅有少数女性能够得到宫颈癌筛查服务。因此宫颈癌仍是一种严重危害女性健康的恶性肿瘤，在发展中国家尤其如此。

一、流行病学

宫颈癌是最常见的妇科恶性肿瘤，据世界卫生组织统计，其发病率在女性恶性肿瘤中居第 2 位，仅次于乳腺癌。全世界每年估计有 46.6 万的新发宫颈癌病例，其中 80% 患者发生在发展中国家。不同国家或地区宫颈癌的发病率和死亡率存在着显著差异。已建立宫颈癌筛查的发达国家和一些发展中国家的流行病学资料显示，宫颈浸润癌的发病率和死亡率均已大幅度下降。我国自 20 世纪 50 年代末期就积极开展了宫颈癌的防治工作，取得了显著成效。全国宫颈癌的死亡率（中国人口年龄调整率）由 20 世纪 70 年代的 10.28/10 万人下降到 20 世纪 90 年代的 3.25/10 万人，下降了 69%。但由于我国幅员辽阔、人口众多，经济发展和医疗水平尚不均衡，较难实施统一完善的普查计划，每年仍有新发宫颈癌病例约 10 万人，占全球新发病例总数的 1/5。

二、病因学

宫颈癌的病因学研究历史悠久，提出了许多可能的病因。概括来讲主要包括两个方面：其一是行为危险因素，如性生活过早、多个性伴侣、多孕多产、社会经济地位低下、营养不良和性混乱等；其二是生物学因素，包括细菌、病毒和衣原体等各种微生物的感染。随着宫颈癌病因学研究取得的突破性进展，尤其在生物学病因方面成绩显著，最主要的发现是明确

HPV 是宫颈癌发生的必要条件。

1. 宫颈癌发生的必要条件——HPV 感染

与宫颈癌最为密切的相关因素是性行为，因此人们很早就怀疑某些感染因子的作用。在 20 世纪六七十年代，人们将主要的目光投向单纯疱疹病毒（HSV）Ⅱ型，尽管 HSV 在体外被证实具有一定的致癌性，且在宫颈癌标本中有一定的检出率，但临床活体标本能检出 HSV 的始终仅占极小部分，流行病学调查也不支持 HSV 与宫颈癌的关系。而其他的因素，如巨细胞病毒、EB 病毒、衣原体等迄今尚未发现有力证据。

1972 年 Zur Hansen 提出，HPV 可能是最终导致生殖道肿瘤的性传播致病因子。1976 年德国研究者在宫颈癌中发现有 HPV 特异序列，以后的大量流行病学和分子生物学研究肯定了 HPV 在宫颈癌发生中的作用。1995 年国际癌症研究中心（IARC）专门讨论有关性传播 HPV 在宫颈癌发生中的作用，认为 HPV 16 和 HPV 18 亚型与宫颈癌的发生有关。需要进一步明确的问题是 HPV 是否是宫颈癌的必需和充足病因。最有代表性的研究是 Walboomers 等于 1999 年对 1995 年 IARC 收集来自美洲、非洲、欧洲和亚洲 22 个国家冻存的浸润性宫颈癌组织重新进行 HPV 试验，应用 HPVL1MY09/MY11 引物检出率为 93%，对 HPV 阴性组织重新应用 L1GP5+/GP6+ 引物，检出率为 95.7%，使用 14 种高危 HPV E7 引物，检出率为 98.1%，总检出率为 99.7%。实验动物和组织标本研究还表明，HPV-DNA 检测的负荷量与宫颈病变的程度呈正相关，而且 HPV 感染与宫颈癌的发生有时序关系，符合生物学致病机制。这些流行病学资料结合实验室证据都强有力支持 HPV 感染与宫颈癌发生的因果关系，表明 HPV 感染是宫颈癌发生的必要条件。关于 HPV 在宫颈癌发生中的作用或重要性，有研究者认为其重要性与乙型肝炎病毒与肝癌的关系相似，高于吸烟与肺癌的关系。

2. 宫颈癌发生的共刺激因子

事实证明，性活跃的女性一生感染 HPV 的机会大于 70%，但大多为一过性的，通常在感染的数月至两年内消退，仅少数呈持续感染状态，占 15% 左右。已经证实，只有高危 HPV 持续感染才能导致宫颈癌及其前期病变的发生，但她们之中也仅有极少数最后才发展为宫颈癌。因此可认为 HPV 感染是宫颈癌发生的必要条件，但不是充足病因，还需要其他致病因素协同刺激。现已发现一些共刺激因子与宫颈癌的发生有关，有研究者总结宫颈癌发生的共刺激因子为：①吸烟；②生殖道其他微生物感染，如 HSV、淋球菌、衣原体和真菌等感染可提高生殖道对 HPV 感染的敏感性；③性激素影响，如激素替代和口服避孕药等；④内源性或外源性因素引起免疫功能低下。

国外有学者将宫颈癌的发生形象地用"种子—土壤"学说来解释，其中将 HPV 感染比喻为种子，共刺激因子为营养，宫颈移行带为土壤。

三、诊断

1. 临床表现

（1）症状：原位癌与微小浸润癌常无任何症状。宫颈癌患者主要症状是阴道分泌物增多、阴道流血，晚期患者可同时表现为疼痛等症状，其表现的形式和程度取决于临床期别、组织学类型、肿块大小和生长方式等。

1）阴道分泌物增多：是宫颈癌最早出现的症状。分泌物大多质稀薄，可混有血性液体。若并发感染，可有特殊的气味。

2）阴道流血：是宫颈癌最常见的症状。早期患者大多表现为间歇性、无痛性阴道流血或表现为性生活及排便后少量阴道流血。晚期患者可表现长期反复的阴道流血，量也较前增多。若侵犯大血管，可引起致命性大出血。由于长期反复出血，患者常可并发贫血症状。

3）疼痛：是晚期宫颈患者的症状。疼痛主要是癌肿侵犯或压迫周围脏器、组织或神经所致。

4）其他症状：主要取决于癌灶的广泛程度及所侵犯脏器。癌肿压迫髂淋巴管、髂血管，回流受阻，可出现下肢水肿；侵犯膀胱时，可引起尿频、尿痛或血尿，甚至发生膀胱阴道瘘；如两侧输尿管受压或侵犯，严重者可引起无尿。当癌肿压迫或侵犯直肠时，出现里急后重、便血或排便困难，甚至形成直肠阴道瘘。

(2) 体征：宫颈原位癌、微小浸润癌和部分早期浸润癌患者局部可无明显病灶，宫颈光滑或为轻度糜烂。随宫颈浸润癌生长发展可出现不同体征，外生型者宫颈可见菜花状赘生物，组织质脆易出血。内生型者由于癌细胞向周围组织生长，浸润宫颈管组织，使宫颈扩张，从而表现为宫颈肥大、质硬和颈管膨大。无论是外生型还是内生型，当癌灶继续生长时，其根部血管被浸润，部分组织坏死脱落，形成溃疡或空洞。阴道壁受侵时可见赘生物生长。宫旁组织受侵时，盆腔三合诊检查可扪及宫旁组织增厚或结节状或形成冰冻骨盆。

晚期患者可扪及肿大的锁骨上和腹股沟淋巴结，也有患者肾区叩痛为阳性。

2. 辅助检查

(1) 盆腔检查：不仅对诊断有帮助，而且可判断患者的临床期别。

1）阴道检查：窥阴器检查以暴露宫颈及阴道穹隆及阴道壁时，应缓慢扩张并深入暴露宫颈和阴道，以免损伤病灶而导致大出血。阴道检查时应主要观察宫颈外形和病灶的位置、形态、大小及有无溃疡等。阴道指诊时应用手指触摸全部阴道壁至穹隆部及宫颈外口，进一步了解病灶的质地、形状、波及范围等，并注意有无接触性出血。

2）双合诊检查：主要了解子宫体的位置、活动度、形状、大小和质地，以及双附件区域、宫旁结缔组织有无包块和结节状增厚。

3）三合诊检查：是明确宫颈癌临床期别不可缺少的临床检查，主要了解阴道后壁有无肿瘤病灶浸润、宫颈大小及形态、宫旁组织情况，应同时注意有无肿大的盆腔淋巴结。

(2) 全身检查：注意患者的营养状况，了解有无贫血及全身浅表淋巴结的肿大和肝、脾肿大。

(3) 实验室检查和诊断方法：极早期的宫颈癌大多无临床症状，需经宫颈癌筛查后根据病理组织学检查以确诊。

1）宫颈细胞学检查：是目前宫颈癌筛查的主要手段，取材应在宫颈的移行带处，此为宫颈鳞状上皮与柱状上皮交界处。

2）阴道镜检查：适用于宫颈细胞学异常者，主要观察宫颈阴道病变上皮血管及组织变化。对肉眼病灶不明显的病例，可通过阴道镜协助发现宫颈鳞-柱交接部（SCJ）有无异型性上皮变化，并根据检查结果进行定位活检行组织学检查，以提高宫颈活检的准确率。

3）宫颈活组织病理检查：是诊断宫颈癌最可靠的依据。适用于阴道镜检查可疑或阳性，临床表现可疑宫颈癌或宫颈其他疾病不易与宫颈癌鉴别时。宫颈活检应注意在靠近宫颈鳞-柱交接部和（或）未成熟化生的鳞状上皮区取活检可减少失误，因为这常是病变最严重的区域。溃疡的活检必须包括毗邻溃疡周边的异常上皮，因为坏死组织往往占据溃疡的中心。取活检的数量取决于病变面积的大小和严重程度，所谓多点活检通常需要 2~4 个活检标本。一般宫颈活检仅需 2~3 mm 深，约绿豆大小，当怀疑浸润癌时，活检应更深一些。

4）宫颈锥形切除术：宫颈锥形切除术（锥切）主要应用于宫颈细胞学检查多次异常而宫颈活组织学结果为阴性，或活组织学结果为原位癌但不能排除浸润癌的患者。其在宫颈病变的诊治中居于重要地位，很多情况下锥切既可明确诊断，又能达到治疗目的。按照使用的切割器械不同，锥切可分为传统手术刀锥切、冷刀锥切（CKC）、激光锥切（LC）和环形电切术（LEEP）。锥切术的手术范围应根据病变的大小和累及的部位决定。原则上锥切顶端达宫颈管内口水平稍下方，锥切底视子宫阴道部病变的范围而定，应达宫颈病灶外 0.5 cm。在保证全部完整切除宫颈病变的前提下，应尽可能多地保留宫颈管组织，这对未生育而又有强烈生育愿望的年轻患者尤为重要。术后标本的处理十分重要，应注意以下 3 方面：①锥切的宫颈标本应做解剖位点标记，可在宫颈 12 点处剪开或缝线作标记，并标明宫颈内外口；②锥切标本必须进行充分取材，可疑部位做亚连续或连续切片，全面地评价宫颈病变以免漏诊；③病理报告应注明标本切缘是否受累、病变距切缘多少毫米、宫颈腺体是否受累及深度和病变是否为多中心等，均有助于宫颈病变的进一步治疗。

5）宫颈管搔刮术：是用于确定宫颈管内有无病变或癌灶是否已侵犯宫颈管的一种方法，其常与宫颈活检术同时进行，从而便于及早发现宫颈癌。

6）影像学检查：宫颈癌临床分期通常不能准确地确定肿瘤范围，因此不同的影像学诊断方法，如 CT 扫描、MRI 及正电子发射体层扫描术（PET），用于更准确地确定病灶范围，便于制订治疗计划。但这些检查一般不是都有条件进行，而且结果多变，因而这些检查结果不能作为改变临床分期的依据。MRI 具有高对比度的分辨率和多方位的断层成像能力，对宫颈癌分期的准确率达 81%~92%；MRI 在宫颈癌的术前分期中极具价值。①可以通过宫颈本身信号改变直接观察肿瘤的有无及侵犯宫颈的深度。②可以判断宫旁侵犯的程度、宫颈周围器官（膀胱或直肠）是否受侵以及宫颈癌是否向上或向下侵及宫体或阴道。③可以提示肿大淋巴结的存在，进一步判断淋巴结转移的可能。

7）鳞状细胞癌抗原（SCCA）检测：SCCA 是从宫颈鳞状上皮中分离出来的鳞状上皮细胞相关抗原 TA-4 的亚单位，由 SCCA-1 和 SCCA-2 抗原组成，是宫颈鳞癌较特异的肿瘤标志物，现已被广泛应用于临床。

四、分期

采用国际妇产科联盟（FIGO）临床分期标准（表 7-3）。临床分期在治疗前进行，治疗后不再更改。

表 7-3 FIGO 宫颈癌分期（2009 年）

分期	临床表现
Ⅰ 期	肿瘤局限于宫颈（忽略扩展至宫体者）
Ⅰ A	镜下浸润癌，深度 ≤5 mm，宽度 ≤7 mm
Ⅰ A_1	间质浸润深度 ≤3 mm，宽度 ≤7 mm
Ⅰ A_2	间质浸润深度 3~5 mm，宽度 ≤7 mm

续表

分期	临床表现
ⅠB	肉眼可见癌灶局限于宫颈或者镜下病灶>ⅠA$_2$
ⅠB$_1$	肉眼可见癌灶最大径线≤4 cm
ⅠB$_2$	肉眼可见癌灶最大径线>4 cm
Ⅱ期	肿瘤侵及宫颈外组织,但未达盆壁或未达阴道下1/3
ⅡA	无宫旁浸润
ⅡA$_1$	肉眼可见癌灶最大径线≤4 cm
ⅡA$_2$	肉眼可见癌灶最大径线>4 cm
ⅡB	有宫旁浸润
Ⅲ期	肿瘤浸润达盆壁和(或)累及阴道下1/3和(或)引起肾盂积水或肾无功能
ⅢA	肿瘤累及阴道下1/3,没有扩展到盆壁
ⅢB	肿瘤扩展到骨壁和(或)引起肾盂积水或肾无功能
Ⅳ期	肿瘤扩散超过小骨盆或临床已侵犯膀胱黏膜或直肠黏膜
ⅣA	肿瘤侵犯膀胱黏膜或直肠黏膜和(或)超出小骨盆(邻近器官)
ⅣB	转移至远处器官

五、转移途径

宫颈上皮内因缺乏淋巴管和血管,而且基底膜又是组织学屏障,可以阻止癌细胞的浸润,因此宫颈原位癌一般不易发生转移。一旦癌细胞突破基底膜侵入间质,病程即不可逆,癌细胞可到处转移。宫颈癌的转移途径主要是直接蔓延和淋巴转移,少数经血行转移。

1. 直接蔓延

是最常见的转移途径,通过局部浸润或循淋巴管浸润而侵犯邻近的组织和器官。向下可侵犯阴道穹隆及阴道壁,因前穹隆较浅,所以前穹隆常较后穹隆受侵早。癌细胞也可通过阴道壁黏膜下淋巴组织播散,而在离宫颈较远处出现孤立的病灶。向上可由宫颈管侵犯宫腔。癌灶向两侧可蔓延至宫旁和盆壁组织,由于宫旁组织疏松、淋巴管丰富,癌细胞一旦穿破宫颈,即可沿宫旁迅速蔓延,累及主韧带、骶韧带,甚至盆壁组织。当输尿管受到侵犯或压迫可造成梗阻,并引起肾盂、输尿管积水。晚期患者癌细胞可向前、向后蔓延分别侵犯膀胱或直肠,形成癌性膀胱阴道瘘或直肠阴道瘘。

2. 淋巴转移

是宫颈癌最重要的转移途径。一般沿宫颈旁淋巴管先转移至闭孔、髂内及髂外等区域淋巴结,然后再转移至髂总、骶前和腹主动脉旁淋巴结。晚期患者可远处转移至锁骨上及深部、浅部腹股沟淋巴结。

宫颈癌淋巴结转移率与其临床期别有关,研究表明Ⅰ期患者淋巴结转移率为15%~20%,Ⅱ期为25%~40%,Ⅲ期为50%以上。20世纪40年代末Henriksen对宫颈癌淋巴结转移进行详细研究,其将宫颈癌的淋巴结转移根据转移时间的先后分为一级组淋巴结和二级组淋巴结。

(1) 一级组淋巴结。

1) 宫旁淋巴结：横跨宫旁组织的一组小淋巴结。
2) 宫颈旁或输尿管旁淋巴结：位于输尿管周围，横跨子宫动脉段附近淋巴结。
3) 闭孔或髂内淋巴结：围绕闭孔血管及神经的淋巴结。
4) 髂内淋巴结：沿髂内静脉近髂外静脉处淋巴结。
5) 髂外淋巴结：位于髂外动脉、静脉周围的6~8个淋巴结。
6) 骶前淋巴结。

(2) 二级组淋巴结。

1) 髂总淋巴结。
2) 腹股沟淋巴结：包括腹股沟深、浅淋巴结。
3) 腹主动脉旁淋巴结。

3. 血行转移

宫颈癌血行转移比较少见，大多发生在晚期患者，可转移至肺、肝、心、脑和皮肤。

六、治疗

浸润性宫颈癌诊断明确后，选择最佳的治疗方案是临床医师面临的首要问题。最佳治疗方案的选择通常取决于患者的年龄、全身健康状况、肿瘤的进展程度、有无并发症和并发症的具体情况以及治疗实施单位的条件。因此，有必要先对患者进行全面仔细的检查评估，再由放射科医生和妇科肿瘤医生联合对治疗方案做出决定。

治疗方案的选择需要临床判断，除了少数患者的最佳方案只能是对症治疗外，大多数患者的治疗选择主要是手术治疗、放疗或放化疗。对于局部进展患者的初始治疗大多学者建议选择放化疗，包括腔内放疗（Cs或Ra）和外照射X线治疗。手术治疗和放疗之间的争论已经存在了几十年，特别是围绕Ⅰ期和ⅡA期宫颈癌的治疗。对于ⅡB期及以上期别宫颈癌患者治疗，大多采取顺铂化疗和放疗联合的放化疗。手术+放疗组患者的严重并发症发生率（25%）大于放疗组（18%）和手术治疗组（10%）。

总体上讲，对于早期宫颈癌患者，手术治疗和放疗的生存率是相似的。放疗的优点是几乎适用于所有期别的患者，而手术治疗则受限于临床期别，在国外的许多机构中，手术治疗被用于希望保留卵巢和阴道功能的Ⅰ、ⅡA期年轻宫颈癌患者。由于手术技巧提高和相关材料的改进，目前手术所导致的患者死亡率、术后尿道阴道瘘发生率均<1%，这使选择手术治疗的患者明显增加。其他因素也可能导致选择手术而不是放疗，包括妊娠期宫颈癌、同时并发肠道炎性疾病、因其他疾病先前已行放疗、存在盆腔炎性疾病或同时存在附件肿瘤，还有患者的意愿。但在选择放疗时必须考虑到放疗对肿瘤周围正常器官的永久性损伤和继发其他恶性肿瘤的可能。

（一）手术治疗

手术治疗是早期宫颈浸润癌首选的治疗手段之一，还是晚期及某些复发性宫颈癌综合治疗的组成部分。随着对宫颈癌认识的不断深入，手术理论与实践的不断完善及宫颈癌其他治疗手段尤其是放疗和化疗的不断进展，宫颈癌手术治疗的术式及其适应证也几经变迁，日趋合理。

1. 宫颈癌手术类型及其适应证

宫颈癌手术治疗的目的是切除宫颈原发病灶及周围已经或可能受累的组织，减少并发症。其原则是既要彻底清除病灶，又要防止不适当地扩大手术范围，尽量减少手术并发症，提高生存质量。目前国外多采用以下5种类型的手术。

（1）筋膜外全子宫切除术（Ⅰ型）：切除所有宫颈组织，不必游离输尿管。筋膜外全子宫切除的范围与适用于良性疾病的普通全子宫切除术的范围并不相同，主要差异在于普通全子宫切除术不需暴露宫旁段输尿管，而是沿子宫侧壁钳夹、切断宫颈旁组织及阴道旁组织，包括主韧带、宫骶韧带、宫颈膀胱韧带等，为避免损伤输尿管，须紧靠宫颈旁操作，这种操作方法必然会残留部分宫颈组织，而不能很完整地切除宫颈。筋膜外全子宫切除术主要适用于ⅠA$_1$期宫颈癌。

（2）改良根治性子宫切除术（Ⅱ型）：这一术式在子宫动脉与输尿管交叉处切断并结扎子宫动脉。部分切除主韧带和宫骶韧带，当上段阴道受累时切除阴道上段1/3。选择性切除增大的盆腔淋巴结。这一术式主要适用于ⅠA$_2$期宫颈癌。

（3）根治性子宫切除术（Ⅲ型）：在膀胱上动脉分出子宫动脉的起始部切断并结扎子宫动脉，切除全部主韧带、宫骶韧带及阴道上1/2。主要适用于ⅠB期和ⅡA期宫颈癌。

（4）超根治性子宫切除术（Ⅳ型）：和Ⅲ型的主要区别是完整切除膀胱子宫韧带，切断膀胱上动脉，切除阴道上3/4。这一手术泌尿道瘘的发生率较高，主要用于放疗后较小的中心性复发癌。

（5）部分脏器切除术（Ⅴ型）：适用于远端输尿管或膀胱的中心性复发。相应部分切除后，输尿管可重新种植于膀胱。当根治术时发现远端输尿管受累时，也可采用该术式，当然也可放弃手术治疗改行放疗。

国内治疗宫颈癌手术的术式与国外略有不同，基本采用下列四级手术。

Ⅰ级：筋膜外全子宫及附件切除术（年轻患者保留一侧卵巢）。

Ⅱ级：扩大全子宫切除术，阴道和宫旁各切除1 cm。

Ⅲ级：次广泛全子宫切除术，宫旁和阴道各切除2~3 cm。适用于ⅠA期宫颈癌，一般不行盆腔淋巴结切除术，但特殊情况除外。

Ⅳ级：广泛性全子宫切除术及盆腔淋巴结清扫术，宫旁组织和阴道各切除至少3 cm以上，适用于ⅠB~ⅡA期宫颈癌。

目前宫颈癌根治术通常经腹施行，但也可经阴道施行，事实上经阴道子宫根治术的历史早于经腹。经阴道子宫根治术特别适用于肥胖，并发心、肺、肾重要脏器疾病难以耐受腹部手术等。但经阴道子宫根治术操作难度大，主要依靠术者触觉完成手术，要完成淋巴结切除较为困难，目前临床应用较少。随着腹腔镜手术技术的日益成熟，目前腹腔镜宫颈癌根治术也在蓬勃开展，并且已经显现出其微创效优的特点。

2. 并发症

宫颈癌手术并发症可分为术中、术后及晚期并发症。

（1）术中并发症。

1）术中出血：根治性全子宫切除术时出血最容易发生在两个步骤，第一为清扫淋巴结时损伤静脉或动脉，第二容易出血处是分离主韧带和游离输尿管隧道。对这类出血可看清出血点者，采用缝扎或结扎止血；对细小静脉或静脉壁细小破裂出血，最简单有效的方法是压迫止血。

2）脏器损伤：容易损伤的脏器有输尿管、膀胱、直肠和闭孔神经，若操作仔细、技术和解剖熟悉，多能避免。一旦损伤发生可根据损伤部位和范围做修补术。闭孔神经损伤发生后应立即修补缝合。

（2）术后并发症。

1）术后出血：多发生于术中出血漏扎或止血不严，若出血发生在阴道残端，可出现术后阴道出血。处理方法是经阴道结扎或缝扎止血。若出血部位较高或腹腔内出血，且出血量较多，则需开腹止血。对手术后数日发生的残端出血要考虑感染所致，治疗以抗感染为主。

2）输尿管瘘：游离输尿管时损伤管壁或影响其局部血供，又因术后感染、粘连、排尿不畅等，可形成输尿管阴道瘘或腹膜外渗尿等。近年来发生率已降至1%以下，防治措施除不断改进技术外，最重要的是手术细致，尽量避免损伤及预防感染，避免排尿不畅。

3）盆腔淋巴囊肿：手术后回流的淋巴液潴留于后腹膜间隙而形成囊肿，发生率为12%~24%。淋巴囊肿一般较小，若无症状可随访观察。但较大的囊肿可引起患侧下腹不适，甚至造成同侧输尿管梗阻。需要时可在超声引导下行穿刺抽吸。淋巴囊肿的预防主要靠尽量结扎切断的淋巴管，也有人提出不缝合反折腹膜可减少其发生。

4）静脉血栓及肺栓塞：是宫颈癌围手术期最可能致死的一个并发症，任何时候都应对此提高警惕，术中、术后应予以特别的关注，以防发生致死率较高的并发症。术中是腿部或盆腔静脉形成血栓的最危险时期，应注意确保术中腿部静脉没有被压迫，仔细分离盆腔静脉可减少在这些静脉中形成血栓。

5）感染：其发生率已明显下降，主要取决于广谱抗生素的临床应用和手术条件及技巧的提高。

（3）晚期并发症。

1）膀胱功能障碍：术后膀胱功能障碍是支配膀胱逼尿肌的感觉神经和运动神经损伤的直接结果，手术做得越彻底，损伤的程度就越大，术后发生膀胱功能障碍的可能性越大。膀胱功能障碍通常表现为术后排尿困难、尿潴留、尿道感染等，术后需长期给予持续的膀胱引流，但经对症治疗，几乎所有的患者都能恢复。通过控制手术范围和手术的彻底性，特别是对于早期宫颈癌患者，能够减少这种并发症。Bandy及其同事报道了根治性子宫切除术（Ⅲ型）及术后是否放疗对膀胱功能的远期影响，结果发现30%的患者术后需膀胱引流30日或超过30日，术后盆腔放疗者膀胱功能障碍的发生率明显高于未放疗者。

2）淋巴囊肿：是较复杂的并发症。在髂外静脉下方结扎进入闭孔窝的淋巴管有助于减少淋巴液流入这一最常形成淋巴囊肿的区域。腹膜后引流也可减少淋巴囊肿的发生，但避免盆腔腹膜的重新腹膜化就可以不再需要引流。如果出现淋巴囊肿，一般不会造成损害，而且如果时间足够长，淋巴囊肿通常会被吸收。Choo及其同事报道认为直径<（4~5）cm的囊肿通常在2个月内吸收，处理上只需观察。当有证据表明存在明显的输尿管梗阻需要手术治疗时，手术需切除淋巴囊肿的顶，并将舌状下挂的网膜缝合到囊腔内面（内部造袋术），这样可以避免重新形成囊肿。经皮穿刺抽吸囊液常会继发感染，所以需谨慎使用。

（二）放疗

对放疗耐受的宫颈癌病灶很少，已有大量的证据表明放疗能破坏原发病灶和淋巴结中的转移灶。根治性子宫切除术多用于治疗相对比较年轻、消瘦、健康状况良好的患者。对于Ⅰ

期和ⅡA期患者,手术和放疗这两种治疗手段都具有相对的安全性和较高的治愈率。

在存在良好而完整的循环及充分的细胞氧合的情况下,可以获得电离辐射对肿瘤的最大效应。根治性放疗前对患者的准备应与子宫根治性手术一样仔细,应当予高蛋白、高维生素和高热量饮食,尽可能使患者保持良好的全身状况。需控制过多的失血,血红蛋白应维持在100 g/L以上。

必须注意正常盆腔组织对放疗的耐受情况,在宫颈癌的治疗过程中,正常盆腔组织可能受到相对较高剂量的放射。穹隆部位的阴道黏膜可耐受的放射剂量为20 000~25 000 cGy,阴道直肠隔可耐受4~6周的6 000 cGy,膀胱黏膜可接受最大达7 000 cGy的剂量,结肠和直肠可耐受5 000~6 000 cGy,而盆腔内小肠的耐受性较差,可接受的最大剂量为4 000~4 200 cGy。全腹放疗时,小肠的耐受性限制在2 500 cGy,这样的剂量显然也适合盆腔内小肠。放疗的一个基本原则是:任何脏器中的正常组织对放疗的耐受性与该脏器所受到的放射剂量成反比。外放疗与腔内放疗必须以不同的方式结合使用,必须根据每个患者及其特殊的病灶情况制订个体化的治疗计划。需要考虑肿瘤的大小及其分布情况,而不是肿瘤的分期。宫颈癌的成功治疗有赖于临床医师在治疗过程中对病灶的评估能力(也包括对盆腔空间几何的了解),并在必要时对治疗做出调整。因为腔内放疗容易到达宫颈及宫颈管,所以很适合治疗早期宫颈癌。可以将镭或铯放置到很接近病灶的部位,使病灶表面剂量达到15 000~20 000 cGy,而且正常宫颈及阴道组织可以耐受特别高的放射剂量。

1. 放疗的适应证及禁忌证

宫颈癌各期别均可行放疗,但ⅠA、ⅠB及ⅡA期患者可以用手术方法治愈,手术治疗有保留卵巢、保持阴道弹性等优点,对于年轻患者,医生及患者乐于选择手术治疗。单纯放疗常常只用于那些不具备手术条件及不愿意接受手术治疗的患者,ⅡB期以上的患者为放疗的适应证。孤立性远隔转移的病灶或手术后复发也为放疗适应证。另外,早期患者术后若发现具有高危因素,应接受辅助性放疗或放化疗。禁忌证包括:患者骨髓抑制,白细胞$<3\times10^9$/L及血小板$<70\times10^9$/L,急性或亚急性盆腔炎症未被控制,已出现尿毒症或恶液质的晚期患者,肝炎急性期,精神病发作期及心血管疾病未被控制者。

2. 放疗方法

宫颈癌的转移方式以直接蔓延及淋巴转移为主,其盆腔淋巴结受累的概率ⅠB期约为15%左右,Ⅱ期约为30%,Ⅲ期约为45%,故放疗范围应包括原发灶及转移灶。由于宫颈所处的解剖位置,适合于腔内放射源容器的安置,放射源所给予组织的放射剂量与组织距放射源的距离的平方成反比,故腔内治疗所能给予宫颈的放射剂量远远超过体外放疗,但所给予盆腔淋巴结的剂量却不足,所以宫颈癌的放疗应包括体外与腔内放疗的综合治疗。单纯体外放疗难以做到既达到根治剂量又不产生严重的放射性损伤,治疗效果远不如综合放疗。

(1) 参考点及其意义:在宫颈癌的腔内治疗中,盆腔各点距放射源的距离不同,所获得的放射剂量各异,且差异梯度很大,计算困难,只能选择有实际临床意义的点作为评估剂量的参考点,这种点称为A点和B点。A点定位于宫腔放射源的末端的上方2 cm及放射源旁2 cm的交叉点,代表宫旁血管区的正常组织受量。B点为A点线外侧3 cm处,相当于闭孔区,代表盆壁淋巴结的受量。因受肿瘤形态及解剖变异的影响,定位不是十分确切,A、B两点的定义几经争议及修订仍不完善,尽管有不足之处,迄今仍沿用以评估及比较剂量。

(2) 后装腔内放疗:后装腔内放疗系统按A点的剂量率不同可分为3类,高剂量率指

A点剂量率为12 Gy/h以上；中剂量率指A点剂量率2~12 Gy/h；低剂量率为A点剂量率 0.4~2.0 Gy/h。高剂量率后装腔内放疗的优点为治疗时间短、机器治疗能力大，患者在治疗中无需护理从而免除患者长时间被迫体位静卧的痛苦，源容器的固定位置易维持和不至于因患者活动而移位等。而低剂量率后装放疗系统的治疗时间以小时计算，患者较长时间被动体位卧床不舒服，放射源容器可因此而移位等是其缺点，但放射生物效应好。

(3) 体外放疗：^{60}钴的γ线或加速器所产生的高能X线实施。体外放疗的目的是补充腔内放疗所给予的A点以外区域的剂量的不足。综合放疗时的体外照射以全盆大野开始，剂量20~30 Gy，每周5次，每次1野，每次剂量2 Gy，前后轮照，结束后中央挡铅成四野垂直照射，方法同前，体外放疗给予B点的总剂量40~50 Gy。

单纯体外放疗作为宫颈癌的根治性治疗疗效不如综合放疗且并发症的发生率高，在有条件的医院已不再作为常规治疗，但对晚期患者的姑息治疗、手术前后的补充治疗及对于阴道解剖不良而无法行腔内治疗者，以及手术后复发患者的挽救性治疗等有极其广泛的适应证。

体外照射的方法除垂直照射外，还有四野交叉照射、六野交叉照射、钟摆照射及旋转照射等多种方法，这些方法的目的在于以体外放射为主要治疗时尽可能增加肿瘤受量并减少膀胱和直肠的受量。

(4) 体外与腔内放疗的配合：并发感染、空洞型、宫旁侵犯或因肿瘤浸润而阴道狭窄的患者应以全盆大野照射开始治疗。随着放疗的进行，肿瘤逐渐消退，阴道的伸展性可能改善，允许腔内治疗的进行。全盆照射的剂量可适当增加，但要相应调整腔内照射的剂量。腔内放疗与体外放疗所给予A点的总剂量在70 Gy左右，可根据患者及肿瘤情况个别化调整。

大菜花型宫颈癌或局部呈现外突性大结节者以腔内治疗开始，适当增加局部剂量或给予消除量，有条件者先给外突性肿瘤间质插植放疗，使肿瘤最大限度地脱落及消退，改善局部解剖，有利于腔内放疗的进行，改善治疗效果。

常规放疗结束后，可针对残余病灶适当补充三维适形照射。手术中发现不可切除的受累淋巴结，也应银夹标记，常规治疗结束后，适当补充三维适形放疗。三维适形放疗可使高剂量区分布的形状在三维方向上与靶区的形状一致，以物理手段改善靶区与周围正常组织和器官的剂量分布，有效地提高治疗增益。但三维适形放疗是一种局部治疗措施，不能作为宫颈癌的常规治疗。

总之宫颈癌的放疗有其原则，不应机械套用，而应根据患者及肿瘤情况，进行个别化设计。

3. 放疗的效果及并发症

(1) 治疗效果：放疗效果受多种因素的影响，影响预后的因素包括肿瘤临床分期、局部肿瘤大小、肿瘤生长方式、病理类型、肿瘤分化程度、淋巴结有无转移、转移瘤的大小、是否并发不可控制的感染或贫血及患者的局部解剖等。不恰当的治疗方式当然也影响预后，同一期别的治疗效果各家报道有区别，5年存活率Ⅰ期为90%左右，Ⅱ期为60%~80%，Ⅲ期为50%左右。

(2) 近期放疗不良反应及晚期并发症：近期不良反应包括乏力、食欲缺乏、尿频和便次增多等，对症处理可缓解。少数患者反应较重，可出现黏液血便，严重尿频、尿急，甚至并发白细胞减少或血小板减少，须暂停放疗，适当处理，恢复后再重新开始放疗。

晚期肠道并发症包括放射性直肠炎、乙状结肠炎、直肠阴道瘘、肠粘连、肠梗阻和肠穿孔等。放射性直肠炎最为常见，按程度可分为轻、中、重3度。发生率因治疗方式及放射总剂量不同而有差别，为10%～20%。轻度放射性直肠炎不必特殊处理，嘱患者注意休息，避免粗糙有刺激性的饮食，保持排便通畅即可。中度者则须使用消炎、止血、解痉等药物治疗，严重者甚至须手术干预。

晚期放射性泌尿系统并发症以放射性膀胱炎最常见，表现为反复发生的血尿，可造成严重的贫血，除消炎止血、解痉、矫正贫血等治疗外，不可行局部止血处理，必要时行膀胱造瘘术。

（三）化疗

近年来对宫颈癌和化疗研究的进展，已成为各阶段宫颈癌重要和不可缺少的治疗手段。化疗不仅作为晚期宫颈癌及复发癌的姑息治疗，而且有些化疗药物可作为放疗增敏剂与放疗同时应用或作为中、晚期患者综合治疗方法之一，以提高治疗效果。

1. 同步放化疗

大样本随机对照临床研究结果表明，同步放化疗提高了宫颈癌患者（包括ⅠB、ⅡA期根治性手术后具有高危因素者）的生存率和局部控制率，减少了死亡危险。Green等对19项采用同步放化疗与单纯放疗治疗宫颈癌的随机对照临床研究中共4 580例患者的临床资料进行Meta分析，其中同步放化疗患者根据化疗方案不同分为顺铂组和非顺铂组，结果表明，与单纯放疗比较，同步放化疗患者的总生存率明显提高，其危险比（HR）=0.71，$P<0.01$。其中，顺铂组HR=0.70，$P<0.01$；非顺铂组HR=0.81，$P=0.201$。临床Ⅰ、Ⅱ期宫颈癌患者所占比例高的临床研究中，患者获益更大（$P=0.009$）。该Meta分析表明，与单纯放疗患者比较，同步放化疗患者的总生存率和肿瘤无进展生存率分别提高了12%（95%CI=8～16）和16%（95%CI=13～19）；同步放化疗对肿瘤的局部控制（OR=0.61，$P<0.01$）和远处转移（OR=0.57，$P<0.01$）均有益处。Lukka等对9项采用同步放化疗治疗宫颈癌的随机对照临床研究进行Meta分析，结果与Green等的结果一致。但也有一些学者持不同意见，认为宫颈癌患者同步放化疗后的5年生存率和局部控制率与单纯放疗比较无明显提高。

宫颈癌同步放化疗的并发症分为早期与晚期两种，早期不良反应有全身乏力、食欲减退、厌食、恶心、呕吐，白细胞减少，甚至血红蛋白、血小板下降；早期放射性直肠炎者感里急后重、腹泻、腹痛。Kirwan等收集19项采用同步放化疗治疗宫颈癌患者的研究，对1 766例患者的临床资料进行Meta分析，结果显示，Ⅰ、Ⅱ度血液学不良反应发生率，同步放化疗组高于单纯放疗组，差异有统计学意义；Ⅲ、Ⅳ度不良反应发生率，同步放化疗组与单纯放疗组比较，白细胞减少症的发生率增加2倍（OR=2.15，$P<0.001$），血小板减少增加3倍（OR=3.04，$P=0.005$），胃肠道反应增加2倍（OR=1.92，$P<0.001$）。19项研究中，8项研究有晚期并发症的记录，其中7组资料中同步放化疗组晚期并发症的发生率与单纯放疗组比较，差异无统计学意义。导致上述结果可能的原因：①评定并发症的标准不统一；②并发症资料不全；③近期并发症的定义不同；④并发症发生率的计算方法不同；⑤缺少远期并发症资料；⑥随访时间过短。

2. 新辅助化疗

从20世纪80年代开始，新辅助化疗（NACT）逐渐应用于局部晚期宫颈癌，NACT指在主要治疗手段前给予的化疗，属辅助性化疗范畴。其主要意义：①缩小肿瘤体积，增加手术切除率和减少手术风险；②缩小肿瘤体积，提高放疗的敏感性；③消灭微转移，减少不良预后因素，降低复发风险，提高患者的生存率。根据 NACT 后主要治疗手段的不同，可分为 NACT+子宫根治术+/-辅助性放疗和 NACT+放疗两种治疗策略。

NACT 后可手术率为 48%~100%，且不增加手术并发症；9%~18% 患者术后病理证实达完全缓解，淋巴结转移率比相同临床期别和肿瘤大小的患者明显下降；更重要的发现是 NACT 后 IB_2~IIB 期和 III 期患者的 5 年生存率分别为 83% 和 45%，明显高于单纯放疗。但是否所有期别的局部晚期宫颈癌均能从 NACT 中得到生存期延长的益处目前还存在不同的意见。Hwang 等对 80 例 IB_2~IIB 期局部晚期宫颈癌患者采用长春新碱+博来霉素+顺铂（VBP）方案化疗，3 个疗程后给予子宫根治术+后腹膜淋巴结切除术，并进行 10 年随访，结果发现 NACT 有效率为 93.7%，5 年和 10 年无瘤生存率分别为 82.0% 和 79.4%，结果提示 NACT 似乎可提高 IB_2~IIB 期局部晚期宫颈癌患者长期生存率。Aoki 等对 21 例年龄小于 50 岁且具有高危因素的 IB~IIA 期（MRI 提示宫颈深度浸润和肿块大小≥4 cm）和 IIB 期患者给予顺铂+长春新碱+平阳霉素（PVP）方案化疗，2 个疗程后给予子宫根治术，18 例术后接受放疗。并选择具有高危因素和 IIB 期、初次治疗接受子宫根治术和术后放疗的 21 例患者作为对照，结果 NACT 有效率为 86%，NACT 组 5 年生存率为 84.0%，明显高于对照组（58.9%）。Benedetti-Panici 等报道了一组 441 例多中心、前瞻性、随机对照 III 期临床研究，比较了 IB_2~III 期患者 NACT+子宫根治术和单一放疗的疗效。结果发现 NACT 组 5 年总生存率和无瘤生存率分别为 58.9% 和 55.4%，明显高于对照组的 4.5% 和 41.3%；IB_2~IIB 期患者 NACT 组 5 年总生存率和无瘤生存率分别为 64.7% 和 59.7%，明显高于对照组的 46.4% 和 46.7%；而 III 期患者 NACT 组 5 年总生存率和无瘤生存率与对照组比较差异无统计学意义。因此作者认为 NACT+子宫根治术疗效与传统放疗相比，只有 IB_2~IIB 期患者才能得到生存期延长的益处。与单纯的放疗相比，目前多数文献认为，NACT+子宫根治术能使 IB_2~IIB 期局部晚期宫颈癌患者长期生存率得到提高，但对于 III 期患者来说，尽管 NACT 可使手术率得到提高，但是否使其长期生存率得到提高目前尚有争议。

3. 早期宫颈癌术后的辅助性化疗

目前对具有高危因素的早期宫颈癌患者术后原则上推荐辅助性放疗，但由于放疗可导致患者卵巢、阴道等损伤，年轻患者往往难以接受。随着人们对化疗在宫颈癌治疗中地位的认识，有学者对具有淋巴结转移、脉管内癌栓、间质浸润深度≥75%、手术切缘阳性、肿瘤细胞分化差，以及细胞学类型为非鳞状细胞癌等高危病例进行了术后化疗的临床研究，发现化疗可作为术后辅助治疗或补充治疗手段，有助于提高局部控制率，减少复发转移和改善患者的生存，特别是不愿接受盆腔放疗的年轻宫颈癌患者，采用术后化疗代替盆腔局部放疗，可有效保留阴道和卵巢的功能。

4. 姑息性化疗

IV 期宫颈癌和复发宫颈癌患者预后差，其中放疗后复发者预后更差。其对化疗的临床有效率在 10%~20%。初始是放疗抑或非放疗，其化疗有效率存在明显不同。导致这种现象的原因可能为：①放疗破坏了复发癌灶的血液供应，药物难于达到较高浓度；②交叉抗拒；③患者存在相关并发症，如肾功能不全、尿路梗阻等导致患者对化疗药物的耐受性差。

（四）复发转移宫颈癌的治疗

大多数复发转移宫颈癌发生在初次治疗后的两年内，其治疗十分困难，预后极差，平均存活期为 7 个月。复发转移宫颈癌治疗方式的选择主要依据患者本身的身体状况、转移复发部位、范围及初次治疗方法而定。国内外对转移复发宫颈癌的治疗趋势是采用多种手段的综合治疗。无论初次治疗的方法是手术还是放疗，均可因解剖变异、周围组织粘连及相关并发症，给治疗带来了一定的困难，并易造成更严重的并发症。因此，在再次治疗前除详细询问病史外，还应做钡灌肠、全消化道造影、乙状结肠镜以及静脉肾盂造影等，以了解复发转移病灶与周围组织的关系，评价以前的放射损伤范围和正常组织的耐受程度等，从而在考虑以上特殊情况后，选择最适宜的个体化治疗。

1. 放疗后局部复发宫颈癌的治疗

大多数放疗后盆腔局部复发的宫颈癌患者并不适合再次放疗，对于这些患者来说盆腔脏器切除术是唯一的治疗方法。由于手术不断改进如盆腔填充、回肠代膀胱以及阴道重建术等，手术并发症及病死率明显下降，多数文献报道病死率小于 10%，5 年生存率明显改善，达 30%~60%。影响手术后生存的主要因素有：初次治疗后无瘤生存期、复发病灶的大小和复发病灶是否累及盆壁，文献报道初次治疗后无瘤生存期大于 6 个月、复发病灶直径小于 3 cm 和盆壁未被累及的患者存活期明显延长。放疗后出现广泛纤维化，导致术前判断复发灶是否累及盆壁比较困难，有学者认为单侧下肢水肿、坐骨神经痛及尿路梗阻这 3 种临床表现预示复发病灶已累及盆壁，实行盆腔脏器切除术的失败率增加，建议施行姑息性治疗。另外，老年女性并不是盆腔脏器切除术的反指征。尽管术前进行了严密的评估，但仍有 1/3 的患者术中发现有盆腔外转移、腹主动脉旁淋巴结转移，以及病灶已累及盆壁，因此临床医师应有充分的思想准备，并加强与患者及家属的沟通。也有学者建议对病灶直径小于 2 cm 的中心性复发患者采用子宫根治术，但术后易发生泌尿系统的并发症。

2. 子宫根治术后局部复发宫颈癌的治疗

对于子宫根治术后局部复发的宫颈癌患者治疗方法有两种：一是选择盆腔脏器切除术，二是选择放疗。有关影响该类患者治疗预后的因素主要为初次治疗后的无瘤生存期、复发灶的部位和大小。中心性复发患者的预后好于盆壁复发者，对于病灶不明显的中心性复发患者再次治疗后 10 年生存率可达 77%，病灶直径小于 3 cm 的中心性复发患者 10 年生存率为 48%，而对于病灶直径大于 3 cm 的中心性复发患者则预后很差。对于体积较小的复发患者往往可通过增加体外放射的剂量提高局部控制率，但对于体积较大的复发患者来说，增加放射剂量并不能改善其预后。因此，为提高子宫根治术后局部复发患者的存活率，关键是加强初次治疗后的随访，争取及早诊断其复发。

3. 转移性宫颈癌的治疗

（1）全身化疗：对转移性宫颈癌患者而言，全身化疗可作为一种姑息性的治疗措施。目前有许多有效的化疗方案。许多研究已证明以顺铂为基础的联合化疗治疗后其缓解率、未进展生存期均明显好于单一顺铂化疗者，但总的生存期两者没有明显差异，因此目前对于转移性宫颈癌是选择联合化疗还是选择单一顺铂化疗尚有争论。另外，迄今尚无随机研究来证明化疗与最佳支持治疗对此类宫颈癌患者生存期、症状缓解和生活质量影响的差异。

紫杉醇、长春瑞滨、吉西他滨、伊立替康等与顺铂联合治疗局部晚期宫颈癌和（或）复发转移宫颈癌的 II 期研究发现有效率为 40%~66%，其中局部晚期宫颈癌的疗效明显好于复发转移性宫颈癌，但与既往报道的以顺铂为基础的化疗疗效相比无明显提高。有研究比较了顺铂单药（50 mg/m^2）与顺铂联合紫杉醇（顺铂 50 mg/m^2，紫杉醇 135 mg/m^2）治疗 28

例复发和ⅣB期宫颈癌患者的有效率、无进展生存期和总的生存期，尽管最后结果提示顺铂+紫杉醇组有效率、无进展生存率明显高于单一顺铂者，但两者总的生存期无明显差异。

（2）放疗：作为局部治疗手段对缓解转移部位疼痛及脑转移灶的治疗具有明显作用，Meta分析结果显示短疗程放疗与长疗程化疗疗效相似，因此对于预计生存期较短的转移性宫颈癌患者给予短疗程放疗可提高生活质量。

（五）生物治疗

1. 血管生成抑制剂

生物治疗在阻止肿瘤生长和进展甚至清除较小体积残余病灶方面可能有效。在一个对111例患者的研究中，Cooper等发现肿瘤的血管生成（可由肿瘤的微小血管密度MVD来反映）是COX多因素分析中的一个重要的预后因素，它与较差的肿瘤局部控制及较差的总生存率有关。相反，在166例行根治性子宫切除术的ⅠB期宫颈癌患者中，Obermair等发现当MVD<20/HPF时，患者的5年生存率得到改善，为90%，而当MVD>20/HPF，患者的5年生存率为63%。另外，已经发现血管内皮生长因子受体的表达也与宫颈癌中的MVD成正比。

2. 预防性HPV疫苗

关于预防性HPV疫苗，普遍的认识是：效能终点应当是适合在公共健康机构开展HPV疫苗、全球一致、可测量。因为从病毒感染到表现为浸润癌存在时间上的滞后，因此，一个替代终点应当可用来确定疫苗的效能。因为同一种高危型HPV病毒的持续感染是中度或者高度宫颈不典型增生和浸润性宫颈癌的易感因素，所以，决定将宫颈鳞状上皮内病变，而不是浸润癌，作为HPV疫苗的疗效终点。

七、预后

影响宫颈癌预后的因素很多，包括患者的全身状况、年龄，肿瘤临床分期、组织学类型、生长方式，以及患者接受治疗的手段是否规范和治疗的并发症等。但临床分期、淋巴结转移和肿瘤细胞分化被认为是其独立的预后因素。

1. 临床分期

无论采用何种治疗手段，临床期别越早治疗效果越好。有研究报道32 052例宫颈癌的生存率，其中Ⅰ期患者的5年生存率为81.6%，Ⅱ期为61.3%，Ⅲ期为36.7%，Ⅳ期仅为12.1%。显示随着宫颈癌临床分期的升高，其5年生存率明显下降。

2. 淋巴结转移

局部淋巴结浸润传统上被认为是宫颈癌预后不良的因素，是手术后患者需接受辅助性治疗的适应证。临床期别越高，盆腔淋巴结发生转移的可能性越大。目前的研究表明，无论是宫颈鳞癌还是腺癌，淋巴结转移对于患者总生存率、疾病特异性生存率、局部复发率和无瘤生存期均是独立的预后因素。然而，有学者报道淋巴结状态对于早期宫颈癌的预后无重要临床意义，淋巴结转移常与其他预后不良因素有关，如临床分期、肿块大小、脉管癌栓和宫旁浸润。

转移淋巴结的数目也与宫颈癌的复发率和无瘤生存期有关，并且许多研究发现它是Ⅰ、Ⅱ期宫颈鳞癌的独立预后指标。有研究表明，一个淋巴结转移和无淋巴结转移的ⅠB~ⅡA期宫颈癌患者的5年生存率是相似的，分别为85%和87%。但转移淋巴结数目超过1个后，其5年生存率较低。在许多淋巴结转移的ⅠB期宫颈癌患者中，如有4个以上的转移淋巴结，则其预后更差。但也有研究发现盆腔淋巴结转移的数目与其预后无关。

转移淋巴结的位置也与宫颈癌的预后有关。Kamura等发现，ⅠB~ⅡB期宫颈癌患者有1个部位或无淋巴结转移与2个及2个以上部位转移的生存率差异有显著性。

3. 组织学类型

迄今对于宫颈鳞癌、腺癌和腺鳞癌是否存在不同的预后和转归尚有争议。几项研究结果表明，ⅠB~Ⅱ期宫颈腺癌、腺鳞癌患者与鳞癌患者相比，前者局部复发率高，无瘤生存率和总生存率低。有研究指出，腺癌患者的预后明显差于鳞癌，原因在于腺癌肿块体积大，增加了化疗的耐受性及向腹腔内转移的倾向。有报道具有相同临床分期和大小相似的宫颈腺癌和鳞癌的淋巴结转移率分别为31.6%和14.8%、远处转移率分别为37%和21%、卵巢转移率分别为6.3%和1.3%。另外还发现，腺癌患者卵巢转移的发生与肿瘤的大小有关，而与临床分期无关。鳞癌患者卵巢转移则与临床分期有关。但也有研究显示，宫颈腺癌和鳞癌患者在复发率和生存率方面差异无显著性。有报道显示淋巴结转移和肿瘤浸润达到宫旁的腺癌患者预后较差，而无淋巴结转移的腺癌预后与鳞癌差异不明显。

4. 肿瘤细胞的分化

肿瘤细胞分化也是宫颈癌的一个重要预后因素，临床分期和治疗方法相同的患者，由于肿瘤细胞分化程度不一致，其治疗效果和预后也不尽相同。Zamder分析了566例宫颈鳞癌手术切除标本肿瘤细胞分化程度与其5年生存率的关系，若取材部位为肿瘤表面，则肿瘤细胞分化Ⅰ级5年生存率为96%，Ⅱ级为84.0%，Ⅲ级为72.3%；而取材部位为肿瘤中心，则肿瘤细胞分化Ⅰ级5年生存率为85.6%，Ⅱ级79.8%，Ⅲ级71.6%。结果表明肿瘤细胞分化越差，其5年生存率越低。

（卢朝霞）

第三节 子宫肌瘤

子宫肌瘤全称子宫平滑肌瘤，是女性生殖器最常见的良性肿瘤，由平滑肌及结缔组织组成。常见于30~50岁的女性，20岁以下少见。因子宫肌瘤多无或很少有症状，临床报道发病率远低于子宫肌瘤真实发病率。

一、病因

因子宫肌瘤好发于生育年龄，青春期前少见，绝经后萎缩或消退，提示其发生可能与雌激素相关。生物化学检测证实子宫肌瘤中雌二醇的雌酮转化明显低于正常肌组织；子宫肌瘤组织中雌激素受体（ER）的浓度明显高于周边正常肌组织，故认为子宫肌瘤组织局部对雌激素的高敏感性是子宫肌瘤发生的重要因素之一。此外，研究证实孕激素有促进子宫肌瘤有丝分裂活动、刺激子宫肌瘤生长的作用。细胞遗传学研究显示25%~50%的子宫肌瘤存在细胞遗传学的异常，包括12号和17号染色体长臂片段相互换位、12号染色体长臂重排和7号染色体长臂部分缺失等。分子生物学研究结果提示子宫肌瘤是由单克隆平滑肌细胞增殖而成，多发性子宫肌瘤是由不同克隆细胞形成。但确切病因尚未明了。

二、分类

1. 按肌瘤生长部位分类

分为宫体肌瘤（90%）和宫颈肌瘤（10%）。

2. 按肌瘤与子宫肌壁的关系分类

（1）肌壁间肌瘤：占60%~70%，肌瘤位于子宫肌壁间，周围均被肌层包围。

（2）浆膜下肌瘤：约占20%，肌瘤向子宫浆膜面生长，并突出于子宫表面，肌瘤表面仅由子宫浆膜覆盖。

1）带蒂浆膜下肌瘤：若瘤体继续向浆膜面生长，仅有一蒂与子宫相连，称为带蒂浆膜下肌瘤，营养由蒂部血管供应，若血供不足肌瘤可变性坏死。

2）游离性肌瘤：若带蒂浆膜下肌瘤蒂扭转断裂，肌瘤脱落可形成游离性肌瘤。

3）子宫阔韧带肌瘤：若肌瘤位于侧壁向宫旁生长突出于子宫阔韧带两叶间称为子宫阔韧带肌瘤。

（3）子宫黏膜下肌瘤：占10%~15%。肌瘤向宫腔方向生长，突出于宫腔，仅为黏膜层覆盖。黏膜下肌瘤易形成蒂，在宫腔内生长犹如异物，常引起子宫收缩，肌瘤可被挤出宫颈外口而突入阴道。

各种类型的肌瘤同时发生在同一子宫，称为多发性子宫肌瘤。

三、病理

1. 巨检

即肉眼所见情况。肌瘤为实质性球形包块，表面光滑，质地较子宫肌层硬，压迫周围肌壁纤维形成假包膜，肌瘤与假包膜间有一层疏松网状间隙故易剥出。肌瘤长大或多个相融合时呈不规则形状。肌瘤的切面呈灰白色，可见旋涡状或编织状结构。肌瘤的颜色和硬度与纤维组织多少有关。

2. 镜检

即显微镜下所见情况。肌瘤主要由梭形平滑肌细胞和不等量纤维结缔组织构成。肌细胞大小均匀，排列成旋涡状或栅状，核为杆状。

四、肌瘤变性

肌瘤变性是指肌瘤失去了原有的典型结构，常见的变性有以下5种。

1. 玻璃样变

又称透明变性，最常见。肌瘤剖面旋涡状结构消失，被均匀的透明样物质取代。

镜下见病变区肌细胞消失，为均匀透明无结构区。

2. 囊性变

继发于玻璃样变。子宫肌瘤玻璃样变继续发展，肌细胞坏死液化，肌瘤内出现大小不等的囊腔，其间有结缔组织相隔，数个囊腔也可融合为一个大囊腔，内含清亮无色液体，也可凝固成胶冻状。此时子宫肌瘤变软，很难与妊娠子宫或卵巢囊肿区别。

镜下见囊腔壁为玻璃样变的肌瘤组织构成，内壁无上皮覆盖。

3. 红色样变

多见于妊娠期或产褥期，为肌瘤的一种特殊类型坏死。发生机制可能与肌瘤内小血管退行性变引起血栓及溶血，血红蛋白渗入肌瘤内有关。患者可有剧烈腹痛，伴恶心、呕吐、发热、白细胞计数升高。妇科检查发现肌瘤体积迅速增大，有压痛。肌瘤剖面为黯红色，如半熟的牛肉，有腥臭味，质软，旋涡状结构消失。

镜检见组织高度水肿，假包膜内大静脉及瘤体内小静脉有血栓形成，广泛出血伴溶血，肌细胞减少，细胞核常溶解消失，并有较多脂肪小球沉积。

4. 肉瘤样变

肌瘤恶变即为肉瘤样变，较少见，发病率仅为0.4%~0.8%，多见于年龄较大的女性。短期内肌瘤迅速增大或伴不规则出血应考虑恶变。绝经后女性肌瘤增大更应警惕恶变可能。恶变的肌瘤组织变软而且糟脆，切面灰黄似生鱼肉状，与周围组织界限不清。

镜下见平滑肌细胞增生，排列紊乱，旋涡状结构消失，细胞有异型性。

5. 钙化

多见于蒂部细小、血供不足的浆膜下肌瘤及绝经后女性的肌瘤。常在脂肪变性后进一步分解为甘油三酯，再与钙盐结合，形成碳酸钙石，沉积在肌瘤内。X线摄片可清楚看到钙化影。

镜下可见钙化区为层状沉积，呈圆形，有深蓝色微细颗粒。

五、临床表现

1. 症状

症状与肌瘤部位、有无变性相关，而与肌瘤大小、数目关系不大。常见症状如下。

（1）经量增多及经期延长：多见于大的肌壁间肌瘤及子宫黏膜下肌瘤。

1）肌瘤使子宫腔增大、子宫内膜面积增加，并影响子宫收缩，可有月经量增多、经期延长等症状。

2）子宫肌瘤可能使附近的静脉受挤压，导致子宫内膜静脉丛充血与扩张，从而引起月经过多。

3）黏膜下肌瘤伴坏死感染时，可有不规则阴道出血或血样脓性排液。长期经量增多可导致继发性贫血、乏力、心悸等症状。

（2）下腹包块：肌瘤较小时腹部摸不到包块，当肌瘤逐渐增大使子宫超过3个月妊娠大小时腹部较易触及。包块位于下腹正中或偏左或偏右，实性，可活动，无压痛，生长缓慢。巨大的黏膜下肌瘤脱出阴道外，患者可因外阴脱出肿物来就诊。

（3）白带增多：肌壁间肌瘤使子宫腔面积增大，内膜腺体分泌增多，并伴有盆腔充血致使白带增多。子宫内膜腺肌瘤感染可有大量脓性白带，如有溃烂、坏死、出血时，可有血性或脓血性恶臭的阴道排液。

（4）压迫症状：不同部位的子宫肌瘤可以有不同的压迫症状。

1）子宫前壁下段肌瘤可压迫膀胱引起尿急、尿频。

2）宫颈肌瘤可引起排尿困难、尿潴留。

3）子宫后壁肌瘤（峡部或后壁）可引起下腹坠胀不适、便秘等。

4）子宫阔韧带肌瘤或宫颈巨型肌瘤向侧方发展嵌入盆腔内压迫输尿管使上泌尿道受

阻，形成输尿管扩张，甚至发生肾盂积水。

（5）其他：常见下腹坠胀、腰酸背痛，经期加重。可引起患者不孕或流产。肌瘤红色变性时可有急性下腹痛，伴呕吐、发热及肿瘤局部压痛；子宫黏膜下肌瘤蒂扭转可有急性腹痛；子宫黏膜下肌瘤由宫腔向外排出时也可引起腹痛。

2. 体征

与肌瘤大小、位置、数目及有无变性相关。

（1）大肌瘤：子宫肌瘤较大时下腹部可扪及实性不规则肿块。妇科检查子宫增大，表面不规则单个或多个结节状突起。

（2）浆膜下肌瘤：浆膜下肌瘤腹部可扪及实性球状肿块与子宫有蒂相连。

（3）黏膜下肌瘤：黏膜下肌瘤位于宫腔内者妇科检查时子宫均匀增大；脱出宫颈外口者妇科检查时可以看到宫颈口有粉红色、表面光滑的肿物，宫颈四周边缘清楚，如伴有感染时可有坏死、出血及脓性分泌物。

六、诊断

根据病史、症状及体征诊断多无困难。个别患者诊断困难可采用 B 超、宫腔镜、腹腔镜检查以及子宫输卵管造影等协助诊断。有时 B 超提示子宫内光团时，宫腔镜检查可以诊断为子宫黏膜下肌瘤。

七、鉴别诊断

子宫肌瘤应与下列疾病鉴别。

1. 妊娠子宫

子宫肌瘤囊性变时应与先兆流产鉴别。妊娠时有停经史、早孕反应，子宫随停经月份增大变软，借助尿或血 HCG、B 超检查可确诊。

2. 卵巢肿瘤

多无月经改变，常位于子宫一侧。实性卵巢肿瘤应注意与带蒂浆膜下肌瘤鉴别。肌瘤囊性变注意与卵巢囊肿鉴别。注意肿块与子宫的关系，可借助 B 超、腹腔镜等检查协助诊断。

3. 子宫腺肌病

局限性子宫腺肌病类似子宫肌壁间肌瘤，质硬，可有经量增多等症状，也可使子宫增大，月经量增多。但子宫腺肌病有继发性渐进性痛经史，子宫多呈均匀性增大，很少超过 3 个月妊娠大小，有时经前与经后子宫大小可有变化。B 超检查有助于诊断。有时两者可以并存。

4. 子宫恶性肿瘤

（1）子宫肉瘤：好发于老年女性，生长迅速，侵犯周围组织时出现腰腿痛等压迫症状。有时从宫颈口有息肉样赘生物脱出，触之易出血。肿瘤的活组织检查有助于鉴别。

（2）子宫内膜癌：以绝经后阴道出血为主要症状，好发于老年女性。子宫呈均匀增大或正常大小，质软。围绝经期女性子宫肌瘤可并发子宫内膜癌。诊断性刮宫或宫腔镜下子宫内膜病理检查有助于鉴别。

（3）宫颈癌：有不规则阴道出血及白带增多或不正常排液等症状。外生型宫颈癌较易鉴别，内生型宫颈癌则应与宫颈管黏膜下肌瘤鉴别。可借助 B 超检查、宫颈细胞学刮片检查、宫颈活组织检查、宫颈管搔刮、分段诊刮及宫腔镜检查等鉴别。

5. 其他

卵巢巧克力囊肿、盆腔炎性包块、子宫畸形等疾病可根据病史、体征及 B 超检查鉴别。

八、治疗

治疗应根据患者年龄、生育要求、症状及肌瘤的部位、大小、数目全面考虑。

1. 随访观察

肌瘤小，无症状，一般不需治疗，尤其是近绝经期女性。绝经后肌瘤多可逐渐消失。每 3~6 个月随访一次，肌瘤增大明显或出现症状，可进一步治疗。

2. 药物治疗

(1) 适应证：肌瘤小于 8 周妊娠大小；症状轻；近绝经年龄；全身情况不宜手术。

(2) 药物。

1) 雄激素：①可以对抗雌激素，使子宫内膜萎缩；②直接作用于子宫平滑肌，使其收缩而减少出血；③近绝经期可以提前绝经。

丙酸睾酮 25 mg，肌内注射，每 5 日 1 次；经期每日 25 mg，共 3 日；每月总量不超过 300 mg。

2) 促性腺激素释放激素类似物（GnRHa）：采用大剂量连续或长期给药可抑制垂体分泌 FSH 和 LH，降低雌二醇到绝经水平，以缓解症状，并抑制肌瘤生长使其萎缩，但停药后可恢复到原来大小。用药 6 个月以上可产生围绝经期综合征、骨质疏松等不良反应，故长期用药受限。

戈舍瑞林 3.6 mg 或亮丙瑞林 3.75 mg，皮下注射，每月 1 次，连用 3~6 个月。适用于：①术前辅助治疗，降低手术难度，减少术中出血，待症状控制、贫血纠正、肌瘤缩小后手术；②近绝经期患者有提前过渡到自然绝经的作用。

3) 其他药物：作为术前用药或提前绝经使用，但不宜长期使用，以防拮抗糖皮质激素的不良反应。可用米非司酮每日 12.5 mg，口服。

3. 手术治疗

(1) 适应证：子宫大于 10 周妊娠大小；月经过多继发贫血；有膀胱、直肠压迫症状；肌瘤生长较快；非手术治疗失败；不孕或流产排除其他原因。

(2) 手术途径：经腹；经阴道；宫腔镜；腹腔镜。

(3) 手术方式。

1) 肌瘤切除术：适用于 35 岁以下有生育要求的患者。多于开腹或腹腔镜下切除，黏膜下肌瘤可经阴道或宫腔镜摘除。

2) 子宫切除术：适应于肌瘤大、个数多、症状明显、不要求保留生育功能、疑有恶变者。注意事项：①必要时术中冷冻切片行组织学检查；②依具体情况决定是否保留双侧附件，术前行宫颈刮片细胞学检查排除宫颈恶性病变；③若患者较年轻，宫颈无病变，可行子宫次全切除术。

九、子宫肌瘤合并妊娠

1. 发病率

子宫肌瘤合并妊娠占肌瘤患者的 0.5%~1%，占妊娠的 0.3%~0.5%。肌瘤小常被忽略，故实际发病率高于报道。

2. 肌瘤对妊娠及分娩的影响

与肌瘤大小及生长部位有关：①子宫黏膜下肌瘤可影响受精卵着床导致早期流产；②肌壁间肌瘤过大可因机械压迫、宫腔变形或内膜供血不足而引起流产；③妊娠后期及分娩时可因胎位异常、胎盘低置或前置、产道梗阻等难产而做剖宫产；④若肌瘤阻碍胎儿下降应行剖宫产，术中是否同时切除肌瘤，需根据肌瘤大小、部位和患者情况而定；⑤胎儿娩出后可因胎盘粘连、附着面大或排出困难及子宫收缩不良导致产后出血。

3. 妊娠对肌瘤的影响

妊娠期及产褥期易发生红色变性，表现为肌瘤迅速增大，剧烈腹痛，发热和白细胞计数升高，通常非手术治疗能缓解。妊娠并发肌瘤多能自然分娩，但要预防产后出血。

（卢朝霞）

第八章

异常分娩

第一节 产力异常

产力包括子宫收缩力、腹壁肌和膈肌收缩力以及肛提肌收缩力,其中以子宫收缩力为主,贯穿分娩的全过程。子宫收缩的节律性、对称性及极性不正常或强度、频率有改变,称子宫收缩力异常,简称产力异常。

一、子宫收缩乏力

引起子宫收缩乏力的常见原因有头盆不称或胎位异常、子宫局部因素、精神因素、内分泌失调、药物影响等,根据发生时间不同可分为原发性和继发性,临床上根据子宫收缩乏力的性质又分为协调性子宫收缩乏力和不协调性子宫收缩乏力两种。

(一)诊断

1. 协调性子宫收缩乏力(低张性子宫收缩乏力)

子宫收缩具有正常的节律性、对称性和极性,但收缩力弱,宫腔压力低 [<15 mmHg(2.00 kPa)],持续时间短,间歇期长且不规律,多属于继发性宫缩乏力。

2. 不协调性子宫收缩乏力(高张性子宫收缩乏力)

子宫收缩(以下简称宫缩)的极性倒置,节律不协调,宫腔内压力达 20 mmHg(2.66 kPa),宫缩时子宫下段收缩力强,间歇期子宫壁不能完全松弛,收缩不协调,属无效宫缩。这种收缩乏力多为原发性宫缩乏力,需与假临产鉴别。鉴别方法为肌内注射哌替啶 100 mg,休息后宫缩停止者为假临产,不能使宫缩停止者为原发性宫缩乏力。这种不协调性子宫收缩乏力可使产妇体力消耗,继而出现水、电解质平衡失调,胎儿—胎盘循环障碍而出现胎儿窘迫。

3. 产程图曲线异常

潜伏期延长:初产妇潜伏期正常约需 8 小时,最长时限 16 小时,超过 16 小时称为潜伏期延长。

活跃期延长:初产妇活跃期正常约需 4 小时,最大时限 8 小时,超过 8 小时称为活跃期延长。

活跃期停滞:进入活跃期后,宫颈口不再扩张达 2 小时以上。

第二产程延长:第二产程初产妇超过 2 小时,经产妇超过 1 小时尚未分娩。

第二产程停滞：第二产程达 1 小时胎头下降无进展。
胎头下降延缓：活跃晚期至宫口扩张 9~10 cm，胎头下降速度每小时少于 1 cm。
胎头下降停滞：活跃晚期胎头停留在原处不下降达 1 小时以上。
滞产：总产程超过 24 小时。
产程曲线图见图 8-1

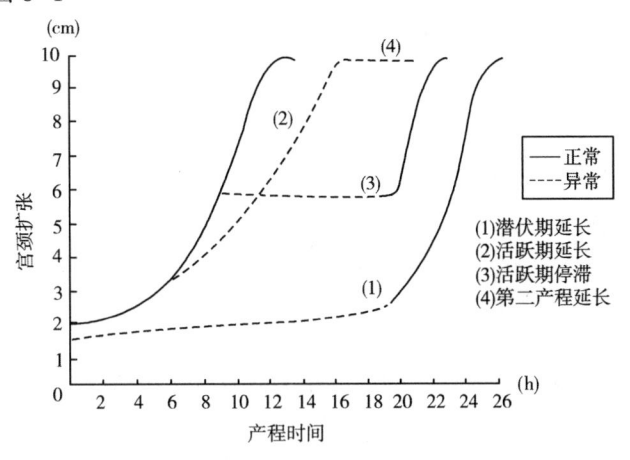

图 8-1 产程曲线图

（二）治疗原则

无论原发性还是继发性子宫收缩乏力，首先应寻找原因，阴道检查了解宫颈扩张、胎先露下降、头盆比例等情况。若发现有头盆不称，估计不能经阴道分娩者，应及时行剖宫产；若无头盆不称或胎位异常，估计能经阴道分娩者应采取措施加强宫缩，继续试产。

不协调性子宫收缩乏力者，应调节子宫收缩，使之恢复正常节律性及极性。在未恢复协调性宫缩之前，禁用缩宫素加强宫缩。

（三）治疗

1. 协调性子宫收缩乏力

（1）第一产程。

1）一般处理：消除产妇紧张情绪，多休息，多进食，补充营养和水分，及时排空膀胱等。

2）加强子宫收缩：经一般处理无效，确诊为协调性子宫收缩乏力，可选用下列方法加强宫缩。①人工破膜：宫颈扩张 3 cm 或 3 cm 以上，无头盆不称，无脐带先露，胎头已衔接者，可行人工破膜。②缩宫素静脉滴注：适用于协调性子宫收缩乏力，宫口扩张 3 cm，胎心良好，胎位正常，头盆相称者。将缩宫素 2.5 U 加入 5% 葡萄糖注射液 500 mL 内，从每分钟 4~5 滴开始，根据宫缩调整。应有专人观察产程进展，监测宫缩、胎心等情况。③地西泮静脉推注：该药有松弛宫颈平滑肌、软化宫颈、促进宫口扩张作用，适用于宫口扩张缓慢或宫颈水肿时。常用剂量为 10 mg 静脉滴注，与缩宫素联合应用效果更好。

经上述处理，若产程仍无进展或出现胎儿窘迫，应及时行剖宫产。

（2）第二产程：若无头盆不称，出现宫缩乏力时，应使用缩宫素加强宫缩；若胎头双顶径已过坐骨棘平面，应等待自然分娩或会阴侧切助产；若胎头未衔接或伴胎儿窘迫，应行剖宫产术。

（3）第三产程：为预防产后出血，应使用缩宫素加强宫缩。

2. 不协调性子宫收缩乏力

可给予镇静剂哌替啶 100 mg 肌内注射或地西泮 10 mg 静脉滴注，使产妇充分休息，醒后多数恢复为协调性子宫收缩；若经以上处理无效或出现胎儿窘迫、头盆不称情况，应及时行剖宫产；若已变为协调性子宫收缩乏力则按加强宫缩处理。

二、子宫收缩过强

（一）协调性子宫收缩过强

1. 诊断

子宫收缩的节律性、对称性和极性均正常，仅子宫收缩力过强、过频，宫腔内压力>50 mmHg（6.65 kPa）。若产道无阻力，宫口迅速开全，分娩在短期内结束，宫口扩张速度>5 cm/h（初产妇）或 10 cm/h（经产妇），总产程不足 3 小时称为急产。由于产程过快，产妇易发生软产道裂伤和产后出血；胎儿易发生宫内窘迫；新生儿容易出现颅内出血。

2. 治疗

有急产史者需提前住院待产，提前做好接产及抢救新生儿窒息准备；产后及时检查、缝合软产道裂伤；新生儿肌内注射维生素 K_1 预防颅内出血。

（二）不协调性子宫收缩过强

1. 强直性子宫收缩

（1）诊断：大部分由外界因素造成，如临产后不适当使用缩宫素、胎盘早剥等。产妇表现为烦躁不安、持续性腹痛、腹部拒按；胎位触不清，胎心听不清；甚至出现病理性缩复环、血尿等先兆子宫破裂征象。

（2）治疗：一经确诊，应给予子宫收缩抑制剂，如25%硫酸镁液 20 mL 加入 25%葡萄糖注射液 20 mL 静脉缓慢注射；若处理无效或为梗阻性难产、重型胎盘早剥，应马上行剖宫产术。

2. 子宫痉挛性狭窄环

子宫壁局部肌肉呈痉挛性不协调性收缩所形成的环状狭窄，持续不放松，称为子宫痉挛性狭窄环。多在子宫上下段交界处，也可在胎体某一狭窄部，以胎颈、胎腰处常见。与产妇精神紧张、过度疲劳和粗暴的产科操作有关。

（1）诊断：持续性腹痛、烦躁不安，宫颈扩张缓慢，胎先露部下降停滞，阴道检查有时可触及狭窄环。此环和病理性缩复环不同，特点是不随宫缩而上升。

（2）治疗：积极寻找原因，及时纠正。如停止阴道内操作，停用缩宫素。如无胎儿宫内窘迫，可给予镇静剂或子宫收缩抑制剂，待宫缩恢复正常时等待经阴道自然分娩或助产。若经处理无好转或伴胎儿窘迫征象，应立即行剖宫产术。

（姜馨艳）

第二节　产道异常

产道包括骨产道及软产道，是胎儿经阴道娩出的通道，产道异常临床以骨产道异常多见。

一、骨产道异常

骨盆径线过短或形态异常，致使骨盆腔小于胎先露部可以通过的限度，阻碍胎先露下降，影响产程顺利进展，称为狭窄骨盆。狭窄骨盆的产妇易发生继发性宫缩乏力、生殖道瘘、产褥感染、先兆子宫破裂及子宫破裂，其胎儿及新生儿易出现胎儿窘迫、胎死宫内、颅内出血、新生儿产伤、新生儿感染等。

根据骨盆狭窄部位的不同，分为以下4种。

（一）分类

1. 骨盆入口平面狭窄

我国女性常见为单纯性扁平骨盆和佝偻病性扁平骨盆，由于骨盆入口平面狭窄，胎头矢状缝只能衔接于骨盆入口横径上。胎头侧屈使两顶骨先后依次入盆，呈倾势不均嵌入骨盆入口。若前顶骨先嵌入，矢状缝偏后，称前不均称；若后顶骨先嵌入，矢状缝偏前，称后不均称；只有胎头双顶骨均通过骨盆入口平面时，才能经阴道分娩。

（1）扁平骨盆：骨盆入口呈横椭圆形，骶岬向下突出，使骨盆入口前后径缩短而横径正常。

（2）佝偻病性扁平骨盆：幼年时患佝偻病，骨骼软化使骨盆变形，骶岬被压向前，骨盆入口前后径缩短，使骨盆入口呈横的肾形，骶骨下段后移变直向后，尾骨呈钩状突向骨盆入口平面。

2. 中骨盆及骨盆出口平面狭窄

我国女性以漏斗骨盆、横径狭窄骨盆多见。

（1）漏斗骨盆：骨盆入口各径线正常，两侧骨盆壁向内倾斜，呈漏斗状。其特点是中骨盆及骨盆出口平面均明显狭窄，坐骨棘间径、坐骨结节间径缩短，耻骨弓<80°，坐骨结节间径与出口后矢状径之和常<15 cm。

（2）横径狭窄骨盆：骶耻外径值正常，但髂棘间径及髂嵴间径均缩短，使骨盆入口、中骨盆及骨盆出口横径均缩短，前后径稍长，坐骨切迹宽。当胎头下降至中骨盆或骨盆出口时，常不能顺利地转成枕前位，形成持续性枕横位或枕后位。

3. 骨盆3个平面狭窄

均小骨盆指骨盆外形属女性骨盆，但骨盆入口、中骨盆及骨盆出口平面均狭窄，每个平面径线均小于正常值2 cm或更多。多见于身材矮小、体型匀称的女性。

4. 畸形骨盆

骨盆失去正常形态称为畸形骨盆，如骨软化症骨盆、偏斜骨盆。

（二）骨盆狭窄诊断

1. 病史采集要点

询问孕妇幼年发育情况，有无佝偻病、脊髓灰质炎、脊柱和髋关节结核以及外伤史；有无难产史及其发生原因；新生儿有无产伤等。

2. 体格检查要点

(1) 一般检查：身高小于 145 cm、身体粗壮、颈短；步态呈"X"或"O"跛行；腹部形态呈尖腹、悬垂腹；米氏（Michaelis）菱形窝不对称等骨盆异常发生率增高。

(2) 腹部检查：注意腹部形态、宫高、腹围、胎位是否正常，骨盆入口狭窄往往因头盆不称，胎头不易入盆导致胎位异常，如臀先露、肩先露。中骨盆狭窄影响已入盆的胎头内旋转，导致持续性枕横位、枕后位等。

3. 超声检查

可观察胎先露与骨盆的关系，还可测量胎头双顶径、胸径、腹径、股骨长度，预测胎儿体重，对判断能否顺利通过骨产道有意义。

4. 估计头盆关系

检查跨耻征可了解胎头衔接与否。具体方法：孕妇排空膀胱，仰卧，检查者将手放在孕妇耻骨联合上方，将浮动的胎头向盆腔方向压。若胎头低于耻骨联合前表面，则跨耻征阴性；若胎头平耻骨联合前表面，则跨耻征可疑阳性；若胎头高于耻骨联合前表面，则跨耻征阳性。出现跨耻征阳性的孕妇，应让其两腿屈起呈半卧位，再次检查胎头跨耻征，若转为阴性，则不是头盆不称，而是骨盆倾斜度异常。

5. 骨盆测量

(1) 骨盆外测量：可间接反映真骨盆的大小。骶耻外径<18 cm 为扁平骨盆；坐骨结节间径<8 cm，为漏斗骨盆；各径线<正常值 2 cm 或 2 cm 以上为均小骨盆；两侧斜径及同侧直径相差>1 cm 为偏斜骨盆。

(2) 骨盆内测量：骨盆外测量异常者应做骨盆内测量。若对角径<11.5 cm，骶岬突出为扁平骨盆；若坐骨棘间径<10 cm，坐骨切迹宽度<2 横指，则为中骨盆平面狭窄；若坐骨结节间径与出口后矢状径之和<15 cm，则为骨盆出口平面狭窄。

（三）治疗

明确狭窄骨盆的类别和程度，了解胎位、胎儿大小、胎心、宫缩强度、宫颈扩张程度、破膜与否，结合年龄、产次、既往分娩史综合判断，决定分娩方式。

1. 骨盆入口平面狭窄的处理

(1) 明显头盆不称（绝对性骨盆狭窄）：足月活胎不能经阴道分娩，临产后行剖宫产术结束分娩。

(2) 轻度头盆不称（相对性骨盆狭窄）：严密监护下可试产 2~4 小时，产程进展不顺利或伴胎儿窘迫，应及时行剖宫产术结束分娩。

2. 中骨盆平面狭窄的处理

胎头在中骨盆完成俯屈及内旋转动作，若中骨盆平面狭窄、胎头俯屈及内旋转受阻，易发生持续性枕横位或枕后位。临床表现为活跃期或第二产程延长及停滞，继发宫缩乏力。若宫口已开全、双顶径达坐骨棘水平以下、无明显头盆不称，可徒手回转胎头等待自然分娩或助产；若有明显头盆不称或出现胎儿窘迫征象，短时间又不能经阴道分娩者，应马上行剖宫产术。

3. 骨盆出口平面狭窄的处理

临产前对胎儿大小、头盆关系做充分估计，决定能否经阴道分娩。出口横径与后矢状径相加>15 cm，多数可经阴道分娩。如需助产时，应做较大的会阴切开，以免会阴严重撕裂；坐骨结节间径与出口后矢状径之和≤15 cm，足月活胎不易经阴道分娩，应做剖宫产术。

4. 骨盆3个平面狭窄的处理

均小骨盆若估计胎儿不大，胎位正常，头盆相称，宫缩好，可以试产。若胎儿较大，有头盆不称应尽早行剖宫产术。

5. 畸形骨盆的处理

根据畸形骨盆种类、狭窄程度、胎儿大小等综合分析，若畸形严重、明显头盆不称，宜及时行剖宫产术。

二、软产道异常

软产道包括子宫下段、宫颈、阴道及骨盆底软组织构成的弯曲管道。软产道异常所致的难产少见，易被忽视。诊断及治疗如下。

（一）外阴异常

1. 外阴水肿

严重贫血、重度子痫前期、慢性肾炎、心脏病等孕妇，在有全身水肿的同时，常有外阴严重水肿。分娩时阻碍胎先露下降，易造成组织损伤和愈合不良。产前要做综合处理，会阴部可用50%硫酸镁湿敷；产时需做预防性的会阴切开；产后加强局部护理。

2. 外阴瘢痕

外伤或炎症后瘢痕挛缩，导致外阴及阴道口狭小，影响胎先露下降。若瘢痕范围小，分娩时可做会阴切开；若瘢痕范围大，难以扩张者，应行剖宫产术。

3. 外阴静脉曲张

轻者可经阴道分娩，严重者可行剖宫产分娩。

（二）阴道异常

1. 阴道横隔

横隔多位于阴道上段、中段，局部较坚韧，产时阻碍胎先露下降。分娩时，若横隔低且薄，可直视下自小孔处做X形切开，胎儿娩出后再切除剩余的隔，残端用肠线连续或扣锁缝合；若横隔高且厚，则需行剖宫产术分娩。

2. 阴道纵隔

阴道纵隔若伴有双子宫、双宫颈，位于一侧子宫内的胎儿，通过该侧阴道分娩时，纵隔被推向对侧，分娩多无影响；阴道纵隔发生于单宫颈时，若纵隔薄，胎先露下降时自行断裂，分娩无阻碍；若纵隔厚阻碍胎先露下降时，须在纵隔中间剪开，分娩结束后再切除剩余的隔，残端用肠线连续或扣锁缝合。

3. 阴道狭窄

药物腐蚀、手术感染导致阴道瘢痕挛缩形成阴道狭窄者，若狭窄位置低、程度轻，可做较大的会阴切开后经阴道分娩；若狭窄位置高、范围广，应行剖宫产术。

4. 阴道尖锐湿疣

妊娠期尖锐湿疣生长迅速，宜早期治疗。若病变范围广、体积大，可阻碍胎先露下降，且容易发生出血和感染。为预防新生儿患喉乳头状瘤宜行剖宫产术。

5. 阴道囊肿或肿瘤

阴道壁囊肿较大时，可阻碍胎先露下降，产时可先行囊肿穿刺抽出囊液，待产后再择期处理原有病变；若阴道壁肿瘤阻碍胎先露下降，又不能经阴道切除者，应行剖宫产术。

（三）宫颈异常

1. 宫颈外口黏合

临床较少见，多在分娩受阻时发现。若宫口为一小薄孔状，可用手指轻轻分离黏合处，宫口即可迅速开大；若黏合处厚且韧，需做宫颈切开术或选择剖宫产。

2. 宫颈水肿

多见于胎位或骨盆异常，宫口未开全、过早用腹部压力，使宫颈前唇受压水肿。轻者可抬高产妇臀部或向宫颈两侧注入0.5%利多卡因5~10 mL，待宫口近开全时，用手将宫颈前唇上推越过胎头，即可经阴道分娩；若经以上处理无效或水肿严重，可行剖宫产术。

3. 宫颈坚韧

多见于高龄初产妇，宫颈弹性差或精神过度紧张使宫颈挛缩，临产后宫颈不易扩张。此时可静脉推注地西泮10 mg或向宫颈两侧注入0.5%利多卡因5~10 mL，若无效应行剖宫产术。

4. 宫颈瘢痕

多见于宫颈锥切术后、宫颈裂伤修补术后感染等，导致宫颈瘢痕形成。临产后宫缩虽很强，但宫口不扩张，此时不宜试产过久，应行剖宫产术。

5. 宫颈癌

因宫颈变硬而脆、弹性差，临产后不易扩张，若经阴道分娩有发生裂伤大出血及扩散等风险，故不宜经阴道分娩，而应行剖宫产术，术后行放疗。如为早期浸润癌，可先行剖宫产术，随即行广泛性子宫切除及盆腔淋巴结清扫术。

6. 宫颈肌瘤

位于子宫下段或宫颈的较大肌瘤，因阻碍胎先露下降需行剖宫产术；若肌瘤不阻塞产道，胎儿可经阴道分娩，肌瘤待产后再做处理。

（姜馨艳）

第三节　胎位异常

分娩时枕前位（正常胎位）约占90%，胎位异常仅占10%，其中胎头位置异常占6%~7%，是造成难产的常见原因之一。

一、持续性枕后位、枕横位

在分娩过程中，胎头以枕后位或枕横位衔接。在下降过程中，胎头枕部因强有力的宫缩绝大多数向前转135°或90°，转为枕前位而自然分娩。仅有5%~10%胎头枕骨持续不能转向前方，直至分娩后期仍然立于母体骨盆的后方或侧方，致使分娩发生困难，称为持续性枕后位或持续性枕横位（图8-2）。发生原因与骨盆异常、胎头俯屈不良、宫缩乏力、头盆不称等有关。

（1）枕左后位　　　　　　（2）枕右后位

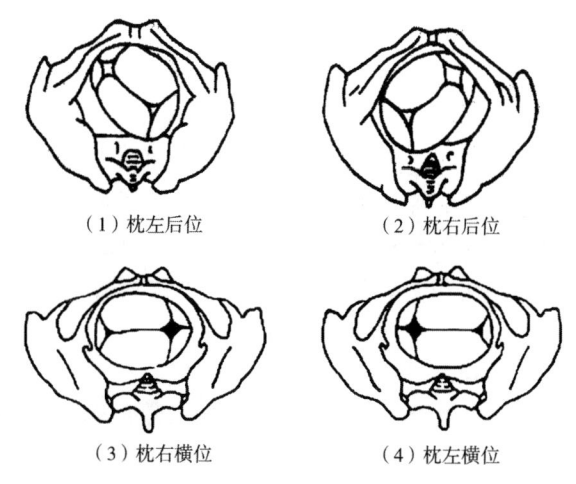

（3）枕右横位　　　　　　（4）枕左横位

图 8-2　持续性枕后位、枕横位

（一）诊断

1. 临床表现

临产后胎头衔接较晚，因胎先露部不能紧贴子宫下段及宫颈，常出现协调性宫缩乏力及宫颈扩张缓慢。枕后位时，因枕部压迫直肠，产妇自觉肛门坠胀及排便感，过早使用腹部压力导致宫颈前唇水肿和产妇疲劳，影响产程进展。持续性枕后位或持续性枕横位常出现活跃期延缓或第二产程延长。

2. 腹部检查

胎背偏向母体后方或侧方，对侧可明显触及胎儿肢体，胎心在脐下一侧偏外方。

3. 肛门检查或阴道检查

若为枕后位，检查时感到盆腔后部空虚，矢状缝位于骨盆斜径上；若为枕横位，则矢状缝位于骨盆横径上；根据前囟门、后囟门的方向和位置可判断胎方位。当胎头水肿、颅骨重叠、囟门触不清时，需行阴道检查胎儿耳郭和耳屏位置及方向确定胎位。如耳郭朝向骨盆后方则为枕后位；耳郭朝向骨盆侧方则为枕横位。阴道检查是确诊胎位异常必要的手段，其确定胎方位的准确率达 80%~90%。

4. 超声检查

根据胎头颜面及枕部位置，能准确探清胎头位置以明确诊断。

（二）治疗

持续性枕后位或持续性枕横位如无头盆不称时可以试产，但要密切观察胎头下降、宫口开张及胎心变化。

1. 第一产程

（1）潜伏期：保证产妇足够的营养和休息，如精神紧张、休息不好可肌内注射哌替啶 100 mg 或地西泮 10 mg，对纠正不协调宫缩有良好效果。嘱产妇向胎腹方向侧卧，有利于胎头枕部转向前方。若宫缩欠佳，宜尽早静脉滴注缩宫素。

（2）活跃期：宫口开大 3~4 cm 产程停滞，排除头盆不称可行人工破膜，使胎头下降压迫宫颈，起增强宫缩、促进胎头内旋转作用。若宫缩乏力，可静脉滴注缩宫素。经以上处理产程有进展则继续试产；若进展不理想（每小时宫口开大<1 cm）或无进展时，应行剖宫产术。在试产中如出现胎儿宫内窘迫征象也应行剖宫产分娩。

2. 第二产程

产程进展缓慢，初产妇宫口开全近 2 小时、经产妇已近 1 小时，应行阴道检查了解骨盆及胎头情况。若胎头双顶径已达坐骨棘水平或更低时，可徒手转胎头至枕前位，从阴道自然分娩或阴道助产；如转枕前位困难可转为正枕后位，以产钳助产，此时需做较大的会阴切口，以免发生严重裂伤；若胎头位置较高，疑有头盆不称，需行剖宫产术，禁止使用中位产钳。

3. 第三产程

为防止发生产后出血，胎儿娩出后应立即静脉注射或肌内注射缩宫素。有软产道裂伤者，应及时修补。凡行手术助产及有软产道裂伤者，产后应给予抗生素预防感染。新生儿应按高危儿处理。

二、胎头高直位

胎头呈不屈不仰姿势衔接于骨盆入口，其矢状缝与骨盆入口前后径一致，称胎头高直位。胎头枕骨靠近耻骨联合者为胎头高直前位，靠近骶岬者为胎头高直后位（图 8-3）。头盆不称是发生胎头高直位的最常见原因。

胎头高直前位　　　　　　　胎头高直后位

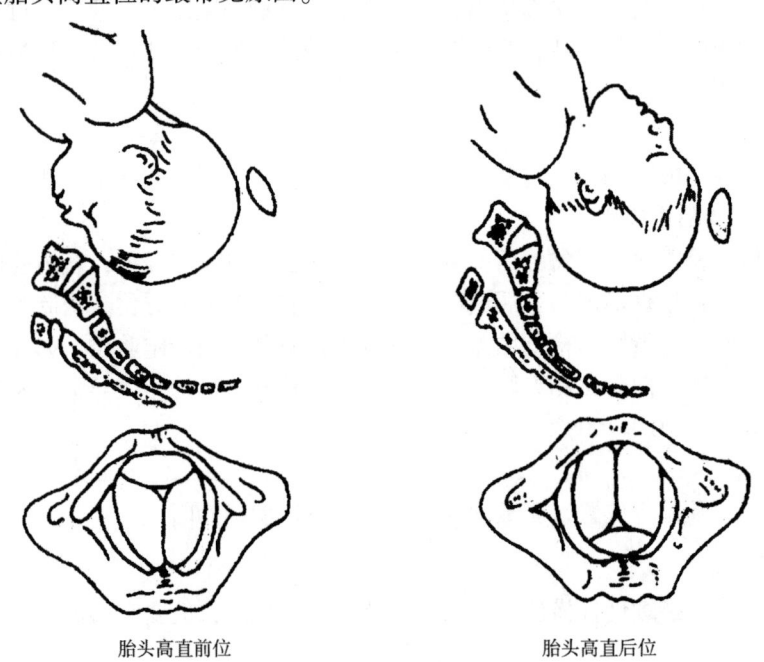

图 8-3　胎头高直位

（一）诊断

1. 临床表现

由于临产后胎头不俯屈，进入骨盆入口的胎头径线增大，使胎头迟迟不能衔接，导致宫口开张及先露下降缓慢，产程延长。其表现为活跃期延缓或停滞，胎头下降受阻。高直前位胎头入盆困难，一旦入盆后，产程进展顺利。高直后位胎头不能入盆，先露难以下降，即使宫口能开全，先露部仍停留在坐骨棘水平或水平以上。

2. 腹部检查

胎头高直前位时，胎背靠近腹前壁，不易触及胎儿肢体，胎心位置稍高，在近腹中线听得最清楚。胎头高直后位时，胎儿肢体靠近腹前壁，有时在耻骨联合上方可触及胎儿下颏。

3. 阴道检查

因胎头位置高，肛门检查不易查清，应做阴道检查。如发现胎头矢状缝与骨盆入口前后径一致，后囟门在耻骨联合后，前囟门在骶骨前，即为胎头高直前位；反之为胎头高直后位。前者产瘤在枕骨正中，后者产瘤在两顶骨之间。

4. 超声检查

可探清胎头双顶径与骨盆入口横径一致，胎头矢状缝与骨盆入口前后径一致。

（二）治疗

胎头高直前位时，若骨盆正常、胎儿不大、产力强，应给予充分试产机会，加强宫缩促使胎头俯屈，胎头转为枕前位后可经阴道自然分娩或阴道助产，若试产失败再行剖宫产术结束分娩。胎头高直后位因很难经阴道分娩，一经确诊应行剖宫产术。

三、前不均倾位

胎头以枕横位入盆时，胎头侧屈，以前顶骨先下降，矢状缝靠近骶岬为前不均倾位（图8-4）。发生前不均倾位的原因尚不清楚，可能与头盆不称、扁平骨盆及腹壁松弛有关。

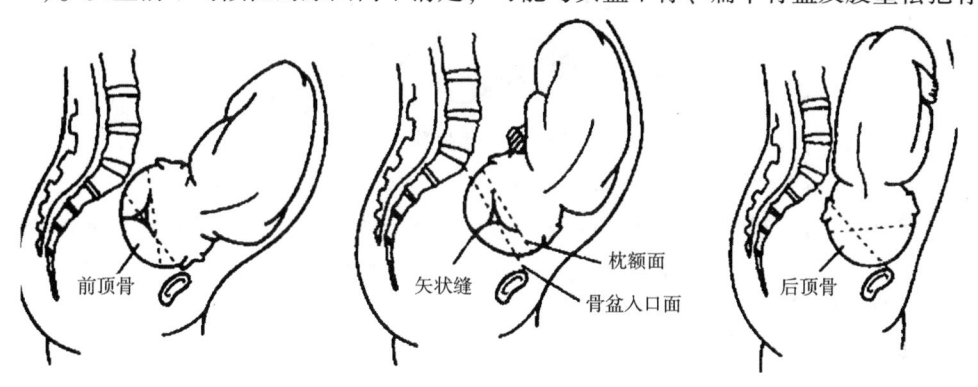

图 8-4 前不均倾位

（一）诊断

1. 临床表现

常发生胎膜早破，胎头迟迟不衔接，因后顶骨被阻于骶岬之上，胎头难以衔接和下降，导致继发性宫缩乏力、活跃期停滞或产程延长，甚至出现血尿、宫颈水肿或先兆子宫破裂。由于胎头受压过久可出现产瘤和胎儿宫内窘迫。

2. 腹部检查

临产早期，在耻骨联合上方可扪到胎头前顶部。随着产程进展，胎头继续侧屈使胎头与胎肩折叠于骨盆入口处，因胎头折叠于胎肩之后使胎肩高于耻骨联合平面，于耻骨联合上方只能触到一侧胎肩而触不到胎头，易误诊为胎头已入盆。

3. 阴道检查

胎头矢状缝在骨盆入口横径上，向后移靠近骶岬。前顶骨紧嵌于耻骨联合后方，产瘤大部分位于前顶骨，因后顶骨的大部分尚在骶岬之上，致使盆腔后半部空虚。

（二）治疗

一旦确诊为前不均倾位，应尽快以剖宫产结束分娩。手术切开子宫下段时，应用力将胎肩往子宫方向推送，使胎头侧屈得到纠正，防止前臂脱出。极个别情况因胎儿小、骨盆宽大、宫缩强，可通过前顶骨降至耻骨联合后，经侧屈后顶骨能滑过而入盆。

四、面先露

胎头枕部与背部接触，胎头呈极度仰伸姿势通过产道，以面部为先露时称为面先露（图 8-5）。

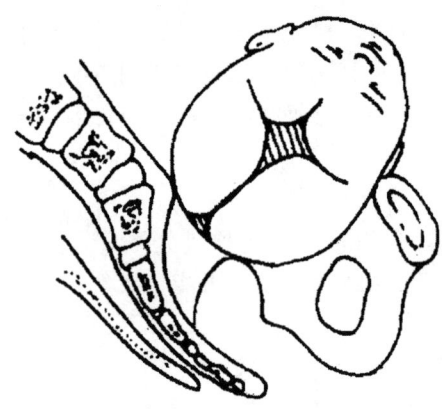

图 8-5 面先露

面先露以颏骨为指示点，有颏左前位、颏左横位、颏左后位、颏右前位、颏右横位、颏右后位 6 种胎方位。其中以颏左前位、颏右后位多见，且经产妇多于初产妇。发病原因与骨盆狭窄、头盆不称、腹壁松弛、胎儿畸形等有关。

（一）诊断

1. 临床表现

胎头迟迟不能入盆，先露部不能紧贴子宫下段及宫颈，常引起继发性宫缩乏力，导致产程延长。可表现为潜伏期延长、活跃期延长或停滞。颏后位导致梗阻性难产，可出现子宫破裂征象。由于胎头受压过久，可引起胎儿宫内窘迫。

2. 腹部检查

因胎头极度仰伸入盆受阻，胎体伸直，宫底位置较高。颏前位时，胎头轮廓不清，在孕妇腹前壁容易扪及胎儿肢体，胎心在胎儿肢体侧的下腹部听得最清楚。颏后位时，于耻骨联合上方可触及胎儿枕骨隆突与胎背之间有明显凹沟，胎心较遥远而弱。

3. 肛门及阴道检查

可触到高低不平、软硬不均的颜面部，若宫口开大时可触及胎儿口、鼻、颧骨及眼眶，并依据颏部所在位置确定胎位。阴道检查确定面先露时须与臀先露、无脑儿相鉴别。

4. 超声检查

可以明确面先露并能探清胎位。

(二) 治疗

颏前位时，若无头盆不称，产力良好，有可能自然分娩；若出现继发性宫缩乏力，第二产程延长，可用产钳助产，但会阴切开要足够大。若有头盆不称或出现胎儿窘迫征象，应行剖宫产术。持续性颏后位时，难以经阴道分娩，应行剖宫产术结束分娩。若胎儿畸形，无论颏前位或颏后位，均应在宫口开全后行穿颅术结束分娩。颏横位若能转成颏前位，可以经阴道分娩；持续性颏横位应行剖宫产术结束分娩。由于头面部受压过久，新生儿可出现颅内出血、颜面部肿胀，需加强护理，保持仰伸姿势数日之久。

五、臀先露

臀先露是最常见的异常胎位，占足月妊娠分娩总数的3%~4%，经产妇多见。臀先露易并发胎膜早破、脐带脱垂，分娩时后出胎头困难，导致围生儿死亡率较高，是枕先露的3~8倍。臀先露以骶骨为指示点，分骶左前、骶左横、骶左后、骶右前、骶右横、骶右后6种胎方位。根据两下肢所取的姿势又分为以下3种。

(1) 单臀先露或腿直臀先露：胎儿双髋关节屈曲，双膝关节伸直，以臀部为先露，最多见。

(2) 完全臀先露或混合臀先露：胎儿双髋及膝关节均屈曲，以臀部和双足为先露，较多见。

(3) 不完全臀先露：以一足或双足、一膝或双膝或一足一膝为先露，较少见。

臀先露易引起产妇胎膜早破或继发性宫缩乏力，使产后出血与产褥感染的机会增多，若宫口未开全而强行牵拉，容易造成宫颈撕裂甚至延及子宫下段；对胎儿易致脐带脱垂、胎儿窘迫或死产；对新生儿易致窒息、臂丛神经损伤及颅内出血发生率增加。

(一) 诊断

1. 临床表现

腹部检查时可在孕妇肋下触及圆而硬的胎头；因宫缩乏力致宫颈扩张缓慢，产程延长。

2. 腹部检查

子宫呈横椭圆形，宫底部可触及圆而硬、有浮球感的胎头，耻骨联合上方可触到圆而软、形状不规则的胎臀，胎心在脐左（右）上方最清楚。

3. 肛门及阴道检查

可触及胎臀或胎足，应与颜面部、胎手相鉴别。注意有无脐带脱垂。

4. 超声检查

能准确探清臀先露类型以及胎儿大小、胎头姿势等。

(二) 治疗

1. 妊娠期

妊娠30周前，多能自行转为头先露；30周后仍为臀先露应予以矫正。常用方法有胸膝卧位、激光照射或艾灸至阴穴；外倒转术慎用。

2. 分娩期

剖宫产指征：狭窄骨盆、软产道异常、胎儿体重大于3 500 g、胎儿窘迫、胎膜早破、脐带脱垂、妊娠并发症、高龄初产、有难产史、不完全臀先露等。

决定经阴道分娩的处理如下。

（1）第一产程：产妇侧卧，少做肛门检查，不灌肠。一旦破膜，立即听胎心，了解有无脐带脱垂，监测胎心。当宫口开大4~5 cm时，使用"堵"外阴方法，待宫口及阴道充分扩张后才让胎臀娩出。在"堵"的过程中，每隔10~15分钟听胎心一次，并注意宫口是否开全。宫口已开全再堵易引起胎儿窘迫或子宫破裂。宫口近开全时，要做好接产和抢救新生儿的准备。

（2）第二产程：初产妇做会阴侧切术。分娩方式有3种：①自然分娩，胎儿自然娩出，不做任何牵拉，极少见；②臀助产术，当胎臀自然娩出至脐部后，胎肩及后出胎头由接产者协助娩出（图8-6）；脐部娩出后，一般应在2~3分钟娩出胎头，最长不能超过8分钟；③臀牵引术，胎儿全部由接产者牵拉娩出，此种手术对胎儿损伤大。

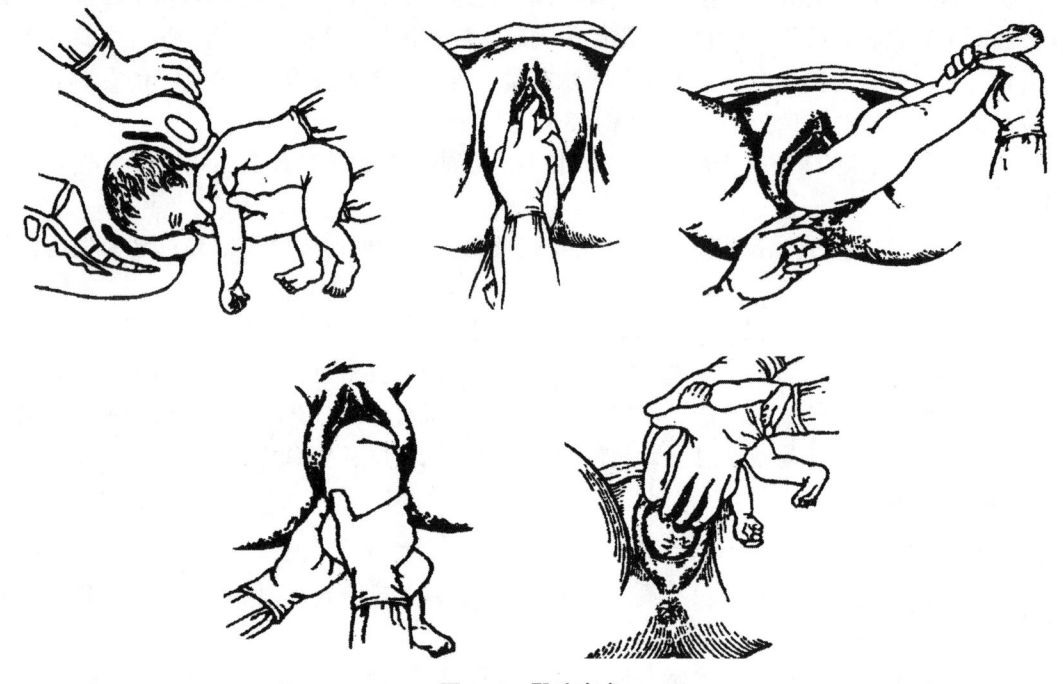

图8-6 臀助产术

（3）第三产程：使用缩宫素，防止产后出血。有软产道损伤者，应及时检查并缝合，给予抗生素预防感染。

六、肩先露

胎体横卧于骨盆入口之上，先露部为肩，称为肩先露（图8-7），是对母儿最不利的胎位。除死胎或早产儿胎体可折叠娩出外，足月活胎不能经阴道娩出。若处理不当，易造成子宫破裂，甚至危及母儿生命。

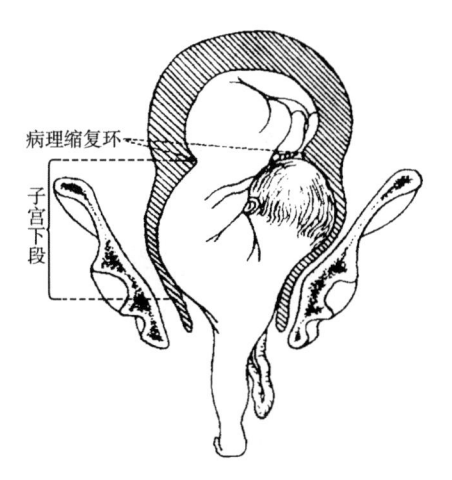

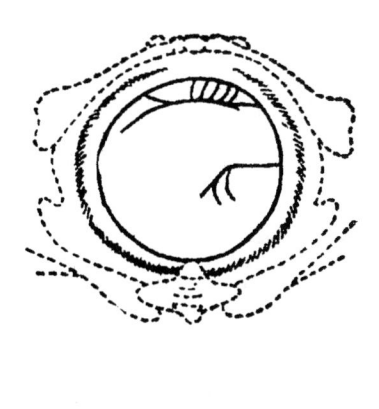

图 8-7 肩先露

（一）诊断

1. 临床表现

易发生宫缩乏力、胎膜早破。破膜后容易发生脐带脱垂和胎儿上肢脱出，导致胎儿窘迫甚至死亡。随着宫缩增强，子宫上段越来越厚，下段被动扩张越来越薄，上下段肌壁厚薄相差悬殊，形成环状凹陷，出现病理性缩复环，是子宫破裂的先兆，若不及时处理，将发生子宫破裂。

2. 腹部检查

子宫呈横椭圆形，耻骨联合上方较空虚，在母体一侧触及胎头。胎心在脐周两侧最清楚。

3. 肛门及阴道检查

胎膜未破、先露高浮者，肛门检查不易触及先露部；若胎膜已破、宫口已开张，阴道检查可触及胎肩锁骨、腋窝或肋骨，腋窝尖指向胎肩及胎头位置，据此决定胎头在母体左侧或右侧。若胎手已脱出阴道口外，可用握手法鉴别是胎儿左手或右手。

4. 超声检查

能确定肩先露及具体胎方位。

（二）治疗

1. 妊娠期

妊娠后期发现肩先露应予及时矫正，常用方法有胸膝卧位、激光照射或艾灸至阴穴。上述方法无效可试行外倒转术，转成头位后，包腹固定胎头。

2. 分娩期

足月活胎，应于临产前行剖宫产术。经产妇，足月活胎，宫口开大 5 cm 以上，胎膜已破羊水未流尽，可在全身麻醉下行内倒转术，待宫口开全助产。出现先兆子宫破裂或子宫破裂征象，无论胎儿死活均应立即行剖宫产术。胎儿已死，无先兆子宫破裂征象，若宫口近开全，可在全身麻醉下行断头术或碎胎术。术后常规检查子宫下段、宫颈及阴道有无裂伤，若有裂伤应及时缝合，注意产后出血及感染。

七、复合先露

胎先露部（胎头或胎臀）伴有肢体同时进入骨盆入口，称为复合先露。临床以一手或一前臂随胎头脱出常见。发生原因与胎先露部不能完全填充骨盆入口，先露部周围有空隙有关。

（一）诊断

产程进展缓慢，阴道检查发现胎先露旁有肢体而确诊。

（二）治疗

首先应检查有无头盆不称。如无头盆不称，可让产妇向肢体脱出的对侧侧卧，有利于肢体自然回缩。若脱出肢体与胎头已入盆，可待宫口近开全或开全后上推肢体，使胎头下降后自然分娩或产钳助产。如有头盆不称或伴有胎儿窘迫征象，应尽快行剖宫产术。

（姜馨艳）

第四节 难产的诊断与处理

决定分娩的四大因素是产力、产道、胎儿及产妇精神心理因素，其中任何一个或几个因素异常即可能导致分娩进程受阻而发生难产。常发生于头先露的难产，称为头位难产。随着妇幼保健工作的开展，臀先露、横位的发生率大大减少，致头位难产在难产中所占的比例增加。难产尤其头位难产若处理不当，可给母儿带来严重危害。因此，产科工作者应当综合分析决定分娩的四大因素，及时正确地诊断难产并给予恰当的处理，防止母儿并发症的发生。

一、难产的因素及其相互间的关系

导致难产的因素虽然是产力、产道与胎儿三方面的异常，但这三方面又各有不同情况造成的不同影响，如产力异常方面有原发性子宫收缩乏力与继发性子宫收缩乏力，产道方面有骨产道异常与软产道异常，胎儿方面不仅有发育方面的异常（包括过度发育与畸形），还有胎位方面的异常。这些异常既可以单独存在，又可以相互影响，其影响不仅可以发生于几种异常之间，如胎儿发育异常与骨盆异常等，也可发生于正常与异常之间，如胎儿发育正常与重度骨盆狭窄等。更值得注意的是有些异常并不明显，如轻度骨盆狭窄、头位异常等，其诊断与处理的正确与否，往往建立于医生对此类情况的基本要领与定义的认识与熟悉，如必须了解轻、中、重度骨盆狭窄的区分标准，枕后位不同于持续性枕后位等。临床医、护、助产士不能明辨影响分娩因素的正常与异常界限而诊治失当，主要就是因为对所遇情况的基本概念与定义认识不足，所以对难产因素及其相互之间关系的判断尤为重要。

二、头位难产的诊断

明显的胎儿发育异常、胎头位置异常及骨盆狭窄常在临产前容易发现，而临界性异常（如骨盆临界狭窄）及产力异常往往在临产后出现分娩受阻，需要耐心细致地观察产程。善于发现早期异常表现，有利于进行及时的诊断及正确的处理。

（一）病史

仔细询问产妇既往内科、外科病史，以及是否有佝偻病、骨质软化症、脊髓灰质炎、严重的胸廓或脊柱变形、骨盆骨折病史，是否有剖宫产、阴道手术助产，是否反复发生臀先露或横位，有无死胎、死产、新生儿产伤等病史。

（二）全面检查产妇情况

了解产妇思想状态，以及对妊娠及分娩的认识。全身体检特别要注意心、肺、肝、肾等重要器官情况，测量血压、脉搏、呼吸、体温，了解有无妊娠并发症和内科、外科并发症，有无脱水、酸中毒，以及排尿、排便情况。若仅注意产科情况而忽略产妇全身情况常会造成诊断和处理上的重大失误，给母儿带来严重危害，故应引起产科医务人员的高度重视。

（三）仔细检查产科情况

1. 产道

临产前应仔细检查孕妇产道包括骨产道和软产道是否有明显异常，以决定行选择性剖宫产或经阴道试产。有学者按骨盆狭窄程度进行评分，临界性骨盆狭窄可经阴道试产，但应严密观察在良好宫缩情况下的产程进展，根据分娩进展情况决定处理措施。

2. 胎儿

临产前应尽量准确估计胎儿体重，除了测量宫高、腹围外，还应做B超测量胎儿径线（如双顶径、头围、腹围、股骨长、肱骨软组织厚度等），尽量使估计的胎儿体重准确一些。产程中注意观察胎头下降情况及胎方位情况，还应加强胎儿监护，及时正确诊断胎儿窘迫。

3. 产力

分娩中产力多数表现正常。但若有胎头位置异常、胎儿过大、羊水过多及骨盆异常，以及某些软产道异常也可影响子宫收缩力。此外，精神因素的影响也不容忽视。

子宫收缩力可根据腹部扪诊或宫缩检测仪了解的宫缩频率、宫缩持续时间、宫缩强弱及宫缩有效强度而分为强、中、弱三等，"强"指正常的强宫缩，为有效宫缩，与宫缩虽强而无效的强直性宫缩不同；"中"为一般正常宫缩；"弱"指微弱宫缩，包括原发性、继发性宫缩乏力及宫缩不协调等效能差或无效的子宫收缩。

（四）头位分娩评分的临床应用

凌萝达提出头位分娩评分法，是将骨盆大小、胎儿体重、胎头位置及产力强弱4项评分相加综合判断，以帮助助产者决定处理时参考。4项评分总和≥13分者为正常，≥10分者可以试产。

凌萝达的研究表明，头位分娩评分总分10分为头位难产分娩方式的一个分界线。10分中剖宫产占59.5%，11分中剖宫产只有6.1%，12分以上基本都可经阴道分娩。因此，10分及10分以下者多考虑剖宫产分娩。

若产妇尚未临产，则根据骨盆大小及胎儿体重两项评分之和（头盆评分）进行判断，头盆评分≥8分者为头盆相称，6~7分为轻微头盆不称，≤5分为严重头盆不称。头盆评分≥6分可以试产，评分5分者若系骨盆入口问题可予以短期试产，否则以剖宫产为宜。

（五）产程图监测分娩进展

产程图可直接及时反映产程进展情况，适用于每位产妇的产程监测。当出现产程图异常如宫颈扩张或胎头下降延缓或停滞时，应做进一步检查并进行综合分析，及时诊断头位难产。

三、处理

（一）选择性剖宫产

在临产前决定做选择性剖宫产并不容易，只有符合以下条件者才考虑。

(1) 足月妊娠具有绝对性狭窄骨盆或明显畸形、歪斜骨盆。

(2) 胎头高直后位、颏后位、额先露等。

(3) 头盆明显不称，头盆评分≤5分者需做选择性剖宫产。然入口面头盆评分5分，枕前位，产力正常或强，总分仍可达到10分者，有经阴道分娩的可能，可以短期试产。但出口面若总评分为10分者，最好实行剖宫产。

(4) 联体双胎、双头畸形在临产前即可经X线摄片或超声检查作出诊断，此类无存活可能的畸形即使予以毁胎也难经阴道娩出，而且可并发母体软产道严重损伤，多选择剖宫产，其目的是保护母体。若畸胎有存活可能者更应经剖宫产娩出。

（二）临产过程中考虑剖宫产

(1) 严重胎头位置异常如高直后位、枕横位中的前不均倾位、额位及颏后位，这些胎位往往在宫颈口扩张3~5cm后，经阴道检查证实。高直后位体征明确，一旦证实即可做剖宫产；但枕横位中的前不均倾位体征不如高直后位明显，有怀疑时尚需要观察一段时间，随着胎头继续侧屈，矢状缝继续后移，体征逐渐明确，诊断方能成立并选择剖宫产结束分娩；额位时也可观察一段时间，因额位有向面位及枕先露转化的可能，可短期试产，若持续于额位则需考虑剖宫产；颏后位时除非胎儿较小、产力强、胎头达盆底后有可能转成颏前位娩出，如持续于颏后位则需做剖宫产术。

(2) 临产后产程停止进展，检查有明显头盆不称。

(3) 经过积极处理宫颈始终未能开全。

(4) 胎头始终未能衔接者，特别要警惕由于颅骨过分重叠及严重胎头水肿所造成的胎头业已衔接的假象。

(5) 宫缩乏力，经积极治疗后仍无进展。

（三）试产

除因绝对指征选择性剖宫产者外，头先露的初产妇一般均应试产，尤其骨盆入口面临界性或轻度狭窄更应给予充分试产的机会。试产过程中应有专人守护，严密观察产程进展。试产过程中严格按照产程图进行观察和处理非常重要。中骨盆及骨盆出口狭窄试产应特别慎重，若产程中处理不当，勉强经阴道助产分娩或阴道助产失败后再做剖宫产对母儿均极为不利，容易发生分娩并发症。因此，若发现中骨盆及骨盆出口狭窄，剖宫产指征应当适当放松。

1. 一般处理

应给产妇提供舒适的待产环境，减少对分娩的恐惧心理，消除精神紧张。注意改善产妇全身情况，对疲乏不能进食者，可静脉滴注5%~10%葡萄糖注射液、维生素B_6、维生素C或（和）电解质。产妇宜采用左侧卧位，以改善胎儿、胎盘循环，防止仰卧位低血压。产程中应随时排空膀胱，若出现尿潴留，应给予导尿并警惕发生滞产。

2. 产程图异常的处理

（1）潜伏期异常：有潜伏期延长倾向（超过正常平均值即≥8小时）时应处理。首先应排除假临产，若确已临产可予以哌替啶100 mg或地西泮10 mg肌内注射，纠正不协调性宫缩，当宫缩协调后常可很快进入活跃期。若用镇静剂后宫缩无改善，可加用缩宫素，观察2~4小时仍无进展，则应重新评估头盆关系，若有头盆不称应行剖宫产，以免延误处理导致滞产，危害母儿安全。

（2）活跃期宫颈扩张延缓或停滞：首先应做阴道检查了解骨盆情况及胎方位，若无明显头盆不称，可行人工破膜加强产力，促进产程进展。严重的胎头位置异常，如高直后位、前不均倾位、额位及颏后位等应立即行剖宫产术。若无头盆不称及无严重胎位异常，可用缩宫素加强宫缩，观察2~4小时产程仍无进展或进展欠满意（宫颈扩张率<1 cm/h）应行剖宫产。

（3）胎头下降延缓或停滞：第一产程末或第二产程胎头下降延缓或停滞，提示胎头在中骨盆遇到阻力，应及时做阴道检查，了解中骨盆及出口情况，有无宫颈水肿，胎方位及胎头下降水平，胎头水肿及颅骨重叠情况。若无头盆不称或严重胎位异常，可用缩宫素加强宫缩；若为枕横位或枕后位可试行徒手将胎头转为枕前位，待胎头下降至≥+3，宫颈开全后行产钳或胎头吸引器助产，若徒手转胎方位失败，胎头仍持续在+2以上，应行剖宫产术。

（姜馨艳）

第九章

分娩期并发症

第一节 羊水栓塞

一、概述

羊水栓塞是指在分娩过程中羊水突然进入母体血液循环引起急性肺栓塞、过敏性休克、弥散性血管内凝血（DIC）、肾衰竭或猝死的严重分娩并发症。羊水栓塞的发病率为4/10万～6/10万。发生于足月妊娠时，产妇死亡率高达80%以上；也可发生于妊娠早期、中期流产，病情较轻，死亡少见。羊水栓塞是由于污染羊水中的有形物质（胎儿毳毛、角化上皮、胎脂、胎粪）和促凝物质（具有凝血活酶的作用）进入母体血液循环引起。羊膜腔内压力增高（宫缩过强或强直性宫缩）、胎膜破裂（其中2/3为人工破膜，1/3为自然破膜）和宫颈或宫体损伤处有开放的静脉或血窦是导致羊水栓塞发生的基本条件。高龄初产妇和多产妇（较易发生子宫损伤）、自发或人为的过强宫缩、急产、胎膜早破、前置胎盘、胎盘早剥、子宫不完全破裂、剖宫产术、孕中期钳刮术、羊膜腔穿刺形成胎膜后血肿（分娩时此处胎膜撕裂）、巨大胎儿（易发生难产、滞产、胎儿宫内窒息致羊水浑浊）、死胎不下（胎膜强度减弱而渗透性显著增加）等，均可诱发羊水栓塞。

二、临床表现

羊水栓塞的典型临床经过分为3个阶段。

1. 呼吸循环衰竭和休克

在分娩过程中，尤其是刚破膜不久，产妇突感寒战，出现呛咳、气急、烦躁不安、恶心、呕吐，继而出现呼吸困难、发绀、抽搐、昏迷；脉搏细数，血压急剧下降；听诊心率加快、肺底部湿啰音。病情严重者，产妇仅在惊叫一声或打一个哈欠后，血压迅速下降，于数分钟内死亡。

2. DIC引起的出血

患者度过呼吸循环衰竭和休克期，进入凝血功能障碍阶段，表现为难以控制的大量阴道流血、切口渗血、全身皮肤黏膜出血、血尿以及消化道大出血。产妇可死于出血性休克。

3. 急性肾衰竭

后期存活的患者出现少尿（或无尿）和尿毒症表现。主要为循环功能衰竭引起的肾缺血及 DIC 前期形成的血栓堵塞肾内小血管，引起缺血、缺氧，导致肾脏器质性损害。

羊水栓塞临床表现的三阶段通常按顺序出现，有时也可不完全出现或出现的症状不典型，如钳刮术中发生羊水栓塞仅表现为一过性呼吸急促、胸闷后出现阴道大量流血。

因此，胎膜破裂后、胎儿娩出后或手术中产妇突然出现寒战、呛咳、气急、烦躁不安、尖叫、呼吸困难、发绀、抽搐、出血、不明原因休克等临床表现，应考虑为羊水栓塞，应立即进行抢救。

三、检查

1. 血涂片查找羊水有形物质

采集下腔静脉血，离心沉淀后，取上层羊水碎屑涂片，染色，显微镜下检查，找到鳞状上皮细胞、黏液、毳毛等或做特殊脂肪染色，见到胎脂类脂肪球即可确定羊水栓塞的诊断。

2. 床旁胸部 X 线摄片

90%以上的患者可出现肺部 X 线异常改变，胸部 X 线摄片见双肺弥散性点片状浸润影，沿肺门周围分布，可伴有肺部不张、右侧心影扩大。

3. 床旁心电图或心脏彩色多普勒超声检查

提示有心房、右心室扩大，ST 段下降。

4. 凝血检查

凝血功能障碍及有关纤溶活性增高的检查。

5. 肺动脉造影

肺动脉造影是诊断肺动脉栓塞最正确、最可靠的方法，其阳性率达 85%~90%，并且可确定栓塞的部位及范围。X 线征象：肺动脉内充盈缺损或血管中断，局限性肺叶、肺段血管纹理减少可呈剪枝征象。肺动脉造影同时还可以测量肺动脉楔状压、肺动脉压及心排出量，以提示有无右心衰竭。

四、诊断

羊水栓塞起病急骤、来势凶险是其特点，多发生于分娩过程中，尤其是胎儿娩出前后的短时间内。羊水栓塞根据临床表现和辅助检查结果可作出诊断。

五、治疗

（一）抗过敏，解除肺动脉高压，改善低氧血症

1. 供氧

保持呼吸道通畅，立即行面罩给氧或气管插管正压给氧，必要时行气管切开；保证供氧以改善肺泡毛细血管缺氧状况，预防及减轻肺水肿；改善心、脑、肾等重要脏器的缺氧状况。

2. 抗过敏

在改善缺氧同时，尽快给予大剂量肾上腺糖皮质激素抗过敏、解痉，稳定溶酶体，保护细胞。氢化可的松 100~200 mg 加于 5%~10% 葡萄糖注射液 50~100 mL 快速静脉滴注，再用 300~800 mg 加于 5% 葡萄糖注射液 250~500 mL 静脉滴注，日量可达 500~1 000 mg；地塞米松 20 mg 加于 25% 葡萄糖注射液静脉推注后，再加 20 mg 于 5%~10% 葡萄糖注射液中

静脉滴注。

3. 缓解肺动脉高压

解痉药物能改善肺血流灌注,预防右心衰竭所致的呼吸循环衰竭。

(1) 盐酸罂粟碱:为首选药物,30~90 mg 加于 10%~25%葡萄糖注射液 20 mL 缓慢静脉推注,日用量不超过 300 mg。可松弛平滑肌,扩张冠状动脉、肺动脉和脑小动脉,降低小血管阻力,与阿托品同时应用效果更佳。

(2) 阿托品:1 mg 加于 10%~25%葡萄糖注射液 10 mL,每 15~30 分钟静脉推注 1 次,直至面色潮红、症状缓解为止。阿托品能阻断迷走神经反射所致的肺血管和支气管痉挛。心率>120 次/分慎用。

(3) 氨茶碱:250 mg 加于 25%葡萄糖注射液 20 mL 缓慢推注。可松弛支气管平滑肌,解除肺血管痉挛,降低静脉压,减轻右心负荷,兴奋心肌,增加心排出量。一般应用在肺动脉高压、心力衰竭、心率快以及支气管痉挛时,必要时可每 24 小时重复使用 1~2 次。

(4) 酚妥拉明:5~10 mg 加于 10%葡萄糖注射液 100 mL 中,以 0.3 mg/分速度静脉滴注。为 α 肾上腺素受体阻滞药,能解除肺血管痉挛,降低肺动脉阻力,消除肺动脉高压。

(二) 抗休克

1. 补充血容量

扩容常用低分子右旋糖酐-40 500 mL 静脉滴注,日量不超过 1 000 mL;并应补充新鲜血液和血浆。抢救过程中应测定中心静脉压 (CVP),了解心脏负荷状况,指导输液量及速度,并可抽取血液检查羊水有形成分。

2. 使用升压药物

多巴胺 10~20 mg 加于 10%葡萄糖注射液 250 mL 静脉滴注;间羟胺 20~80 mg 加于 5%葡萄糖注射液静脉滴注,根据血压调整速度,通常滴速为 20~30 滴/分。

3. 纠正酸中毒

应做血气分析及血清电解质测定。发现有酸中毒时,用 5%碳酸氢钠液 250 mL 静脉滴注,并及时纠正电解质紊乱。

4. 纠正心力衰竭

常用毛花苷 C 0.2~0.4 mg 加于 10%葡萄糖注射液 20 mL 缓慢静脉注射;毒毛花苷 K 0.125~0.25 mg 同法静脉注射,必要时 4~6 小时重复用药。也可用辅酶 A、腺苷三磷酸 (ATP) 和细胞色素 C 等营养心肌药物。

(三) 防治 DIC

1. 肝素

羊水栓塞初期血液呈高凝状态时短期内使用。肝素 25~50 mg(1 mg = 125 U)加于 0.9%氯化钠注射液或 5%葡萄糖注射液 100 mL 静脉滴注 1 小时;6 小时后再将 50 mg 加于 5%葡萄糖注射液 250 mL 缓慢静脉滴注。用药过程中应将凝血时间控制在 20~25 分钟。肝素 24 小时总量可达 100~200 mg。肝素过量(凝血时间超过 30 分钟)有出血倾向(伤口渗血、产后出血、血肿或颅内出血)时,可用鱼精蛋白对抗,1 mg 鱼精蛋可对抗肝素 100 U。

2. 补充凝血因子

应及时输注新鲜血液或血浆、纤维蛋白原等。

3. 抗纤溶药物

纤溶亢进时，用氨基己酸（4~6 g）、氨甲苯酸（0.1~0.3 g）、氨甲环酸（0.5~1.0 g）加于0.9%氯化钠注射液或5%葡萄糖注射液 100 mL 静脉滴注，抑制纤溶激活酶，使纤溶酶原不被激活，从而抑制纤维蛋白溶解。补充纤维蛋白原 2~4 g/次，使血纤维蛋白原浓度达 1.5 g/L 为好。

（四）预防肾衰竭

羊水栓塞发病第三阶段为肾衰竭阶段，注意尿量。当血容量补足后，若仍少尿应选用呋塞米 20~40 mg 静脉注射或 20% 甘露醇 250 mL 快速静脉滴注（10 mL/分）；依他尼酸钠 50~100 mg 静脉滴注，可扩张肾小球动脉（有心力衰竭时慎用）预防肾衰竭，并应检测血电解质。

（五）预防感染

应选用肾毒性小的广谱抗生素预防感染。

（六）产科处理

（1）若在第一产程发病，产妇血压、脉搏控制平稳后，胎儿不能立即娩出，则应行剖宫产术终止妊娠。

（2）若在第二产程发病，则可及时产钳助产娩出胎儿。

（3）若产后出现大量子宫出血，经积极处理仍不能止血者，应在输新鲜血液及应用止血药物前提下行子宫切除术。手术本身虽可加重休克，但切除子宫后，可减少胎盘剥离面开放的血窦出血，且可阻断羊水及其有形物质进入母体血液循环，控制病情继续恶化，对抢救与治疗患者来说均为有效措施。

（4）关于宫缩剂的应用：羊水栓塞产妇处于休克状态下，肌肉松弛，对药物反应性差。无论缩宫素还是麦角新碱等宫缩剂的使用都会收效甚微，而且可能将子宫开放血窦中的羊水及其有形物质再次挤入母体血液循环，从而加重病情。因此，应针对患者具体情况及用药反应程度，权衡利弊，果断决定是否应用宫缩剂。切勿因拖延观察时间而耽误有利的抢救时机。

（吴 憾）

第二节　子宫破裂

一、概述

子宫破裂是指在分娩期或妊娠晚期子宫体部或子宫下段发生破裂，若未及时诊治可导致胎儿及产妇死亡，是产科的严重并发症。梗阻性难产是引起子宫破裂最常见的原因。骨盆狭窄、头盆不称、软产道阻塞（发育畸形、瘢痕或肿瘤所致）、胎位异常（肩先露、额先露）、巨大胎儿、胎儿畸形（脑积水、连体儿）等，均可因胎先露下降受阻，为克服阻力，子宫强烈收缩，使子宫下段过分伸展变薄发生子宫破裂。

剖宫产或子宫肌瘤剔除术后的瘢痕子宫，于妊娠晚期或分娩期宫腔内压力增高可使瘢痕破裂，前次手术后伴感染及切口愈合不良者再次妊娠，发生子宫破裂的危险性更大。另外，宫缩剂使用不当，尤其用于高龄、多产、子宫畸形或发育不良、有多次刮宫及宫腔严重感染史等的孕妇，更易发生子宫破裂；宫颈口未开全时行产钳或臀牵引术，暴力可造成宫颈及子宫下段撕裂伤；有时毁胎术、穿颅术可因器械、胎儿骨片损伤子宫导致破裂；肩先露无麻醉下行内转胎位术、强行剥离植入性胎盘或严重粘连胎盘，均可引起子宫破裂。

子宫破裂按发生原因，分为自然破裂及损伤性破裂；按其破裂部位，分为子宫体部破裂和子宫下段破裂；按其破裂程度，分为完全性破裂和不完全性破裂。

二、诊断

子宫破裂多发生于分娩期，通常是渐进发展的过程，多数可分为先兆子宫破裂和子宫破裂两个阶段。

（一）先兆子宫破裂

常见于产程长、有梗阻性难产因素的产妇，主要有以下表现。

（1）子宫呈强直性或痉挛性过强收缩，产妇烦躁不安，呼吸、心率加快，下腹剧痛难忍，出现少量阴道流血。

（2）因胎先露部下降受阻，宫缩过强，子宫体部肌肉增厚变短，子宫下段肌肉变薄拉长，在两者间形成环状凹陷，称为病理缩复环。可见该环逐渐上升达脐平或脐上，压痛明显。

（3）膀胱受压充血，出现排尿困难及血尿。

（4）因宫缩过强、过频，胎儿触诊不清，胎心率加快、减慢或听不清。子宫病理缩复环形成、下腹部压痛、胎心率异常和血尿是先兆子宫破裂四大主要表现。

（二）子宫破裂

1. 不完全性子宫破裂

子宫肌层部分或全层破裂，但浆膜层完整，宫腔与腹腔不相通，胎儿及其附属物仍在宫腔内，称为不完全性子宫破裂。多见于子宫下段剖宫产切口瘢痕破裂，常缺乏先兆破裂症状，仅在不全破裂处有明显压痛、腹痛等症状，体征也不明显。若破裂口累及两侧子宫血管可导致急性大出血或形成阔韧带内血肿，体格检查可在子宫一侧扪及逐渐增大且有压痛的包块，多有胎心异常。

2. 完全性子宫破裂

子宫肌壁全层破裂，宫腔与腹腔相通，称为完全性子宫破裂。继先兆子宫破裂症状后，产妇突感下腹撕裂样剧痛，宫缩骤然停止。腹痛稍缓和后，因羊水、血液进入腹腔，又出现全腹持续性疼痛，伴有面色苍白、呼吸急促、脉搏细数、血压下降等休克征象。破裂口出血流入腹腔出现内出血。全腹压痛、反跳痛，腹壁下可清楚扪及胎体，子宫位于侧方，胎心、胎动消失。阴道检查：阴道有鲜血流出，胎先露部升高，开大的宫颈口缩小，部分产妇可扪及宫颈及子宫下段裂口。子宫体部瘢痕破裂多为完全性子宫破裂，多无先兆破裂典型症状。

根据以上典型子宫破裂病史、症状、体征，容易诊断。子宫切口瘢痕破裂，症状及体征不明显，诊断有一定困难。根据前次剖宫产手术史、子宫下段压痛、胎心改变、阴道流血，检查胎先露部上升，宫颈口缩小或触及子宫下段破口等均可确诊。B超检查能协助确定破口部位及胎儿与子宫的关系。

但也有例外，有些病例可以毫无症状及临床体征。某些患者子宫破裂则因胎儿填塞裂口，压迫致出血不多，而无临床症状，在开腹手术时才获得诊断。值得一提的是，还有一类毫无临床症状的妊娠期子宫破裂，多发生在剖宫产术后瘢痕子宫妊娠者，称为妊娠期子宫"静止"破裂。临床表现为"开窗式"，尤其当破口未波及血管时，无明显症状和体征。分娩者多在宫缩当时发生，可用超声检查诊断。

（三）鉴别诊断

（1）胎盘早剥：有起病急、剧烈腹痛、胎心变化、内出血休克等表现，可与先兆子宫破裂混淆，但常有妊娠期高血压疾病史或外伤史，子宫呈板状硬，无病理缩复环，胎位不清；B超检查常有胎盘后血肿。

（2）难产并发腹腔感染：有产程长、多次阴道检查史，腹痛及腹膜炎体征，容易与子宫破裂混淆；阴道检查胎先露部无上升、宫颈口无回缩；查体及B超检查，发现胎儿位于宫腔内，子宫无缩小；患者常有体温升高和白细胞计数增多。

三、治疗

（一）先兆子宫破裂

应立即抑制子宫收缩，肌内注射哌替啶100 mg或静脉全身麻醉，立即行剖宫产术。

（二）子宫破裂

在输液、输血、吸氧和抢救休克的同时，无论胎儿是否存活均应尽快手术治疗。

（1）子宫破口整齐、距破裂时间短、无明显感染者，患者全身状况差不能承受大手术，可行破口修补术；子宫破口大、不整齐、有明显感染者，应行子宫次全切术；破口大、撕伤超过宫颈者，应行子宫全切术。

（2）手术前、手术后给予大量广谱抗生素控制感染。

（三）特殊子宫破裂

即妊娠期子宫"静止"破裂。

（1）疑有先兆子宫破裂时，应尽量避免震动，转送前注射吗啡，在腹部两侧放置沙袋，以减少张力，同时有医护人员护送。

（2）在条件一般的医疗机构发生子宫破裂，应在检查无小肠滑入宫腔内后，谨慎用纱布行宫腔填塞。若技术条件和经验受限，在填塞纱布时，一定要注意不宜盲目实施，可考虑用腹部加压沙袋包裹腹带，适当应用吗啡，边纠正休克边转送。严重休克者应尽可能就地抢救，若必须转院，输血、输液、包扎腹部后方可转送。发生DIC患者，应按DIC的抢救措施处理。

（四）预防

（1）做好围生期保健工作。认真做好产前检查，有瘢痕子宫、产道异常等高危因素者，应提前1~2周入院待产。

（2）提高产科诊治质量。

1）正确处理产程：严密观察产程进展，警惕并尽早发现先兆子宫破裂征象并及时处理。

2）严格掌握缩宫素应用指征：诊为头盆不称、胎儿过大、胎位异常或曾行子宫手术者产前均禁用；应用缩宫素引产时，应有专人守护或监护，按规定稀释为小剂量静脉缓慢滴注，严防发生过强宫缩；应用前列腺素制剂引产应慎重。

3）正确掌握产科手术助产的指征及操作常规：阴道助产术后应仔细检查宫颈及宫腔，及时发现损伤给予修补。

4）正确掌握剖宫产指征：包括第一次剖宫产时，必须严格掌握手术适应证。因瘢痕子宫破裂占子宫破裂的比例越来越高，术式尽可能采取子宫下段横切口式。有过剖宫产史的产妇试产时间不应超过12小时，并加强产程监护，及时发现先兆子宫破裂征象转行剖宫产术结束分娩。对前次剖宫产指征为骨盆狭窄，术式为子宫体部切口或子宫下段切口而有切口撕裂，术后感染愈合不良，已有两次剖宫产史者均应行剖宫产终止妊娠。

（吴 憾）

第三节 脐带脱垂

一、概述

胎膜未破时脐带位于胎先露部前方或一侧，称为脐带先露或隐性脐带脱垂。胎膜破裂、脐带脱出于宫颈口外，降至阴道内甚至露于外阴部，称为脐带脱垂。多发生在胎先露部尚未衔接时，如头盆不称、胎头入盆困难或臀先露、肩先露、枕后位及复合先露等胎位异常时，因胎先露与骨盆之间有空隙脐带易于滑脱。另外，胎儿过小，羊水过多，脐带过长，脐带附着异常以及低置胎盘等均是脐带脱垂的好发因素。脐带是连接母体与胎儿之间的桥梁，一端连于胎儿腹壁脐轮，另一端与胎盘胎儿面相连。它由两条脐动脉和一条位于脐带中央的脐静脉组成，血管周围为华通胶，是胎儿与母体进行气体交换、营养物质和代谢产物交换的重要通道。一旦发生脐带脱垂，不但增加剖宫产率，而且对胎儿影响极大，发生在胎先露部尚未衔接、胎膜未破时的脐带先露，因宫缩时胎先露部下降，一过性压迫脐带导致胎心率异常，久之可引起胎儿宫内缺氧；胎先露部已衔接、胎膜已破者，脐带受压于胎先露部与骨盆之间，快速引起胎儿缺氧，甚至胎心完全消失，其中，以头先露最重，肩先露最轻。若脐带血液循环阻断超过8分钟，则会胎死宫内。

二、诊断

（一）胎心听诊监测

临产后听胎心，耻骨联合上有明显的杂音，脐带杂音是提示脐带血流受阻的最早标志，但非唯一体征。胎膜未破，于胎动、宫缩后胎心率突然变慢，改变体位、上推胎先露部及抬高臀部后迅速恢复者，应考虑有脐带先露的可能。无论自然破膜或人工破膜，胎心突然减慢，可能发生了脐带脱垂。在第二产程时胎先露下降幅度最大，也是引发脐带受压的危险期，更应密切观察胎心变化，一旦出现胎心快慢节律不均或宫缩后胎心持续减速等异常，均应及时考虑脐带因素致胎儿窘迫的潜在危险存在。此时胎心听诊是简单实用、及时有效、可靠且经济的一种监测手段。

（二）胎心电子监测

胎心电子监测是临床应用较多的监测脐带因素致胎儿窘迫的方法，以其能够实时反映脐带受压时胎心的瞬时变化为特征，且反应灵敏。在持续监护过程中，如果频繁出现胎心变异减速，且胎心率基线变异小，但减速持续时间短暂且恢复快，氧气吸入无明显改善，改变体位后有好转，提示脐带受压，可能有隐性脐带脱垂；若破膜后突然出现重度减速（胎心常低于70次/分），考虑脐带脱垂发生。胎心宫缩监护监测，宫缩时脐带受压引起的典型可变减速波形特点：先是脐静脉受压使胎儿血容量减少，压力感受器调节使胎心在减速前可有一短暂加速；随后脐动脉受压，通过压力及化学感受器双重调节产生胎心减速；当脐带压力缓解时，脐静脉梗阻解除滞后于脐动脉，产生一个恢复胎心基线率前的又一次胎心加速；重度可变减速胎心减速最低可≤70次/分，持续≥60秒。其他不典型的可变减速可表现为减速与宫缩无固定联系，变异波形不定可表现为W形、K形、U形等，可发生延长减速（超过90秒，但<15分钟的减速）或心动过缓（>15分钟的减速）。并发晚期减速，多提示胎儿预后差。但使脐带受压的因素很多，应动态监测并密切结合临床，综合判断。

（三）阴道检查

产程中胎心突然减慢或不规则及肛门指诊可疑脐带脱垂时，应及时行阴道检查，若触及前羊水囊内或宫颈外口处有搏动条索状物即可确诊。但无搏动时也不能完全排除脐带血肿、囊肿脱垂甚至脐带脱垂后完全受压、血流中断或已胎死宫内的可能，需进一步结合胎心等其他临床检查诊断，包括产后脐带检查。

（四）超声检查

B超检查对诊断脐带异常很有意义，彩色多普勒或阴道探头检查更清楚。脐带先露者，脐带位于胎头与宫颈内口之间的羊水暗区内，B超容易诊断，且部分患者经产科采取干预措施，脐带位置可恢复正常。隐性脐带脱垂者因脐带周围无足够的羊水衬托，B超诊断相对困难，且须与脐带绕颈鉴别。前者脐带回声位于胎儿耳部及以上水平，呈团状多条索样回声；后者则可于胎儿颈项部见到脐带横断面，呈圆形低回声，中间可见"＝"样强回声，转动探头可见到脐带长轴断面，仔细观察可以鉴别。显性脐带脱垂多为破水后脐带娩出于宫颈或阴道外，超声诊断意义不大。

三、治疗

虽然脐带脱垂很大部分与产科的干预措施有关，但正确的产科干预并不增加脐带脱垂的发生率，故采取有效的预防措施及积极的处理是必要的。

（1）孕妇有高危因素，如胎位异常、先露高浮的孕妇应提前1~2周入院，注意数胎动，嘱破膜后立即平卧；减少不必要的肛门指检与阴道检查；如多胎妊娠、臀位可适当放宽剖宫产指征。

（2）产程中加强监护，全程的胎心监护对有高危因素或经产科干预的孕妇是很有效的监测手段，它可以及时发现胎心异常。胎心监护的可变减速是一个信号，可缩短诊断时间。

（3）掌握人工破膜指征及方法：破膜前尽可能摒除脐带先露的存在，在宫缩间隙期行高位、小孔破膜。

（4）B超检查发现隐性脐带脱垂，胎儿已成熟可行剖宫产。

(5) 对有症状者酌情给予吸氧、静脉注射三联（50%葡萄糖注射液、维生素 C、尼可刹米）、5%碳酸氢钠、阿托品、哌甲酯，提高胎儿对缺氧的耐受能力。

(6) 产程中隐性脐带脱垂而胎心尚存者，宫口开全、先露不高，可行阴道助产；臀位行臀牵引术；宫口开大 8 cm 以下且估计胎儿娩出后能存活者则尽快行剖宫产术。

(7) 显性脐带脱垂，胎心尚存，宫口开全、先露不高者，可行阴道助产；臀位行臀牵引术；宫口未开全的孕妇，取头低臀高位或胸膝卧位，由助手用手经阴道上推先露；吸氧；膀胱内注入 500~750 mL 等渗盐水；脱出阴道的脐带轻轻还纳入阴道，避免冷刺激。局部麻醉下行剖宫产。关于脐带脱垂时对胎儿情况的判断，除了手摸脐带搏动、听诊器或超声多普勒听胎心外，有条件者还可用 B 超检查显示胎心率。胎心到底是多少次以上应该行剖宫产抢救胎儿，尚没有定论。应根据胎心率、胎儿的成熟度以及产科的抢救能力来综合考虑。

(8) 预防产后出血及感染。产后及时按摩子宫，促使其收缩，常规宫体注射缩宫素 20 U；检查胎盘是否完整，有无宫腔残留，软产道有无损伤及有无异常出血等情况，及时对症处理；分娩后保持会阴部清洁，聚维酮碘每日 2 次，常规擦洗外阴，有会阴侧切口者，应嘱产妇取健侧卧位，并应用抗生素，防止恶露污染伤口引起感染。

(9) 胎儿存活，宫口未开全又无剖宫产条件，可行脐带还纳术。术者手托脐带进入阴道，手指将先露向上推，助手从腹部向上推胎体并要求产妇张口深呼吸，吸氧同时，还纳脐带从近端开始单方向旋转，争取在宫缩间歇时迅速完成，脐带处于先露之上越高效果越好，待宫缩后将手慢慢退出，直至先露部固定，但还纳术有一定的困难，常边送边滑脱。另外，因脐带受刺激，脐血管收缩加重胎儿缺氧情况，常在还纳的过程中胎儿脐带搏动停止。可试行改良脐带还纳术，同时加强围生期保健，做好定期的产前检查，增强孕产妇自我保健意识，提高群众卫生保健素质，也是预防脐带脱垂、降低围产儿病死率的关键。

（吴 憾）

第四节 胎儿窘迫

一、概述

胎儿窘迫是指胎儿在子宫内因急性或慢性缺氧和酸中毒危及其健康和生命的综合征，严重者可遗留神经系统后遗症或发生胎死宫内，发病率为 2.7%~38.5%。

胎儿窘迫分为两种类型：急性胎儿窘迫多发生在分娩期；慢性胎儿窘迫常发生在妊娠晚期，在临产后往往表现为急性胎儿窘迫。母-胎间血氧运输及交换障碍或脐带血液循环障碍，可引起胎儿急性缺氧，如缩宫素使用不当，造成过强及不协调宫缩，宫内压长时间超过母血进入绒毛间隙的平均动脉压；前置胎盘、胎盘早剥；脐带异常，如脐带绕颈、脐带真结、脐带扭转、脐带脱垂、脐带血肿、脐带过长或过短、脐带附着于胎膜；母体严重血液循环障碍致胎盘灌注急剧减少，如各种原因导致的休克等；孕妇应用麻醉药及镇静剂过量，抑制呼吸。引起胎儿慢性缺氧的因素，如母体血液含氧量不足，并发先天性心脏病或伴心功能不全，肺部感染，慢性肺功能不全，哮喘反复发作及重度贫血等；子宫胎盘血管硬化、狭窄、梗死，使绒毛间隙血液灌注不足，如妊娠高血压、妊娠并发慢性高血压、慢性肾炎、糖尿病、过期妊娠等；胎儿严重的心血管疾病、呼吸系统疾病，胎儿畸形，母儿血型不合，胎儿宫内感染、颅内出血及颅脑损伤致胎儿运输及利用氧能力下降等。

二、诊断

胎儿窘迫的主要临床表现为胎心率异常、羊水胎粪污染及胎动减少或消失，因此，诊断胎儿窘迫不能单凭一次胎心听诊的结果，应综合其他因素。

（一）急性胎儿窘迫

1. 胎心率异常

胎心率变化是急性胎儿窘迫的一个重要征象。正常胎心率为 120~160 次/分，缺氧早期，胎心率于无宫缩时加快，>160 次/分；缺氧严重时胎心率<120 次/分。若行胎儿电子监护可出现多发晚期减速、重度变异减速。胎心率<100 次/分，基线变异<5 次/分，伴频繁晚期减速提示胎儿缺氧严重，可随时胎死宫内。

2. 羊水胎粪污染

根据程度不同，羊水污染分 3 度：Ⅰ度浅绿色，常见胎儿慢性缺氧；Ⅱ度深绿色或黄绿色，提示胎儿急性缺氧；Ⅲ度呈棕黄色，稠厚，提示胎儿缺氧严重。当胎先露部固定、胎心率<100 次/分而羊水清时，应在无菌条件下，于宫缩间歇期，稍向上推胎先露部，观察后羊水性状。

3. 胎动异常

缺氧初期为胎动频繁，继而减弱及次数减少，进而消失。

4. 酸中毒

采集胎儿头皮血进行血气分析，若 $pH<7.2$，$PO_2<10$ mmHg，$PCO_2>60$ mmHg，可诊断为胎儿酸中毒。

（二）慢性胎儿窘迫

1. 胎动减少或消失

胎动<10 次/12 小时为胎动减少，为胎儿缺氧的重要表现之一，临床上常见胎动消失 24 小时胎心消失，应予警惕。监测胎动的方法：嘱孕妇每日早、中、晚自行计数胎动各 1 小时，3 小时胎动之和乘以 4 得到 12 小时的胎动计数。胎动过频或胎动减少均为胎儿缺氧征象，每日监测胎动可预测胎儿安危。

2. 胎儿电子监护异常

胎儿缺氧时胎心率可出现以下异常情况：①无应激试验（NST）无反应型，即持续监护 20 分钟，胎动时胎心率加速≤15 次/分，持续时间≤15 秒；②在无胎动与宫缩时，胎心率>180 次/分或<120 次/分持续 10 分钟以上；③基线变异频率<5 次/分；④催产素激惹试验（OCT）可见频繁重度变异减速或晚期减速。

3. 胎儿生物物理评分低

根据 B 超监测胎动、胎儿呼吸运动、胎儿肌张力、羊水量及胎儿电子监护 NST 结果进行综合评分（每项 2 分）：≤3 分提示胎儿窘迫，4~7 分为胎儿可疑缺氧。

4. 胎盘功能低下

24 小时尿雌三醇（E_3）<10 mg 或连续监测减少>30%，尿雌激素/肌酐比值<10；妊娠特异 $β_1$ 糖蛋白（SP_1）<100 mg/L；胎盘生乳素<4 mg/L，均提示胎盘功能不良。

5. 羊水胎粪污染

通过羊膜镜检查可见羊水呈浅绿色、深绿色及棕黄色。

6. 脐动脉多普勒血流

搏动指数（PI）和阻力指数（RI）可以了解胎盘阻力高低，间接推测胎儿有无宫内缺氧。有关脐动脉收缩压与舒张压比值（S/D）的下降幅度或正常的切点报道也不一致，一般认为32周以后S/D<3。

三、治疗

（一）治疗原则

根据胎儿窘迫的病理生理变化，必须从以下3个方面治疗。

（1）提高胎儿大脑及其他重要器官对缺氧的耐受性和稳定性。

（2）消除窘迫对胎儿造成的脑及其他重要器官的功能障碍。

（3）尽快消除母体对胎儿的不良影响因素或使胎儿尽快脱离其有不良影响因素的母体。

（二）治疗措施

1. 急性胎儿窘迫

应采取果断措施，改善胎儿缺氧状态。

（1）一般处理：产妇取左侧卧位。应用面罩或鼻导管给氧，10 L/分，每次吸氧30分钟，间隔5分钟。纠正脱水、酸中毒及电解质紊乱。

（2）病因治疗：如缩宫素使用不当致宫缩过强、不协调宫缩，应立即停用缩宫素，口服宫缩抑制剂沙丁胺醇2.4~4.8 mg，每日3次，哌替啶100 mg肌内注射，也可用硫酸镁肌内注射或静脉滴注抑制宫缩。如羊水过少（AFV<2 cm），脐带受压，可经腹羊膜腔输液，将250 mL生理盐水或乳酸钠林格注射液缓慢注入羊膜腔内，5~10 mL/分。AFV维持8~10 cm。

（3）尽快终止妊娠。①宫口未开全，应立即行剖宫产的指征如下：胎心率<120次/分或>180次/分，伴羊水污染Ⅱ度；羊水污染Ⅲ度，伴羊水过少；胎儿电子监护宫缩应激试验（CST）或OCT出现频繁晚期减速或重度变异减速；胎儿头皮血pH<7.20。②宫口开全，骨盆各径线正常，胎头双顶径已达坐骨棘平面以下者，应尽快经阴道助娩。

无论阴道分娩或剖宫产均需做好新生儿窒息抢救准备。

2. 慢性胎儿窘迫

应针对病因，视孕周、胎儿成熟度及胎儿窘迫程度决定处理。

（1）一般处理：产妇左侧卧位休息；定时吸氧，每日2~3次，每次30分钟；积极治疗妊娠并发症。

（2）期待疗法：孕周小，估计胎儿娩出后存活可能性小，尽量保守治疗以期延长胎龄，同时促胎肺成熟，争取胎儿成熟后终止妊娠。

（3）终止妊娠：妊娠近足月，胎动减少，OCT出现频繁的晚期减速、重度变异减速或胎儿生物物理评分<3分者，均应以剖宫产终止妊娠。

在救治急性胎儿窘迫时尚应避免不合理的措施，即传统三联（50%葡萄糖注射液40 mL、维生素C 0.5 g、尼可刹米0.375 g）疗法。因为，胎儿在缺氧状态下葡萄糖无氧酵解后生成的 ATP 很少，却产生过多的丙酮酸，因不能进入三羧酸循环而堆积肝内，且部分转变成乳酸，发生代谢性酸中毒。高渗糖的使用目的在于补充能量，但使无氧酵解增加，乳酸生成增多，加重代谢性酸血症的病情；呼吸兴奋剂的使用促使胎儿深呼吸，与此同时，可能会吸入更多的羊水，而已发生胎儿窘迫的羊水多伴胎粪污染而变浑浊。另外，用碳酸氢钠静脉滴注，对产程长、进食少、恶心呕吐严重、肠胀气明显者，能起到纠正酸中毒及电解质功能紊乱作用。但由于碳酸氢钠通过胎盘速度缓慢，因而对急性缺氧的缓解作用。现多主张羊膜腔内给药，达到快速纠正酸中毒作用。

（吴 憾）

第五节　产科休克

一、概述

休克是由于急性循环功能障碍，全身组织和脏器的血流灌注不足，引起组织缺血、缺氧、代谢紊乱和各种重要脏器功能发生严重障碍的综合征。休克可出现在各种疾病过程中，如不及时处理，全身组织器官会发生不可逆损害而引起死亡。产科休克是指产科特有的、与妊娠及分娩直接相关的休克，是威胁孕产妇和围生儿生命的重要原因之一。失血性休克占产科休克的首位，也是造成孕产妇死亡的主要原因，如产后出血、前置胎盘、胎盘早剥、流产、异位妊娠、剖宫产后子宫切口裂开、子宫破裂、软产道严重撕裂伤等；其次是感染性休克，如感染性流产、长时间破膜后的绒毛膜羊膜炎、产后和手术后发生盆腔感染和切口感染、产褥感染、妊娠并发严重血小板减少性疾病所造成的感染等，如不及时处理，可致感染性休克。此外，孕妇有可能因注入对其过敏的抗生素或不相容的血液制品而引起过敏性休克；妊娠使孕妇的血液处于高凝状态等，有导致深静脉血栓形成、肺栓塞的危险性；羊水栓塞引起弥散性血管内凝血，大量微血栓形成，为产科常见的阻塞性休克。产科休克还包括心脏泵衰竭或心功能不足所引起的心源性休克；手术和麻醉引起的神经源性休克等。

二、诊断

（一）临床表现

休克早期产妇表现烦躁、焦虑或激动；休克晚期，产妇表情淡漠或意识模糊，甚至昏迷。皮肤苍白或发绀、四肢湿冷。

（二）体征

1. 体温

体温骤然变化，如突然升高至 39 ℃ 以上或体温骤降至 37 ℃ 以下或伴有寒战继而发生面色苍白、烦躁不安，常提示感染性休克即将发生。

2. 脉搏

休克早期，血压下降前，脉搏细数；随血压下降，脉搏更为细数；休克晚期，脉细缓提示病情危重。

3. 呼吸

休克早期呼吸加快，开始出现呼吸性酸中毒时，呼吸深而速；酸中毒加深后，呼吸转为深而慢，出现呼吸困难，提示病情危重。

4. 血压

动脉血压及脉压下降，收缩压<80 mmHg 或下降20%以上，原有高血压者收缩压较其基础血压下降30 mmHg，同时脉压<20 mmHg，伴有尿量减少、四肢湿冷等，则提示已有休克存在。

5. 尿量

尿量每小时低于20~25 mL 提示血容量不足，为内脏血液灌流量的一个敏感指标。尿量足够而尿钠低的败血症患者，提示肾脏通过潴留钠以维持血容量，此时尽管尿量正常也应输液。

（三）中心静脉压监测

在失血性休克中，中心静脉压监测非常重要，正常中心静脉压为 6~12 cmH$_2$O，<6 cmH$_2$O 表示血容量不足，故中心静脉压监测以及血压变化可供补液、输血量参考。此外计算休克指数可作为低血容量休克的诊断参考。休克指数＝脉率÷收缩压。指数为 0.5，表示正常血容量；指数为 1，表示失去 20%~30%（1 000~1 500 mL）的血容量；指数>1，表示失去 30%~50%（为 1 500~2 500 mL）的血容量。

（四）实验室检查

1. 血红细胞计数

出血性休克时均降低；感染性休克时，白细胞计数及中性粒细胞明显升高，粒细胞内可出现中毒颗粒。

2. 血气分析

休克时 pH、PO$_2$ 均下降，PCO$_2$ 上升。

三、治疗

（一）急救措施

（1）迅速确定出血来源和阻止继续出血，是治疗失血性休克的关键。根据不同的原因采取相应的措施，积极治疗原发病。

（2）保持有效通气量，经鼻导管供氧，是抢救休克的首要原则。休克时肺循环处于低灌注状态，氧和 CO$_2$ 弥散受到影响，严重缺氧时，可引起低氧血症，低氧血症又加重休克，导致恶性循环。因此，必须保证充足供氧，鼻导管插入深度应适中，通常取鼻翼到耳垂间的长度，氧的流量应保持 5~6 L/分。

（3）确保输液通道。可选用静脉输液，若达不到效果可采用套管针，选颈外静脉或颈内静脉穿刺，增加抢救成功率。

（4）补充血容量。扩充血容量是维持正常血流动力和微循环灌注的物质基础，是抗休克的基本措施。现推荐使用平衡液，如林格乳酸钠溶液。适当输全血，需要大量输血时，应按照 3∶1 补充新鲜血液。当失血量大于 25%时，必须同时补充电解质。

（5）纠正酸中毒。代谢性酸中毒常伴随休克而产生，酸中毒能抑制心脏收缩力，降低心排血量，并能诱发 DIC。因此，在抗休克同时必须注意纠正酸中毒。首次可给予 5%碳酸氢钠 100~200 mL，4 小时后酌情补充。有条件最好监测 CO_2 结合力，根据失衡情况给予治疗。

（6）预防心力衰竭。休克发生后，心肌缺氧，能量合成障碍，加上酸中毒的影响，可使心肌收缩无力，心排血量减少，甚至发生心力衰竭。因此，必须严格监测脉搏，注意两肺底有无湿啰音。有条件应做中心静脉监测。如脉率大于 140 次/分或两肺底部发现有湿啰音或中心静脉压高达 1.18 kPa 以上者，可给予快速洋地黄制剂，一般用毛花苷 C 0.4 mg，加入 25%葡萄糖注射液 20 mL 中，缓慢静脉注射。6 小时后可酌情再给 0.2 mg 毛花苷 C，以防治心力衰竭。

（7）预防肾衰竭。当血容量补充已足，血压恢复正常，但每小时尿量仍少于 17 mL 时，应适当给予 20%甘露醇 250 mL，于 30 分钟内静脉滴注，以改善肾脏皮质的血流量，产生利尿作用，预防肾衰竭。

（二）出血性产科休克

原则是迅速止血，纠正失血性休克及控制感染。迅速确定出血来源和阻止继续出血。对由于前置胎盘或胎盘早剥引起的产前出血，应先稳定母体情况，然后选择适当的措施娩出胎儿；对产道撕裂引起的严重产后出血，通常采用缝合和修补以控制出血；异位妊娠破裂、流产导致的大出血，应在充分补液的同时迅速手术治疗；对子宫乏力、子宫破裂或胎盘滞留等引起的出血，可选择各种止血药物（如催产素、卡前列素氨丁三醇）和手术方法（如结扎子宫动脉或髂内动脉、子宫切除法、介入法和改良 B-Lynch 压缩缝合术）以挽救产妇的生命。

1. 宫缩乏力引起的产后出血

（1）按摩子宫和缩宫素的应用。常规治疗方法是按摩子宫，助产者迅速用一手置于宫底部，拇指在前壁，其余四指在后壁，均匀按摩宫底。经按摩后子宫开始收缩，也可一手握拳置于阴道前穹窿，顶住子宫前壁，另一手自腹壁按压子宫后壁，使子宫体前屈，两手相对紧压子宫并做按摩。必要时可用另一手置于耻骨联合上缘，按压下腹正中部位，将子宫上推，按摩子宫必须强调用手握宫体，使之高出盆腔，有节律轻柔按摩。按压时间以子宫恢复正常收缩，并能保持收缩状态为止。在按摩的同时，子宫体直接肌内注射催产素；20 U 催产素加入平衡液 500 mL 中静脉滴注，滴速<80 滴/分。切忌无限加大催产素的剂量，大剂量催产素可引起血压升高，使冠状血管平滑肌收缩。

（2）前列腺素衍生物的应用。①米索前列醇：是一种新型口服前列腺素 E_1（PGE_1）的衍生物，被人体吸收后转化为有活性的米索前列醇酸，不但有强烈的子宫收缩作用，而且能增加子宫收缩频率，不影响血压，不增加心血管系统的负荷。米索前列醇给药途径主要为口服、舌下含化、宫腔内放置、直肠给药、阴道上药等途径。剂量一般为 200 μg。②卡前列素氨丁三醇：为甲基前列腺素，其活性成分为卡前列素氨丁三醇，是前列腺素 $PGF_{2\alpha}$ 的衍生物，对子宫平滑肌有较强的收缩作用，适用于难治性产后出血的治疗。卡前列素氨丁三醇作为一种前列腺素，具有一定的不良反应，最常见的是腹泻、恶心、呕吐、血压升高等；对卡前列素氨丁三醇过敏者应禁用。剂量一般为 250~500 μg，最大可达到 2 000 mg。③卡孕栓：主要给药途径为舌下含服、阴道给药、直肠给药，剂量为 1 mg；④氨甲环酸，剂量为 0.1~0.3 g 加入生理盐水或 5%葡萄糖注射液 20~100 mL 静脉滴注。

(3) 填塞宫腔：若需行此术则宜及早进行，患者情况较差则往往效果不好。方法为经消毒后，术者用一只手在腹部固定宫底，用另一只手或持卵圆钳将 2 cm 宽的纱布条送入宫腔内，纱布条必须自宫底开始自内而外填塞，应塞紧。填塞后一般不再出血，产妇经抗休克处理后，情况可逐渐改善。若能用纱布包裹不脱脂棉缝制成肠形代替纱布条，效果更好。24 小时后缓慢抽出纱布条，抽出前应先肌内注射宫缩剂。宫腔填塞纱布条后应密切观察一般情况及血压、脉搏等生命指征，注意宫底高度、子宫大小的变化，警惕因填塞不紧，纱布条仅填塞于子宫下段，宫腔内继续出血，但阴道未见出血的止血假象。

(4) 结扎子宫动脉：按摩失败或按摩半小时仍不能使子宫收缩恢复时，可实行经阴道双侧子宫动脉上行支结扎法。消毒后用两把长鼠齿钳钳夹宫颈前后唇，轻轻向下牵引，在阴道部宫颈两侧上端用 2 号肠线缝扎双侧壁，深入组织约 0.5 cm 处，若无效，则应迅速开腹，结扎子宫动脉上行支，即在宫颈内口平面，距宫颈侧壁 1 cm 处，触诊无输尿管方可进针，缝扎宫颈侧壁，进入宫颈组织约 1 cm，两侧同样处理，若见子宫收缩即有效。

(5) 结扎髂内动脉：若经上述处理仍无效，可分离出两侧髂内动脉起始点，以 7 号丝线结扎，结扎后一般可见子宫收缩良好。此措施可以保留子宫，保留生育能力，在剖宫产时易于施行。

(6) 子宫切除：结扎血管或填塞宫腔仍无效时，应立即行子宫切除术，不可犹豫不决而贻误抢救时机。

(7) 血管性介入治疗：一般认为，凡是采用保守治疗方法不能有效止血的产后出血，均适合血管性介入治疗。无绝对禁忌证。相对禁忌证包括对造影剂慢性过敏、严重 DIC、严重的心肝肾及凝血功能障碍。介入治疗的术式有两种：一种为经皮双髂内动脉栓塞术（IIAE），另一种为经皮双子宫动脉栓塞术（UAE），两者均属经导管动脉栓塞术的范畴。目前，在我国选择介入治疗的患者病情危重，首选 IIAE。对部分一般情况较好的产后出血患者或者术者插管技术相当熟练者可选用 UAE 以减少并发症的发生。这种治疗既可达到止血目的又可保全子宫，保留患者的生育功能。具有手术时间短、创伤小、恢复快、止血迅速、彻底，不良反应小和可保留子宫等优点，是治疗产后出血的一种有效的方法。

(8) 改良 B-Lynch 压缩缝合术：剖宫产出血量大于阴道产，随着剖宫产率的逐年上升，产后出血率也明显上升。宫缩乏力是产后出血最常见的原因，占 90%。胎盘因素也因胎盘剥离面出血而影响子宫收缩，难以有效止血。以往对于保守治疗失败患者，急诊行子宫切除或次全切为最有效的方法。改良 B-Lynch 压缩缝合术操作简单，无须特殊器械和手术技巧，成功率高，止血迅速可靠，如及时施行可减少失血及避免子宫切除。此法对宫缩乏力性出血与胎盘剥离面出血均为有效的外科止血方法。

B-Lynch 子宫缝线术是一种外科手术控制产后出血的缝线方法，较动脉缝扎技术简单易行。其原理为机械性纵向挤压子宫平滑肌，使子宫壁的弓状血管有效地被挤压，血流明显减少减缓；局部加压后易于使血流凝成血栓而止血；同时因血流减少，子宫肌层缺血，刺激子宫收缩而进一步压迫血窦，使血窦关闭而持续止血。方法：首先将子宫托出腹腔，两手挤压子宫观察出血情况，若挤压后出血基本停止，则行改良缝线术成功的可能性极大。以 1/0 可吸收线从子宫下段切口的左侧中、外 1/3 交界处的切缘下方 2 cm 处进针，穿过子宫肌层；然后从切口上缘对应部位出针，依次穿过肌层、浆膜层，均不穿透蜕膜层；出针后于宫体中部向宫底方向垂直褥式缝合 1 针，深达肌层，不穿透蜕膜层，缝线绕向宫底，于宫底部再次垂直褥式缝合1针（距宫角3 cm），不穿透蜕膜层；出针后将缝线绕过宫底达子宫后壁，于宫体中部与前壁缝合相对应部位向宫颈方向缝合1针（同前壁缝合法），出针后在相当于子宫下段切口水平，自左向右水平缝合1针，不穿透蜕膜层，进、出针部位相当于中、外1/3交界处。同法，继续右半部自后壁向前壁的缝合，但缝合方向相反，最后于切口右侧中、外1/3交界处的切缘下方2 cm处出针。在助手挤压子宫的同时，小心、缓慢地拉紧缝线的两端后打结，使子宫呈纵向压缩状，大致将子宫纵向分为三等份。观察子宫出血情况，无出血或出血基本停止，可常规缝合子宫切口后关腹。

（9）压迫髂内动脉和子宫动脉：主要根据髂内动脉和子宫动脉的解剖位置，两手于下腹部压迫子宫同时通过子宫和盆腔组织传递性"压迫髂内动脉和子宫动脉"的方法治疗产后出血。此方法治疗产后出血简单、易行、经济、可靠，是首选而有效的治疗产后出血的方法。

（10）气囊压塞术：在轻微止痛法或局部麻醉下，用宫颈钳钳夹宫颈前后唇，将三腔二囊食管导管超过气囊处切去，并经宫颈放入宫腔，在食管气囊内注入70~300 mL温热的生理盐水，直到腹部触及膨胀的气囊，宫缩好时停止。轻轻牵拉食管导管，使其位置固定，这时观察宫颈口或三腔二囊食管导管、胃腔管无流血或流血很少，则压塞成功。术后加强监护，并缓慢静脉滴注催产素40 U加5%葡萄糖注射液，在24小时内静脉用广谱抗生素，2/3患者在12小时内拔除气囊管，最长放置24小时14分钟。在监护过程中，阴道出血仍多、血压下降、脉搏增快，说明该手术失败，则气囊管放气，用其他方法治疗。气囊压塞术适用于宫缩乏力的患者。

2. 软产道裂伤

止血的有效措施是及时准确地修补缝合。一般情况下，严重的宫颈裂伤可延至穹隆及裂口甚至伸入邻近组织，疑为宫颈裂伤者应在消毒下暴露宫颈，用两把卵圆钳并排钳夹宫颈前唇并向阴道口方向牵拉，顺时针方向逐步移动卵圆钳，直视下观察宫颈情况。若发现裂伤即用肠线缝合，缝时第一针应从裂口顶端稍上方开始，最后一针应距宫颈外侧端0.5 cm处止，若缝合至外缘，则可能发生宫颈口狭窄。阴道裂伤的缝合需注意缝合至底部，避免留下无效腔，注意缝合后要达到组织对合好及止血的效果。阴道缝合过程要避免缝线穿过直肠。缝合采取与血管走向垂直则能更有效止血。会阴部裂伤可按解剖部位缝合肌层及黏膜下层，最后缝合阴道黏膜及会阴皮肤。

3. 胎盘因素

治疗的关键是及早诊断和尽快去除此因素的存在。胎盘剥离不全、滞留及粘连均可徒手剥离取出。部分残留用手不能取出者，可用大号刮匙刮取残留物。若徒手剥离胎盘时，手感分不清附着界限则切忌以手指用力分离胎盘，因很可能是胎盘植入，此情况应剖腹切开子宫检查，若确诊则以施行子宫次全切除为宜。胎盘嵌顿在子宫狭窄环以上者，应使用乙醚麻醉，待子宫狭窄环松解后，可用手取出胎盘。

4. 凝血功能障碍

若于妊娠早期，则应在内科医师协同下，尽早施行人工流产终止妊娠。于妊娠中期、晚期始发现者，应协同内科医师积极治疗，争取去除病因或使病情明显好转。分娩期则应在病因治疗的同时，出血稍多即做处理，使用药物以改善凝血功能，输新鲜血液，积极准备做好抗休克及纠正酸中毒等抢救工作。

(三)感染性产科休克

(1)补充血容量并酌情应用血管活性药物。补液量每日 2 000~4 000 mL,选用平衡盐液为主,适量低分子右旋糖酐、清蛋白、血浆等。低分子右旋糖酐以较快速度滴入(4 小时内滴入 500 mL,但有肾功能不全出血倾向者慎用);多巴胺 10~20 mg/100 mL,6~12 μg/(kg·min),间羟胺 10~20 mg/100 mL,5~10 μg/(kg·min)静脉滴注或输液泵泵入,视病情变化调整剂量,输液宜先快后慢、先多后少,使用 4 小时至 5 日,力争在短时间逆转休克状态。

(2)去除感染病灶是治疗感染性产科休克的关键,可根据具体情况选用药物或手术方法去除感染源。在去除感染灶之前,宜先用抗生素控制感染,使之局限化。使用抗生素应遵循以下原则:①休克发生时应停用、更换或追加休克前已用过的抗生素;②病原菌不明确者应选用广谱抗生素;③病原菌明确者应根据药敏试验选用 2~3 种抗菌药物;④长期大量使用抗生素者需注意预防真菌感染;⑤伴肾功能不良者应慎用具有肾毒性的抗生素。控制感染可联合使用 2~3 种抗生素,主要选用青霉素类、头孢类、喹诺酮类或大环内酯类抗生素。疑有厌氧菌感染加用替硝唑,真菌感染加用氟康唑。

(3)大剂量使用糖皮质激素。氟米松每日 30~60 mg,2~3 日。

(4)纠正酸中毒,维持酸碱平衡。适当应用碱性药物,一般选用 5% 碳酸氢钠静脉滴注。

(5)及时处理原发病灶,有手术指征者给予手术处理。

(6)维持重要脏器功能,及时处理并发症,如心力衰竭则强心,缺氧则吸氧,脑水肿脱水等。

(四)阻塞性产科休克

由肺栓塞引起的阻塞性休克患者,应立即取左侧头低卧位,以避免肺小动脉栓塞进一步加重,有条件者应置入高压氧舱;羊水栓塞引起的产科休克,处理关键是缓解肺动脉高压和改善肺循环。若发生 DIC,应积极治疗原发病;阻断内源性、外源性促凝物质的来源,是预防和终止 DIC 的关键。产科 DIC 病情凶险,但病因较明确,应抓紧时间,解决分娩问题;阴道分娩条件不成熟,不能迅速终止妊娠者应及时进行剖宫产;对于无法控制的出血则果断地切除子宫,使病情得到改善,即使在休克状态下也应在抢救休克的同时行剖宫产或子宫切除。同时补充新鲜血液、冰冻血浆、低分子右旋糖酐,纠正酸中毒和电解质紊乱,酌情应用小剂量肝素治疗。

(五)过敏性产科休克

过敏性休克是由于抗原物质进入人体后,与相应的抗体相互作用,激发引起广泛的 Ⅰ 型变态反应,使组织释放组胺、缓激肽、5-羟色胺和血小板激活因子等,导致全身毛细血管扩张和通透性增加,血浆迅速内渗到组织间隙,循环血量急剧下降。若不及时抢救常可危及患者生命,但若急救措施得力,则救治效果良好。救治的关键是逆转血管扩张和支气管痉挛,寻找、证实和去除致敏原。急救药物首选肾上腺素,其作用机制为通过 β 受体效应使痉挛支气管快速舒张,通过 α 受体效应使外周小血管收缩,可及时消除过敏引起的哮喘,保护重要脏器的血液供应。联合应用肾上腺皮质激素效果更佳,其作用机制为抑制变态反应,降低血管通透性,进一步加强肾上腺素的作用。一般抢救措施包括立即去除致敏原、吸氧保暖、平卧、保持呼吸道通畅等。综合抢救措施有：①首选 0.1% 肾上腺素 0.5 U 皮下注射，3~10 分钟重复 1 次；②立即建立静脉通道，琥珀酸氢化可的松钠 100 mg 静脉注射，300 mg 加入 5% 葡萄糖注射液 500 mL 持续静脉滴注；③多巴胺 40~100 mg 加入 5% 葡萄糖注射液 250 mL 持续静脉滴注；④心搏、呼吸骤停者立即进行心肺复苏。

（六）心源性产科休克

常继发于其他类型的休克。应注意维持血压，以保证重要脏器（包括心脏本身）的血流灌注，可应用多巴胺、间羟胺与多巴酚丁胺等；需纠治心律失常，补充血容量和应用血管扩张剂，必要时应用合适的强心药。

1. 利尿剂

减轻心脏前负荷，改善肺淤血。

2. 血管扩张剂

硝普钠能扩张小动脉和静脉血管，常与多巴胺联合应用，增加冠状动脉灌注压。一般从 10~15 μg/min 开始，并逐渐加量。硝酸甘油一般剂量可扩张静脉系统，减轻前负荷，大剂量降低后负荷和左室舒张末压，增加心排出量；通常用量从 10~15 μg/min 开始。酚妥拉明为 α 肾上腺受体阻滞剂，可松弛血管平滑肌，降低外周阻力，0.05~0.1 mg/min 开始静脉滴注，并逐渐加量。用血流动力学监测这类药物时应以肺毛细血管楔压（PCWP）不低于 15 mmHg 为宜。如患者可以口服，可用血管紧张素转换酶抑制剂（ACEI）类药物。

3. 血管收缩剂

有持续性低血压及低心排血量时，可应用交感神经兴奋剂。多巴胺可直接作用于 α 受体、β 受体和多巴胺受体。小剂量 3~5 μg/（kg·min）时可以扩张肾脏血管，保持足够的尿量，同时扩张脑和冠状动脉血管，有正性肌力作用，可降低外周阻力，增加组织灌注。大剂量 8~10 μg/（kg·min）可进一步增加心肌收缩力，加快心率及增加外周阻力，减少肾血流量。多巴酚丁胺主要兴奋 $β_1$ 受体，增加心肌收缩力，减轻后负荷，无血管收缩反应，但不适合有明显低血压的患者，静脉应用剂量为 2.5~10 μg/（kg·min）。对于血流动力学恶化、持续性严重低血压、其他措施无效时可以选择去甲肾上腺素或肾上腺素。

4. 磷酸二酯酶抑制剂

氨力农、米力农为非儿茶酚胺类正性肌力药物，可增加心肌收缩力及扩张血管。

5. 血管扩张剂与血管收缩剂联合应用

可以在改善心功能的同时减少不良反应，如多巴胺与硝酸甘油合用。

6. 其他药物

纳洛酮在休克状态下有升压作用，1,6-二磷酸果糖可改善心功能。对于有感染存在的心源性休克，应恰当应用抗生素治疗。钙离子增敏剂左西孟旦是一种非洋地黄类正性肌力药物，和其他非洋地黄类正性肌力药物相比，不增加钙超载和心肌耗氧量，不导致心律失常和细胞损伤，能明显改善血流动力学参数，有正性肌力作用，不损害舒张功能，也不延长舒张时间，对心肌有保护作用。

（七）分娩时间和方式的选择

发生休克时，由于子宫-胎盘血流减少而导致胎儿窘迫。虽然立即分娩可避免胎儿死亡，但也可能进一步加重母体的休克状态。在这种情况下，首先应考虑母体的安全。经抢救,母体状况平稳之后,如果胎儿仍然存活,尤其是对产前出血和宫内感染的孕妇,剖宫产为常选的分娩方式。如果胎儿已死于宫内,延长妊娠所带给母体的危害性低于立即做剖宫产时,则宜选用阴道分娩。

(吴 憾)

第六节 产科弥散性血管内凝血

一、概述

产科弥散性血管内凝血(DIC)是妊娠期间在血液处于高凝状态的基础上,由多种产科并发症引起的,以异常凝血和继发性纤维蛋白溶解为主要表现的临床综合征。妊娠期女性,特别是分娩期产妇体内凝血、抗凝和纤溶功能均发生明显改变。凝血因子Ⅱ、Ⅴ、Ⅶ、Ⅷ、Ⅸ、Ⅻ含量有不同程度增加,而AT-Ⅲ和蛋白C、蛋白S下降,血小板略有减少。抗凝及纤溶功能减弱,血液呈高凝状态,这一生理变化为产后快速有效止血提供了物质基础,但也易导致产科DIC的发生。DIC的病理特点是广泛性血管内凝血与血栓形成,这可能是造成多系统或多器官功能障碍的主要病理机制,其中难以纠正的微循环障碍和休克最常见,国内统计发生率高达50%~60%。产科DIC并非独立疾病,只是疾病发生发展中的一个病理过程,最常见诱因为羊水栓塞,其次为死胎、稽留流产、胎盘早剥、前置胎盘、感染、先兆子痫、产后出血及妊娠合并肝病等。产科DIC起病急骤,发展迅速,病势凶险,治疗棘手,早期诊断和治疗可以降低母婴病死率。

二、临床表现

1. 多发性出血倾向

产科DIC临床主要表现为皮肤瘀斑、瘀点,注射针眼出血,血液不凝固,与出血量明显不成比例的休克与循环衰竭,血尿,上消化道出血,阴道壁血肿,休克,呼吸困难,意识障碍,脑疝,阴道流血等。最终呼吸功能障碍、心力衰竭、肾衰竭。

2. 不易用原发病解释的微循环衰竭或休克

产前、产时及产后发现患者有呼吸困难、胸闷、气急,伴随血压下降等症状及体征,均应考虑是否存在羊水栓塞的可能。产妇在分娩过程中突然出现寒战、胸闷、气急、呼吸困难、发绀,伴随血压下降、昏迷等症状及体征,均应考虑是否存在羊水栓塞的可能,应当监测血液中的羊水结晶。约有50%羊水栓塞患者发展为产科DIC。

3. 多发性微血管栓塞的症状和体征

如皮肤、皮下、黏膜栓塞坏死即早期出现的肾、肺、脑等脏器功能不全。

三、辅助检查

1. 血小板计数

小于$100×10^9$/L有诊断价值,特别是进行性降低。

2. 凝血时间

产科DIC早期,即弥散性微血栓形成期,血液处于高凝状态,血液凝固时间缩短。后期继发纤溶为主，血液呈低凝状态，凝血时间延长。

3. 凝血酶原时间

凝血酶原时间（PT）是外在凝血途径的筛选试验。正常 12~14 秒，超过正常对照 3 秒有意义。

4. 部分凝血活酶时间

部分凝血活酶时间（APTT）是内在凝血途径的过筛试验。除因子Ⅶ和Ⅻ外，任何一个凝血因子缺乏都可使 APTT 延长。正常 35~45 秒，超过正常对照 10 秒有意义。产科 DIC 的高凝期 APTT 缩短，在消耗性低凝血期 APTT 延长。

5. 纤维蛋白原定量

纤维蛋白原<1.5 g/L 或呈进行性下降或>4.0 g/L。

6. 凝血酶时间

凝血酶时间（TT）是反映凝血第三阶段的试验，正常 16~18 秒，比正常对照延长 3 秒以上有诊断价值。

7. 其他

优球蛋白溶解时间缩短或纤溶酶原降低。

四、治疗

（一）去除原发病

去除诱因是治疗产科 DIC 的关键。稽留流产、死胎应尽快清宫；重型羊水栓塞或胎盘早剥应尽快行剖宫产术，必要时切除子宫，以阻断促凝物质（胎盘绒毛、羊水等）继续进入母体血液循环。纠正引起 DIC 的诱因，如补充血容量，防治休克，改善缺氧状态，纠正酸中毒及电解质紊乱等。

（二）抗凝治疗

合理使用肝素是提高治愈率的重要手段。肝素具有强大的抗凝作用，可防止微血栓的形成。DIC 确立诊断后，应尽早使用肝素，用于高凝期治疗效果更为显著。肝素 25~50 mg（1 mg=125 U）加于生理盐水或 5%葡萄糖注射液 100 mL 内静脉滴注 1 小时，6 小时后可重复给药 1 次，50 mg 加入 250 mL 5%葡萄糖注射液中缓慢滴注。用药过程中可用试管法测定凝血时间，控制在 20~25 分钟。肝素 24 小时总量可达 150~200 mg。肝素过量（凝血时间超过 30 分钟）有出血倾向（伤口渗血、产后出血、血肿或颅内出血），可用鱼精蛋白对抗，1 mg 鱼精蛋白对抗肝素 100 U。

不同产科疾病引起 DIC 应用肝素治疗也有区别。羊水栓塞并发 DIC，必须及早使用肝素，甚至不必等待化验结果。胎盘早剥并发 DIC，则应在补充血容量的情况下，迅速结束分娩，病因去除后，DIC 即可迅速被控制，而无须肝素抗凝治疗。

（三）抗血小板凝集药物

适用于轻度产科 DIC 或高度怀疑产科 DIC 而未肯定诊断或处于高凝状态的患者。双嘧达莫 400~600 mg 口服或静脉注射有对抗血小板凝集和黏附作用，不良反应少，病情严重者可配合肝素使用。

(四) 补充凝血因子

在促凝物质不断入血时,不宜补充凝血因子及输血,以免加重 DIC。当病因已去除,在抗凝治疗的基础上,即 DIC 过程停止,而出血倾向严重或失血过多、贫血时,应补充新鲜血液或血浆、纤维蛋白等。库存血超过 7 日,不宜用于产科 DIC 抢救。

(五) 抗纤溶药物应用

抗纤溶药物在 DIC 早期忌用,只有当继发性纤溶亢进成为出血的主要原因时才可与足量肝素同时应用。处于纤溶亢进时用甘氨酸 (4~6 g)、氨甲苯酸 (0.1~0.3 g)、氨甲环酸 (0.5~1.0 g) 加入生理盐水或 5% 葡萄糖注射液 20~100 mL 静脉滴注对抗或抑制纤溶激活酶,使纤溶酶原不被激活,从而抑制纤溶蛋白的溶解。补充纤维蛋白原 2~4 g/次,达 1.5 g/L 为好。

(六) 预防产科 DIC

产科 DIC 发病诱因依次为产后出血、重度妊娠高血压、羊水栓塞、胎盘剥离、死胎、重症肝炎、前置胎盘等。因此预防产科 DIC,重点是加强围生期保健,特别是农村地区的孕产妇,要增强孕期保健知识,加强产前检查,积极治疗各种产科并发症,同时提高基层医院产科人员的诊疗水平,发现上述有并发症的孕妇及可疑 DIC 患者应及时转诊。对于正常分娩产妇,要严密观察产程进展,发现异常及时处理,同时严格掌握催产素使用指征,掌握人工破膜的时机及方法,防止子宫及产道的裂伤,一旦出现产后出血,要积极处理。

(吴 憾)

第七节 软产道损伤

软产道是由子宫下段、宫颈、阴道、盆底及会阴等软组织所组成的弯曲管道。在妊娠期内软产道发生一系列生理性改变,使其在分娩时能承受一定程度的压力和适当的扩张。如果在分娩过程中所需软产道扩张的程度超过其最大限度,不能相应扩张,分娩时处理不当等,均可导致不同程度的软产道损伤。软产道损伤在产后出血中的发生率为 26%~35%,当产妇分娩后出现不明原因的休克或者大量阴道出血时要排除软产道损伤的发生,尤其是多产女性。临床中要重视导致软产道损伤的高危因素,早期发现和有效止血是关键。同时要给予正确的缝合,以预防远期盆底功能障碍的发生。软产道损伤主要包括外阴、会阴、阴道和宫颈的裂伤,产道血肿以及子宫破裂。

一、外阴、会阴、阴道裂伤

(一) 概述

多发生于会阴部正中线,同时伴有阴道口部的裂伤,常见于初产妇。发生原因有以下 9 点。

(1) 胎儿先露部径线过大,如巨大儿、枕后位、面先露等胎儿以较大径线通过产道或产道狭窄,使胎儿与产道不相适应。

(2) 过期妊娠,胎头较硬而不易变形。

(3) 产力过强,胎儿娩出过快或产道未充分扩张。

（4）产妇会阴体发育差、坚硬、不易扩张；会阴体过长、会阴组织肥厚，扩张不足；会阴陈旧性瘢痕及会阴白斑病变，使会阴缺乏弹性，伸展性差。

（5）产妇骨盆出口狭窄，耻骨弓角度<90°，耻骨弓下段较大，胎儿娩出时胎头后移，使用骨盆出口的后三角区，使会阴体过度受压，强迫伸展而撕裂。

（6）会阴切开术切口过小。

（7）因滞产、营养不良及全身重度水肿而致会阴水肿，均易致裂伤。

（8）保护会阴手法不当，未协助胎头充分俯屈，且未充分使会阴松弛或娩胎肩时未继续保护会阴等，均可造成会阴、阴道裂伤或过分保护会阴而将胎头推向前方，引起前庭、小阴唇破裂。

（9）产钳助产或手转胎头操作不当可造成阴道裂伤，甚至可继发宫颈、子宫下段裂伤。

（二）临床表现

在分娩过程中外阴、阴道裂伤多在后联合、大小阴唇、阴道口附近黏膜及阴道后联合浅层组织。如为复杂裂伤可由阴道两侧向上达阴道穹隆，深达直肠侧；向下可使会阴裂伤至肛门括约肌，甚至肛管及直肠。

按裂伤程度分为三度。

1. 会阴Ⅰ度裂伤

指会阴皮肤及黏膜、前庭大腺黏膜、阴唇系带等处裂伤，但未累及肌层者。

2. 会阴Ⅱ度裂伤

指裂伤累及骨盆底肌肉和筋膜，但肛门括约肌仍保持完整，裂伤多延及阴道侧沟，常出血较多。

3. 会阴Ⅲ度裂伤

指肛门括约肌全部或部分撕裂，甚至达直肠前壁者，常伴有更深更广的阴道与盆底组织裂伤，如不及时正确缝合，可有大便失禁后遗症。

（三）治疗

1. 会阴Ⅰ度裂伤

需用丝线或肠线缝合，会阴Ⅱ度裂伤需逐层用肠线间断缝合，皮肤用丝线间断缝合。如能正确缝合，多数愈合良好。会阴Ⅲ度裂伤缝合，需要先辨清解剖关系，如直肠前壁损伤时，用细丝线或3/0肠线间断内翻缝合直肠壁，不穿过直肠黏膜；然后将断裂的肛门括约肌断端查清，用鼠齿钳提起，用7号丝线间断缝合2针，这是Ⅲ度裂伤缝合的关键。用肠线分层缝合肛提肌及阴道黏膜，应以处女膜为标志，将组织对合整齐。皮肤用丝线间断缝合。术后5日内给少渣、半流质饮食，术后给抗生素预防感染。用复方樟脑汀4 mL或鸦片酊0.5 mL，每日3次，共3日，以防止粪便污染伤口而影响愈合。3日后给润肠药使大便软化，保持伤口清洁，严禁灌肠。

2. 复杂外阴、阴道裂伤

如为阴道深层裂伤，主要用纱布压迫止血，可让助手示指进入直肠，在指引下进行深肌层的缝合，以避免缝合时穿透直肠黏膜。肌层缝合完毕后，观察无出血，可继续缝合阴道黏膜、皮下脂肪组织及皮肤。在止血情况下，应用局部麻醉及止痛药，即可完成手术，必要时也可在麻醉医师实施麻醉下进行手术。如出血较多，应迅速检查破裂情况，查清裂伤解剖部位，立即从底层向外用 0 号或 1 号可吸收肠线分肌层及脂肪层进行缝合，缝合后查看如有出血，有则进行彻底止血后再进行第二层缝合。缝合完毕后，要进行肛诊检查，以明确有无缝线穿透直肠黏膜。在不具备缝合复杂裂伤的医院如遇到这种情况，应立即用纱布填塞压迫止血，在保证输液通畅的情况下，迅速转上级医院处理。

二、宫颈裂伤

（一）概述

初产妇分娩时宫颈常有轻度裂伤，深度<1 cm，多无出血，产后可自然愈合，但有可能使宫颈外口松弛，呈"一"字形。裂伤较深时，可发生不同程度的出血，如果不进行正确的缝合会引起产后出血或导致远期宫颈功能不全。困难剖宫产术中子宫切口延裂至宫颈时，应仔细缝合，术后严密监护生命体征，尤其是要及时发现缝合不当引起的腹腔内出血。

（二）诊断

阴道手术助产后均应常规检查宫颈，检查宫颈裂伤应在直视下，用阴道拉钩暴露宫颈，用 3 把无齿卵圆钳交替夹住宫颈并仔细检查是否有裂伤。宫颈两侧肌纤维组织少，撕裂易在此处发生，检查时应注意裂伤一般自宫颈外口开始，然后向上扩展，可延至后穹隆，甚至累及子宫下段（如子宫下段有裂伤，属子宫破裂）。其发生原因包括以下 2 种。

1. 自发性裂伤

宫口未开全时产妇即用力屏气；宫缩过强，宫颈未充分扩张而被先露部冲破；相对头盆不称时，宫颈被压在胎头与骨盆之间，因压迫而致水肿、缺血、坏死、脱落。

2. 损伤性裂伤

宫口未开全即行阴道助产术，如产钳、胎头吸引、臀牵引造成宫颈裂伤。

（三）治疗

用两把无齿卵圆钳夹持裂口两侧，向下牵引，找到裂伤顶端，用 1 号可吸收肠线间断缝合，第一针必须缝合在裂伤顶端上 0.5 cm，使其能缝扎已回缩的血管，最后一针距宫颈外口 0.5 cm，以免产后宫颈回缩，引起宫颈狭窄。术后应用抗生素预防感染。失血过多应及时输血。

三、产道血肿

（一）概述

由于分娩造成产道深部血管破裂，而皮肤、黏膜保持完整，血液不能外流，积聚于局部形成血肿称为产道血肿。可以发生于外阴、阴道、子宫阔韧带，甚至达腹膜后，严重者致失血性休克，危及生命。

（二）诊断

1. 产道血肿的类型

按血肿发生的部位分为以下 4 种。

（1）外阴血肿：血肿局限于外阴部，局部肿胀隆起，皮肤或黏膜表面发紫，肉眼即可发现。

（2）外阴、阴道血肿：血肿自阴唇扩展至阴道旁组织，常累及会阴及坐骨直肠窝，肉眼仅能发现外阴局部血肿。

（3）阴道血肿：血肿范围限于阴道旁组织，常发生于阴道黏膜和肛提肌筋膜间的血肿，向阴道内突出。

（4）子宫阔韧带血肿：阴道上段、直肠或膀胱阴道中隔处血管断裂，在子宫旁及子宫阔韧带内形成血肿，并可沿腹膜后间隙向上延至肾区。

2. 产道血肿的诱因

（1）产程异常：产程过快或产程延长者，当产程过快时，胎头下降的冲力可直接造成组织损伤及组织深部血管受损撕裂，因阴道周围有丰富的静脉丛，并与痔下静脉、痔中静脉及膀胱下静脉丛相连通，一旦撕裂极易发生血肿。产程延长时软产道深部血管因长时间受压发生坏死破裂也可引起出血。

（2）产道裂伤或会阴侧切时由于修补缝合技术不佳，止血不彻底，漏缝了已回缩的血管而引起血肿。

（3）凝血功能障碍：如重度妊娠高血压、肝病或血液病并发妊娠，使凝血因子、血小板等减少，分娩时如组织损伤，易发生血肿。

3. 症状

产后自觉阴道、肛门部剧烈胀痛，伴里急后重感，随时间延长而加重，如出血量多时，则有各种程度的失血表现。

4. 检查

外阴血肿可见阴唇膨大，皮肤黏膜表面呈紫色；阴道血肿多使一侧阴道壁向阴道腔膨出，阴道变窄，血肿壁组织十分紧张，表面黏膜呈紫色，触诊时剧痛；子宫阔韧带血肿，由于疼痛症状不明显，往往在产妇出现贫血或休克时才发现。在腹股沟韧带区或一侧处，可扪及包块且明显触痛。

（三）治疗

1. 外阴血肿

血肿直径<5 cm，不继续增大，可冷敷，待其自然吸收，同时应用抗生素预防感染；如血肿直径>5 cm 或观察中血肿继续增大，应手术治疗，选用局部麻醉或神经阻滞麻醉，选黏膜侧血肿最突出处切开血肿腔，将腔内血块清除，对活动性出血应用丝线缝扎止血，冷生理盐水冲洗血肿腔，然后用 0 号肠线由血肿底部开始间断或荷包式缝合腔壁，避免无效腔，创面用丁字带加压防止渗血。

2. 阴道血肿

多为阴道黏膜下较深层血管破裂，应切开血肿，去除血块，缝合止血。因为阴道血管似网络交错的吻合支，给止血带来一定难度，如找不到出血点，只有大片渗血，可用吸收性明胶海绵敷于创面处，然后用 0 号肠线 8 字缝合血肿腔，术毕于阴道内填塞纱布，48 小时后取出。术后留置尿管。如血肿延伸至后穹隆，则不要盲目缝合结扎，一定要在麻醉下充分暴露术野，避免伤到输尿管，必要时可剖腹探查止血，也可选用血管介入技术。

3. 子宫阔韧带血肿

如阴道血肿累及子宫阔韧带，一侧子宫阔韧带处形成血肿，如病情稳定，全身情况尚好，可仅处理阴道血肿，阔韧带血肿任其自然吸收，用抗生素预防感染。如全身情况差，有失血过多表现，应剖腹探查，寻找出血点并结扎；如找不到出血点而又有明显出血，止血无效时应行同侧髂内动脉及子宫动脉结扎。有时产妇分娩后无明显阴道出血，但出现血压下降伴有心率增快等休克表现时，虽然阴道检查未发现软产道损伤，但在纠正休克的同时应行盆腔检查以尽早发现附件区是否有包块存在，应警惕是否有阔韧带血肿形成的可能，以便早期处理。

血肿时间久、可疑感染者，不宜创面缝合，可用消毒纱条填塞血肿 24～48 小时取出，之后每日换 1 次，直至血肿基本愈合为止，因组织脆弱，适度填塞不宜过紧。

4. 介入治疗

在抢救难治性产后出血患者过程中快速及时有效的处理方法是至关重要的。子宫切除和介入性子宫动脉栓塞术均是产后出血晚期采取的手段。介入治疗的优势在于保留患者的生育功能，而且止血确切，因为在血管造影过程中我们可以清晰看见出血的血管，而且与单纯的血管结扎比较，栓塞术可以对小的血管网也进行栓塞。血管造影可以发现平均流速 1～2 mL/分的血管溢出表现。与子宫切除术比较，介入治疗的优势显而易见。

应用血管性介入治疗产后出血的主要技术为盆腔动脉血管栓塞术。血管性介入治疗技术结束了部分产妇因产后出血常规治疗失败不得不切除子宫的历史，开创了一种治疗产后出血的方法，为重度产后出血的治疗提供了一种简单、方便、有效、损伤小的技术。随着介入技术的日臻完善，该技术治疗成功率达 90% 以上，明显优于盆腔动脉的结扎术。

产程进展快或胎儿过大，往往可致胎儿尚未娩出时宫颈和（或）阴道已有裂伤。保护会阴不当、助产手术操作不当也可致会阴、阴道裂伤。会阴、阴道严重裂伤可上延达阴道穹隆、阴道旁间隙甚至盆壁。传统治疗方法是寻找出血点、结扎止血、缝合血肿腔隙，而发生腹膜后血肿时则必须经腹、经阴道联合手术，手术困难，且有时创面广泛渗血不能缝合止血或血肿超过 24 小时不宜创面缝合。相比之下，介入疗法栓塞髂内动脉则简便安全、快速有效。在我国选择介入治疗的患者病情危重，因此产道裂伤所致产后出血的介入治疗术式多选择经皮双髂内动脉栓塞术（IIAE）。

产道裂伤所致产后出血血管性介入治疗的目的是栓塞出血血管，因此栓塞剂的选择十分重要。临床常用的栓塞剂根据栓塞时间的长短分为长效栓塞剂（如聚乙烯醇颗粒-PVA、海藻酸钠微球-KMG 等）、中效栓塞剂（新鲜吸收性明胶海绵颗粒）和短效栓塞剂（新鲜血凝块等）。根据病情需要在产道裂伤所致产后出血中最常用的栓塞剂为新鲜吸收性明胶海绵颗粒，具体做法是将消毒的新鲜吸收性明胶海绵剪成直径 1～3 mm 大小的颗粒，溶入造影剂和抗生素中进行栓塞。新鲜吸收性明胶海绵颗粒具有以下优点：①吸收性明胶海绵栓塞剂是无毒、无抗原性的蛋白类物质，其海绵框架可被红细胞填塞，在血管内引起血小板凝集和纤维蛋白沉积，并引起血管痉挛从而达到较好的栓塞效果；②新鲜吸收性明胶海绵是可吸收的中效栓塞剂，14～19 日吸收，约 3 个月可以完全吸收，子宫动脉复通后可保全子宫的功能，最大限度地避免栓塞后并发症的发生；③新鲜吸收性明胶海绵只能栓塞至末梢动脉，不能栓塞毛细血管前动脉及毛细血管床，保证了毛细血管小动脉平面侧支循环的通畅，使子宫、膀胱、直肠等盆腔脏器可获得少量血供，不致出现盆腔器官坏死。

介入栓塞髂内动脉方法：在一侧腹股沟处消毒、局部麻醉，扪及动脉搏动后，确定穿刺点。在穿刺针触及搏动后快速进针，拔去针芯，见搏动性血液从针尾喷出，插入导引钢丝。当导管插入一侧髂内动脉后，注入造影剂，见到造影剂自血管外溢时，即可注入吸收性明胶海绵颗粒进行栓塞止血。造影示栓塞成功后拔去导管、导丝，局部压迫止血 15 分钟，加压包扎，卧床 24 小时以防止穿刺部位血肿形成。

介入栓塞髂内动脉无绝对禁忌证。相对禁忌证包括对造影剂慢性过敏，严重 DIC，失血性休克，严重的心、肝、肾疾病及凝血功能障碍。

5. 预防

（1）产前预防。产道血肿常常发生于妊娠高血压、巨大儿、胎位不正、双胎等，产前应做好围生期保健工作，重视妊娠并发症防治，对于胎位不正的孕妇应在围生期及时纠正；应早期发现并发妊娠高血压等具有高危因素的孕妇，积极防治、及时处理是防治血肿扩展的有效措施。

（2）产时预防。对初产妇、巨大儿、妊娠高血压、急产、胎位不正及胎儿宫内窘迫急需缩短第二产程等产妇，产时应保护好产道，注意预防产道撕裂。如需施行胎吸、产钳等阴道助产，要掌握好时机，及时会阴侧切，帮助胎头俯屈，以最小径线在宫缩间歇期缓慢娩出，注意保护会阴；胎盘娩出后应及时检查产道，不仅要检查会阴切口，而且要检查阴道右侧壁，以免导致右侧及双侧壁血肿的发生。助产士应提高缝合技术，会阴切口及血肿切开时，缝扎必须超过裂口顶端 0.5 cm，不留无效腔，对于产道撕裂缝合要彻底。

（3）产后预防。产后血肿多发生在分娩后数分钟至 2 小时。因此要加强产后观察，产后 24 小时，尤其是 2 小时，应严密观察巡视，注意阴道有无明显流血，重视产妇主诉，如会阴、肛门坠痛、便急紧迫感，产妇出现不明原因的烦躁不安，面色苍白，脉搏、血压下降等休克表现，应阴道检查和肛门检查，及时发现血肿。

（吴 憾）

第十章

产后出血

一、概述

产后出血是指胎儿娩出后生殖道出血超过 500 mL（阴道分娩中），早期产后出血发生在产后 24 小时内，晚期产后出血发生在产后 24 小时～产后 6 周。出血可能发生在胎盘娩出前、娩出时及娩出后。事实上，在没有并发症的阴道分娩中测量平均出血量为 600～700 mL，而阴道助产和剖宫产可达 1 000～1 500 mL。产后出血量的估计通常存在低估。无论是在发达国家还是发展中国家，产后出血都是引起孕产妇死亡的重要原因，特别是在非洲和亚洲的发展中国家。产后出血在世界范围内的发生率是 5%～10%，死亡率为 1%。在我国，产后出血是引起孕产妇死亡的第一位原因，特别是在边远落后地区产后出血引起的死亡占到 50% 以上。减少和有效处理产后出血，对降低孕产妇死亡率至关重要。

二、病因

在阴道分娩时，胎儿娩出后生殖道出血超过 500 mL，在剖宫产时，胎儿娩出后出血超过 1 000 mL 应诊断为产后出血。这种传统的定义对于临床处理并没有太多的帮助，研究表明阴道分娩的平均出血量在 500 mL 左右，而剖宫产的平均出血量在 1 000 mL 左右，按照这种定义有一半孕产妇分娩时会发生产后出血。用能引起低血容量症状时的失血量来定义产后出血可能更为实用，例如，红细胞比容产后较产前降低 10% 或需要输血治疗，这种情况占到阴道分娩的 4%，剖宫产的 6%。

（一）产后出血的常见病因

1. 宫缩乏力

产后止血的重要生理机制就是胎盘附着部位围绕在血管周围的子宫肌纤维的强力收缩，使血管关闭从而达到止血的目的。宫缩乏力是指子宫肌纤维收缩不佳，是引起产后出血的最常见原因（占 50% 以上）。引起宫缩乏力的危险因素有：过多的宫腔操作、全身麻醉、子宫过度扩张（双胎、羊水过多）、产程延长、多产、子宫肌瘤、手术助产及宫腔操作、缩宫素引产和催产、子宫感染、子宫卒中等。

2. 软产道损伤

会阴切开和（或）产道撕裂伤引起的大量出血占产后出血的 20%。撕裂伤的部位包括子宫、宫颈、阴道及外阴，在急产及阴道助产中比较常见。有时在外阴和阴道的皮下发生血管的撕裂伤，引起皮下血肿，由于没有显性出血，容易被忽略，有时产后几小时或发生休克了才发现。

会阴切开时如果伤及动脉血管或曲张的静脉可能引起大量出血，切开时机的选择也很重要，胎儿娩出前切开过早或是胎儿娩出后未及时缝合，都会明显增加出血量。世界卫生组织建议应有限制地进行会阴切开，而不应作为一项常规。

产后如果子宫收缩好，但持续有新鲜血液流出，应考虑撕裂伤的因素。发现宫颈和阴道撕裂伤需要在良好的暴露下仔细检查，如有撕裂伤应在充分的麻醉下及时修补。

子宫自然破裂十分罕见，在多产、胎位异常、瘢痕子宫和催产素引产等高危因素存在时应警惕。近年来剖宫产术后再次妊娠的情况越来越多，子宫破裂引起的产后出血有所增加。

3. 胎盘组织残留

胎盘胎膜组织残留造成的产后出血占5%～10%，在胎盘植入、手剥胎盘、第三产程处理不正确、未及时发现副胎盘均可造成胎盘组织残留。B超发现宫腔内高回声团块支持宫内组织残留的诊断。在产后几个小时或晚期产后出血时，应高度警惕胎盘组织残留，并及时进行B超检查。经阴道的彩色多普勒超声检查更为敏感。如超声未见明确的宫内占位，则没有必要进行清宫术。

4. 凝血功能障碍

在一些严重的产科并发症中可能出现凝血功能障碍，如胎盘早剥、死胎、羊水栓塞、重度子痫前期、子痫及败血症。临床表现可能有低纤维蛋白原血症、血小板减少及弥散性血管内凝血。如输血超过8个单位可能出现稀释性的凝血障碍。其他内科并发症也可能引起凝血功能障碍，如白血病、血小板减少性紫癜等。对凝血功能障碍的诊断应重视孕产妇病史的采集和实验室检查。

（二）产后出血常见的危险因素

在一项对9 598例阴道分娩的孕产妇的调查中，有374例发生产后出血，发生率为4%，相关的危险因素（OR）值为：产程延长（OR 7.56）；子痫前期或HELLP综合征（OR 5.02）；会阴侧切（OR 4.72）；有产后出血病史（OR 3.55）；双胎（OR 3.31）；先露下降停滞（OR 2.91）；软组织撕裂伤（OR 2.05）；使用催产素引产（OR 1.66）；手术助产（OR 1.66）；会阴正中切开（OR 1.58）；初产妇（OR 1.45）。

其他一些危险因素还包括：全身麻醉、子宫过度膨大（多胎妊娠、巨大儿、羊水过多）、多产、绒毛膜羊膜炎等。

三、治疗

许多处理产后出血的方法还停留在专家经验和一些个案的报道，缺乏随机对照研究和系统评价，但在目前证据的基础上，也能为临床有效地处理、抢救产后出血的产妇提供有价值的借鉴。国际助产士联盟（ICM）和国际妇产科联盟（FIGO）建议处理产后出血按以下流程，共11个步骤，每个步骤的第一个字母组成英文单词"止血"（HAEMO-STASIS）。

1. H（Ask for Help）

即呼叫救援帮助，立即组成抢救小组。通知助产士、产科医师、麻醉医师、内科医师、护工及后勤保障部门，组成有效的抢救小组，由在场职称最高的医务人员作为总指挥，统一协调，并指定专人记录，同时通知血库、手术室做好准备。将产妇转入高危病房或重症监护病房。

2. A（Assess and Resuscitate）

即评估（包括生命体征、出血量）并开始抢救复苏。立即建立2个14号或16号的静脉输液通道，每个通道输入晶体液1 000 mL，最初15~20分钟内可快速输入1 000 mL，在第1小时内至少输入2 000 mL，输液20~30分钟评估休克有无改善，如有改善则以每6~8小时1 000 mL的速度静脉滴注晶体液。予面罩给氧，流量为8 L/min，并抬高下肢。抽血进行血常规、凝血功能（血浆凝血酶原时间、活化部分凝血活酶时间、血浆纤维蛋白原、D-二聚体）、电解质检查；安放尿管，行尿液分析，记录每小时尿量；监测产妇生命体征包括血压、心率、呼吸、氧饱和度及心电图，必要时行中心静脉插管监测中心静脉压。

3. E（Establish Etiology and Check Medication Supply）

即初步确定病因并检查药物准备情况（缩宫素、麦角新碱等），立即备血。经过补液治疗无改善则进一步处理，有血液应立即使用，危及生命时先输入O型Rh阴性血液，凝血酶原时间或活化部分凝血活酶时间>1.5倍正常值，输入冰冻血浆，有的建议每输入6 U血液需输入冰冻血浆1 L，当纤维蛋白原<1 g输入血浆冷沉淀物，血小板<$50×10^9$/L输入血小板悬液。

4. M（Massage Uterus）

即按摩子宫。让产妇躺在产床或手术台上，一手置于阴道前穹隆，另一手放于耻骨联合之上，一起加压，按摩子宫。

5. O（Oxytocin Infusion）

即使用缩宫素及前列腺素（经静脉、盲肠、肌肉或直接子宫肌壁）。剂量与方法为：①缩宫素5~10 U静脉缓推；②麦角新碱0.4 mg静脉缓推；③缩宫素10~20 U+500 mL液体，125 mL/h静脉滴注；④卡前列素氨丁三醇（$PGF_{2\alpha}$）250 μg肌内注射，15~90分钟可重复使用，总量不超过2 mg。

6. S（Shift to Operating Room）

即将产妇转入手术室，排除胎盘等组织残留以及产道的撕裂伤。可继续双手按摩子宫。

7. T（Tamponade）

即填塞止血。可考虑使用胃底静脉出血的气囊填塞，在条件不具备的地区可使用自制避孕套水囊填塞。纱布填塞也可使用，但失败率在50%左右。在使用缩宫剂治疗无效的情况下，应立即考虑进行填塞试验，以确定是否需要手术干预。使用方法：消毒暴露宫颈后将无菌的单腔气囊放入宫腔，这时静脉持续滴入缩宫素，缓慢注入热的生理盐水可达300~400 mL，观察宫颈及引流管没有新鲜血继续流出时停止注入。如填塞试验阳性为有效，保守治疗成功率为87%，可持续滴入缩宫素，保留尿管，监测生命体征、出血量及尿量。6小时后如无继续出血可先放出生理盐水，但不取出气囊观察30分钟，如无出血可取出气囊停用缩宫素。如再次出血可考虑重新注入生理盐水填塞。常规使用抗生素3日。

8. A（Apply Compression Sutures）

即实施压迫子宫的缝合。填塞试验阴性，应考虑开腹进行手术止血。最常用的是B-Lynch缝合，探查宫腔，清除积血，搬出子宫，用手加压子宫体以估计缝合成功的机会；用0号合成缝线自子宫切口右侧距下缘3 cm处进针，经宫腔自切口上缘侧方距4 cm出针，拉紧肠线至宫底绕到子宫后壁，于前壁相当部位进针至宫腔，自右侧水平向左侧相应部位穿出至子宫后壁，肠线紧贴宫体表面绕过宫底到子宫前壁下段切口上 3 cm 处进针，通过宫腔在切口左下缘与右侧进针处同一水平出针，拉紧可吸收线，切口下缘左右侧两线端打结，再加压宫体，检查子宫止血良好，缝合子宫切口。

9. S（Systematic Pelvic Devascularization）

即系统性地结扎盆腔血管。如果子宫压迫缝合失败，可试行供应子宫血管的结扎（包括双侧子宫动脉），接下来是双侧卵巢韧带远端的输卵管分支。子宫动脉可在打开膀胱腹膜反折下推膀胱后直接结扎，在距子宫侧缘 2 cm 处进针穿入子宫肌层，从子宫阔韧带无血管区出针，缝扎打结。对侧同法处理。如果出血仍持续，可考虑结扎双侧卵巢动脉的输卵管支。如果仍无效，可进一步结扎髂内动脉，这需要手术医师有熟练的技巧并熟悉盆腔的解剖结构。在子宫切除术中常规辨别髂内血管和输尿管可增强产科医师在急诊时处理的信心。双侧髂内动脉结扎后，远端动脉血管的脉压降低高达 85%，结扎远端的血流供应减少约 50%，这一方法的成功率为 40%~75%，对避免子宫切除有很高的价值。可能的并发症有盆侧壁血肿、输尿管损伤、髂静脉撕裂伤、误扎髂外动脉等。

10. I（Intervention Radiologist）

即放射医师干预，如出血继续，有条件的可行子宫动脉栓塞术。

11. S（Subtotal or Total Abdominal Hysterectomy）

即子宫次全切术或全切术。选择全切或次全切要看出血的情况，如果出血主要在子宫下段（如前置胎盘），应考虑行子宫全切术。如果子宫收缩乏力则子宫次全切术更合适。次全切并发症发病率和死亡率均较低而且时间较短。子宫切除术是处理子宫收缩乏力及胎盘植入的最后手段，但如果患者的血流动力学不稳定或出血量大，用药物和其他手术措施根本无法控制的情况下应及早施行。

（卢朝霞）

第十一章 产科助产手术

第一节 人工破膜术

在分娩过程中,人工破膜能够有效缩短产程,减少出血量,从而降低剖宫产率及新生儿窒息率,是临床上最常用的引产方式之一。

一、适应证

1. 引产

产科中需要提前分娩或预产期延期需要终止妊娠,并且宫颈已经成熟,Bishop 评分>6 分。

2. 加速产程

产程中宫缩不协调致产程停滞或前羊水囊阻挡先露下降者。

3. 第二产程胎膜未破者

宫口开全后,胎膜往往在此时自然破裂。若胎膜仍未破,进行人工破膜。

4. 胎儿监护

产程中需要进行胎儿电子监护,胎儿监护异常需要进行胎儿头皮血样本采集。

5. 了解羊水情况

破膜产程中或分娩前胎心监护异常或超声检查提示羊水量处于临界值以下,并且已有人工破膜的条件,可以先破膜后了解羊水情况,包括羊水量和颜色,以确定分娩方式。

6. 宫腔内减压

产程中不协调宫缩引起的或准备自然分娩羊水过多的孕妇,可以行人工破膜,减轻宫腔内压力。

二、禁忌证

有明显头盆不称,产道阻塞者;胎位异常如横位、臀位;胎盘功能严重减退者。

三、破膜条件

(1) 骨盆外测量和内测量均正常。

(2) 宫颈条件成熟,宫颈可容一指以上。

(3) 无人工破膜禁忌证。

四、操作步骤

(1) 阴道检查了解宫口情况,注意有无脐带前置、先露部位高低等。

(2) 先用手指扩张宫颈管、剥离胎膜,然后以右手持常有齿钳,钳端在左示指、中指护盖下,送入阴道,置于羊膜囊表面,在子宫不收缩时钳破或戳破胎膜,以免宫缩时宫腔压力过大羊水流出过速。

(3) 如羊水流出不多,可用手指扩大破口或将先露部位稍向上推,使羊水流出。

(4) 羊水过多者,应以羊膜穿刺针或者针头深入宫颈内刺破胎膜,穿刺点应略高于子宫口水平,使羊水沿针头流出。羊水大量涌出时,应将手堵住宫口,使羊水缓慢流出,防止急骤流出而引起腹压骤降性休克、胎盘早期剥离、脐带脱垂或胎儿小部分娩出。

五、注意事项

(1) 人工破膜前应严格掌握其操作指征和禁忌证。

(2) 严密观察产妇的一般情况、宫缩及胎心音等,先露未完全入盆者,禁止下地活动。

(3) 破膜前后听取胎心,于宫缩间隙期破膜,破膜后观察羊水性状,避免羊水流出过快,如有血性羊水检查有无胎盘早期剥离征象。

(4) 破膜后 2~6 小时如仍无宫缩,可静脉滴注缩宫素。

(5) 破膜后 12 小时如仍未分娩,需用抗生素预防感染。

(卢朝霞)

第二节　人工剥离胎盘术

胎盘因素导致的产后出血发生率升高,部分地区胎盘因素导致的产后出血排在第一位。产后及时、正确地行人工剥离胎盘,是预防和减少产后大出血的重要环节。

一、适应证

(1) 阴道分娩胎儿娩出后>30 分钟或剖宫产胎儿娩出后>10 分钟,胎盘尚未剥离排出者。

(2) 第三产程中,胎盘部分剥离引起子宫出血(>100 mL),经按摩子宫及应用宫缩剂等处理,胎盘仍不能完全剥离排出者。

二、禁忌证

胎盘植入。

三、术前准备

建立静脉通道,催产素 20 单位加入 5% 葡萄糖注射液 500 mL 静脉滴注,配好血。

四、操作步骤

（1）外阴重新消毒铺巾，术者要更换手套，穿手术衣。

（2）右手手指并拢成圆锥状，沿脐带伸入宫腔，左手放腹壁上，固定和下推宫底。

（3）触到胎盘边缘后，右手掌面向胎盘母体面，以手尺缘插入胎盘与子宫之间，做拉锯样向上剥离，如为胎盘粘连则较易剥离。待整个胎盘全部剥离后，将胎盘握在手中一次性取出，一般胎膜均能随胎盘一起被取出。

（4）如胎盘与子宫壁联系紧密难以分离时，应考虑有植入性胎盘的可能，切勿强行剥离，应立即停止手术。根据胎盘植入的范围及出血的多少选择化疗或保守性手术或子宫全切术。

（5）胎盘取出后，应仔细检查胎盘与胎膜是否完整，如有缺陷应再次徒手取出残留胎盘。

（6）术后应继续加强宫缩，防止产后出血。常规应用广谱抗生素。

五、注意事项

（1）把握指征，严格无菌操作，使用抗生素预防感染。

（2）操作轻柔，勿强行抓挖。

（3）术中、术毕加强宫缩。

（4）高度怀疑胎盘植入者，不应强行剥离。

（5）部分性植入性胎盘者，可将已剥离的部分胎盘取出，植入部分胎盘暂行保守治疗，经药物或介入等治疗后，待其自行脱离，也可在保守治疗后择日行钳夹术。

（6）手术应该给以镇痛或麻醉以减轻患者的痛苦，但情况异常紧急时可以不考虑麻醉。

（卢朝霞）

第三节　会阴切开缝合术

会阴切开缝合术是产科常用手术之一，它可以避免自然分娩或手术产所引起的严重会阴损伤；对于因会阴造成的分娩阻滞，会阴切开术更是必不可少的，以初产妇为多见。常用的切开方式有会阴斜侧切开及正中切开两种，临床上以前者多用。

一、适应证

（1）初产妇阴道助产手术的前驱措施，如实行出口或低位产钳牵引术、胎头吸引术。

（2）初产臀位分娩术。

（3）因产妇或胎儿需要缩短第二产程，如并发胎儿窘迫等。

（4）会阴过紧或胎儿过大，阴道口相对过小，胎头未娩出，会阴已出现裂伤或估计分娩时会阴撕裂不可避免者，为避免复杂会阴、阴道裂伤。

二、体位

产妇取仰卧屈膝位或膀胱截石位。

三、操作步骤

1. 麻醉

采用阴部神经阻滞麻醉和局部浸润麻醉。操作步骤：术者将一手中指、示指，伸入阴道内触及坐骨棘作为指引，另一手持带长针头的注射器内装有0.5%~1%普鲁卡因20 mL或0.5%利多卡因5~10 mL，在肛门与坐骨结节连线中点处进针，将针头刺向坐骨棘尖端的内侧约1 cm处注射药液1/2，再将针头抽回至皮下，沿切开侧的大小阴唇、会阴体皮下做扇形注射，可松弛盆底肌肉。对侧做同样式神经阻滞麻醉效果更佳。如正中切开时，则在会阴体局部行浸润麻醉。注入药液时应注意不可注入血管内及直肠。

2. 会阴斜侧切开缝合术

（1）切开：由在局部麻醉下由阴道后联合中点开始向左侧斜下约45°，沿另一手中指、示指撑起的阴道壁，切开阴道黏膜、黏膜下组织、球海绵体肌、耻尾肌等。由于切开组织较多，且为供血较丰富区域，所以出血较多，相对而言，开放空间较小，切开长度一般为4 cm左右。切开时间在胎头拨露3~4 cm时为好，在宫缩时切开。如为实行助产手术，则在准备上产钳时实行。当切开会阴后开始出血时应一方面用纱布压迫伤口，一方面迅速查清胎位，放置产钳，可以稍减少出血。胎盘娩出后仔细检查切开伤口有无延伸。

（2）缝合：缝合时主要解剖组织要对合好。先从阴道切口最内部开始，一般用0号或1号铬制肠线或吸收线将阴道黏膜、部分黏膜下组织间断缝合达处女膜环。用同样丝线间断缝合肛提肌，先用示指触摸伤口深度，由最内、最深处开始，缝针要适当深，过深穿透肠黏膜形成瘘，则危害很大。此外，切缘下部组织稍向下垂，缝合时下缘入针较上缘稍低些，更好使解剖正确恢复。会阴切开出血应在肛提肌组织缝合完毕后停止。用1号丝线间断缝合脂肪层，4号丝线间断缝合皮层。结不可打得过紧，因为手术伤口会略肿胀。清点纱布，并做肛门指诊，检查有无缝线穿透直肠黏膜。

3. 会阴正中切开缝合术

会阴正中切开缝合术是会阴组织损伤较小、出血较少、阴道切口相对小、放大阴道口相对大的术式。组织愈合好，术后伤口疼痛小，水肿较小。最大的缺点是损伤肛门括约肌和肠管的机会较多。

（1）切开：局部麻醉后，在会阴后联合中部向下剪开，所剪之处为肛提肌的左右耻骨肌束筋膜会合之处为筋膜组织，切口累及不到肌束，且无丰富血管，所以出血少。

（2）缝合：以0号铬制肠线间断缝合阴道黏膜及黏膜下组织。切勿穿透直肠黏膜，必要时可置1指于肛门内做指引。以1号铬制肠线间断缝合皮下组织及皮肤，也可采用0号铬制肠线做皮内连续缝合，可不拆线。

4. 缝合后处理

取出阴道内塞纱，仔细检查缝合处有无出血或血肿。常规肛门指诊检查有无肠线穿透直肠黏膜。如有，应立即拆除，重新消毒缝合。

四、注意事项

（1）保持外阴清洁，术后5日内，每次大小便后，用碘伏棉球擦洗外阴，勤更换外阴垫。

（2）外阴伤口处水肿、疼痛明显者，24小时内，可用95%乙醇湿敷或冷敷；24小时后可用50%硫酸镁纱布湿热敷或进行超短波或红外线照射，每日1次，每次15分钟。缝线于手术后3~5日拆线。

（3）术后每日查看切口，若发现感染，应立即拆线，彻底清创、引流、换药。

（卢朝霞）

第十二章

女性不孕症

第一节 概述

不孕症是一组由多种病因导致的生育障碍状态，是生育期夫妇的生殖健康不良事件。女性无避孕性生活至少12个月而未孕称为不孕症。

不孕症可分为原发性与继发性两大类。原发性指从未有妊娠史，未避孕而从未妊娠者；继发性指患者曾有过妊娠史，而后未避孕连续12个月未孕者。

一、发病率

有统计表明，正常性生活、未避孕的夫妇，60%左右可在半年内受孕，85%左右可在1年内受孕，另有4%~5%可在第2年内受孕。WHO建议将不孕不育症的诊断时间推荐为1年。如以1年为界，不孕不育症的发生率为10%~20%。

二、病因

导致女性不孕的病因很多，其中单纯男性因素、单纯女性因素及男女双方共同因素所致不孕不育各占1/3左右。在女方有卵巢性不孕（排卵障碍）、子宫性不孕（宫体、宫颈因素）、输卵管性不孕（不通或功能不全）、免疫性不孕等；在男方有输精管道阻塞、精液异常及性功能障碍等。由于对疾病的认识及设备条件的限制，临床上还将少部分找不到明确原因的不孕统称为原因不明性不孕。

三、辅助检查

明确女性月经、性生活、孕产、遗传及全身病史等情况，并进行全身及妇科检查后，可选择性进行下列辅助检查。

1. 精液常规

需行2~3次精液检查，以明确精液质量。正常值：精液总量≥2.0 mL，pH 7.2~7.8，计数≥2 000万/mL，A级（快速直线运动）及B级（慢速前进）比例（A+B）>50%（2小时内），正常形态>70%，抗精子抗体阴性，高倍镜下白细胞<10个/视野。

2. 血液生殖内分泌激素测定

相关激素包括FSH、LH、E_2、P、T、PRL等。值得提出的是上述大部分激素随月经周期出现周期性变化,故一般应在月经周期第 2~4 日采血。部分患者还应考虑做甲状腺及肾上腺功能检测。

除上述激素外,目前认为卵泡抑制素、卵泡激活素、卵泡成熟抑制素、表皮生长因子(EGF)、转化生长因子 α(TGF-α)、转化生长因子 β(TGF-β)、胰岛素样生长因子(IGF)等多种多肽对卵泡的生长、发育均有一定的调节作用。但限于试剂及技术原因,尚未能作为常规生殖检测项目。

3. 临床观察

基础体温、宫颈黏液、阴道涂片、诊断性刮宫等检查简单易行,有助于通过靶器官了解雌激素、孕激素的水平及节律。但不能完全预测排卵,更不能代表卵子的质量及子宫内膜的受容性。

4. 输卵管通畅试验

包括输卵管通气试验、通液试验、子宫输卵管造影(HSG)、子宫输卵管超声造影(HyCoSy)、子宫输卵管放射性核素造影等检查。其中,除 HyCoSy 能较为可靠提示输卵管的定向输送功能外,其他试验均注重于输卵管的机械通畅性,且易受术者影响,较为主观。

5. 宫腔镜、腹腔镜

有条件者应尽可能做宫腔镜、腹腔镜检查,有助于明确诊断,找到原因不明不孕的病因,同时还能做治疗性手术。

6. 性交后试验

性交后试验(PCT)简单易行,有助于了解性生活是否成功、宫颈黏液情况,尤其精子在宫颈黏液中的质量及数量。

7. 免疫检查

如抗精子抗体(ASA)、抗卵巢抗体(AoAb)、抗心磷脂抗体(ACA)等。其中心磷脂是细胞膜的组成部分之一,ACA 多见于免疫损害、组织炎症后,检测 ACA 可了解胚胎的种植、生长,以及胎盘功能状况。

四、治疗

1. 药物治疗

如抗炎、促排卵等。

2. 手术治疗

包括宫腔镜、腹腔镜助孕手术。

3. 宫腔内人工授精(IUI)

将丈夫或供者的精子经洗涤筛选等方法优化处理后注入宫腔。

4. 配子输卵管内移植(GIFT)

将精子及卵子取出,经处理后再注入输卵管内。

5. 合子输卵管内移植(ZIFT)

取出精子及卵子,在实验室混合培养 20 小时左右,将受精卵注入输卵管内。

6. 体外受精及胚胎移植(IVF-ET)

取出精子及卵子,在实验室混合培养 3~5 日后,将胚胎注入子宫腔内。这就是平常所说的试管婴儿技术。显而易见,试管婴儿意味着在体外实验室条件下,模拟母体环境,进行生命开始的最初 2~4 日，并不是指在试管内完成"十月怀胎"。

7. 卵胞质内单精子注射（ICSI）

将单个精子直接注射到卵细胞质内，使卵子受精。主要用于男性严重少精及弱精所致不育。

8. 胚胎种植前遗传学诊断（PGD）

主要用于携带遗传疾患夫妇，即先行上述 IVF-ET 或者 ICSI 技术，在胚胎发育至 4~8 个细胞时，利用显微操作系统在其内取 1~2 个细胞，进行遗传疾病诊断。根据遗传诊断结果，仅将正常胚胎植入子宫。

五、注意事项

（1）结婚 3~6 个月内未能怀孕不必过于着急，切勿乱投医。
（2）不孕并非都是女方原因，男女双方应同时就诊检查。
（3）首先要明确不孕原因。
（4）在明确不孕原因后，应该有针对性地进行治疗，切勿滥服中药、西药及偏方。
（5）最好固定医院及医师，就近治疗，并且仔细保存病历及检查结果。

（吴 憾）

第二节 排卵障碍

排卵是成熟女性最基本的生殖生理活动，在成年女性中，偶可出现无排卵周期，但如果无排卵持续发生或出现其他类型的排卵障碍，则可导致不孕。

一、病因

女性正常的排卵过程是由下丘脑-垂体-卵巢轴控制的。它们之间存在自上而下的调节和自下而上的反馈调节。下丘脑脉冲式分泌 GnRH，作用于垂体，刺激垂体前叶促性腺细胞分泌 FSH、LH，FSH、LH 又作用于卵巢，在卵泡的发育、成熟、排卵、黄体形成和卵巢类固醇激素的分泌中起调控作用。卵巢分泌的雌激素、孕激素又对其上一级中枢起反馈性调节作用。下丘脑-垂体-卵巢这三个环节中任何一个环节功能异常，均可导致排卵障碍。引起排卵障碍的因素涉及精神性因素、全身性疾病、下丘脑-垂体-卵巢轴病变或功能失调、肾上腺或甲状腺功能异常等。下面只介绍性腺轴功能失调引起的排卵障碍。

1. 下丘脑功能障碍

除了先天异常、发育不全，主要为精神因素引起的下丘脑功能障碍，紧张、压力、环境改变导致下丘脑功能失调，GnRH 脉冲式分泌的振幅和频率改变，引起垂体促性腺激素的分泌明显降低，出现排卵障碍。神经性厌食症和长期服用避孕药造成排卵障碍均与下丘脑功能失调有关。PCOS 的发生也与下丘脑调控机制失调有关。

2. 垂体功能障碍

主要表现为垂体促性腺激素分泌低下，长期缺乏足够的下丘脑 GnRH 的刺激，可导致垂体功能低下。其他如空泡蝶鞍、垂体肿瘤（最常见为催乳素瘤）、席汉综合征是比较常见的引起排卵障碍的垂体病变。高催乳素血症时，垂体分泌过高的 PRL，由于旁分泌作用常导致垂体促性腺激素分泌功能减退，影响排卵。

3. 卵巢功能障碍

多囊卵巢综合征是最常见的引起排卵障碍的因素。卵巢早衰、卵巢对性激素不敏感综合征、卵巢发育不全、卵巢肿瘤均是引起排卵障碍的疾病。卵巢早衰和卵巢不敏感综合征都表现为高促性腺激素性闭经，但前者的卵巢萎缩，基本上没有卵泡，E_2 极度低下；而后者卵巢外观可表现正常，组织学检查见多数始基卵泡及少数初级卵泡，E_2 呈低水平或正常低值。一些轻度的卵巢性排卵障碍，如卵泡发育不良、未破裂卵泡黄素化综合征（LUFS）、黄体功能不全等也是导致不孕的原因。

二、诊断

对排卵障碍的患者应做系统的检查和评估。先排除全身性因素或疾病的影响，此外，还要考虑肾上腺皮质、甲状腺功能有无异常及对生殖功能的影响。对于排卵障碍要明确其病变部位、程度，从而有针对性地进行治疗。从以下几方面进行诊断。

（一）病史

不孕和月经改变的病史对诊断很有帮助。月经周期少于 21 日、不规则阴道流血、月经稀发、闭经提示排卵障碍。从初潮即开始的月经稀发并逐渐加重或闭经，提示可能为多囊卵巢综合征。月经失调伴有泌乳，可以考虑高催乳素血症或闭经溢乳综合征或垂体肿瘤所致。

（二）体格检查

需要做全面的体格检查。注意体形、体态、是否肥胖、第二性征发育情况；有无高雄激素的表现，如痤疮、多毛；有无溢乳。妇科检查应注意阴毛分布的形态和密度、阴蒂有无肥大、有无外生殖器和子宫畸形、子宫发育情况、卵巢有无增大或肿瘤、有无生殖道或盆腔炎症。

（三）内分泌功能检查

1. 性腺轴内分泌激素测定

主要测定 E_2、P、FSH、LH、PRL、T 六项。激素水平随卵泡的发育在整个月经周期中呈现周期性变化。每个实验室采用不同的检测方法及试剂，各有其正常范围。月经周期第 1~3 日取血测定基础值，月经周期第 22 日即月经前 7 日，取血测定 E_2 及 P，了解排卵和黄体功能。

（1）E_2：卵泡早期 E_2<184 pmol/L（50 pg/mL），随卵泡发育 E_2 迅速上升，排卵前 1~2 日达到峰值，自然周期为 918~1 835 pmol/L（250~500 pg/mL），每个成熟卵泡分泌 E_2 水平为 918~1 101 pmol/L（250~300 pg/mL），排卵后 E_2 水平迅速下降，黄体形成后再次上升形成第二次峰值 459~918 pmol/L（125~250 pg/mL），黄体萎缩后逐渐下降到卵泡早期水平。

（2）P：在黄体期的范围为 16~95 nmol/L（5~30 ng/mL），黄体期 P>16 nmol/L（5 ng/mL）可断定有黄体形成，黄体中期即排卵后 7 日左右 P>32 nmol/L（10 ng/mL），足以证明功能性黄体的存在，说明黄体功能正常。

（3）FSH：基础值为 5~15 IU/L，排卵前峰值为基础值的 2 倍以上。

（4）LH：基础值为 5~15 IU/L，排卵前升高至 2 倍以上。

（5）PRL：正常范围为 10~25 μg/L。

(6) T：正常范围为 0.7~2.8 nmoL/L（20~80 ng/dL）。

必要时应行甲状腺、肾上腺皮质功能测定，以明确是否是由于甲状腺或肾上腺皮质功能异常引起的排卵障碍。

2. 孕激素试验、雌孕激素试验

孕激素试验用于闭经的诊断，可初步鉴别闭经的类型。方法：每日注射黄体酮 10 mg，连用 5 日或每日注射黄体酮 20 mg，连用 3 日，停药后观察 5~10 日，有撤退性出血者为试验阳性，无出血为阴性。试验阳性者，说明体内有一定雌激素水平，称为 I 度闭经。试验阴性，说明体内雌激素不足，子宫内膜增生不良或子宫内膜破坏，以至于对孕激素无反应。

对于孕激素试验阴性的患者，应进一步做雌孕激素试验。方法：每日口服己烯雌酚 0.5~1.0 mg，连用 22 日，也可服用其他雌激素制剂，于最后 3 日每日注射黄体酮 20 mg，停药后观察 5~10 日，有撤退性出血为雌孕激素试验阳性，称为 II 度闭经，无撤退性出血为试验阴性。试验阳性说明内源性雌激素水平低下，不足以刺激子宫内膜增生，因而对孕激素的作用无反应，外源性雌激素的作用使子宫内膜增生良好，恢复对孕激素刺激的反应。试验阴性者可诊断为子宫性闭经。

3. 氯米芬试验

（1）方法：自月经周期第 5 日开始，每日口服氯米芬 50~100 mg，连服 5 日，以促发排卵，在服药 3 日后 LH 可增加 85%，FSH 增加 50%，停药后 LH、FSH 即下降。如果以后再出现 LH、FSH 上升达到高峰，诱发排卵，表示为排卵型反应，如果停药后不再出现 LH、FSH 上升，即无反应。在服药第 1、第 3、第 5 日测 LH、FSH，服药第 3 周测 P、E_2，确定有无服药后 LH、FSH 升高及排卵。

（2）意义：目的是评估下丘脑-垂体-卵巢轴的功能。正常情况下，氯米芬作用于下丘脑-垂体，与内源性雌激素竞争受体，减弱体内 E_2 与受体的结合，解除雌激素对下丘脑及垂体的抑制作用，使血中 FSH、LH 升高，出现 E_2 高峰后，由于正反馈机制促发下丘脑释放 GnRH，垂体出现 LH 高峰促发排卵。排卵后黄体形成，血中 E_2、P 升高。对 GnRH 兴奋试验有反应氯米芬试验无反应，提示病变在下丘脑，氯米芬试验有反应的患者促排卵效果好。

4. GnRH 兴奋试验

对于闭经患者行 GnRH 兴奋试验，目的是测定垂体对 GnRH 刺激的反应性及分泌 FSH、LH 的功能，从而鉴别闭经或排卵障碍的病因。

（1）方法：常在卵泡期进行，早晨空腹，将 50~100 μg GnRH 溶于 5 mL 生理盐水中，静脉推注。于 30 秒内注完，在注射前及注射后 15 分钟、30 分钟、60 分钟、120 分钟各取血 2 mL，用放射免疫或酶联免疫法测定 FSH、LH。也可用 GnRHa 做兴奋试验，因为 GnRHa 的生物效价比 GnRH 强 10 余倍，故做兴奋试验时只需 5 μg，它的半衰期较长，采血观察时间也应延长，可在注射后 30 分钟、60 分钟、120 分钟、180 分钟取血观察。

（2）结果判定：①正常反应。注射 GnRH 或 GnRHa 后，LH 峰值比基值升高 2~3 倍，高峰出现在给药后 15~30 分钟（GnRH）或 60~120 分钟（GnRHa）；FSH 峰值在注药后 15 分钟出现，为基值的 1.5 倍以上。②活跃反应。LH 峰值比基值升高超过 5 倍。③延迟反应。峰值出现较晚，约在注射后 60~90 分钟（GnRH）或 120 分钟（GnRHa）后才出现，其他标准同正常反应。④无反应或低弱反应。注射 GnRH 或 GnRHa 后，LH 无上升或峰值比基值升高不足 2 倍。

(3) 临床意义：①正常反应，说明垂体对 GnRH 的刺激反应良好，垂体功能正常，闭经的病因可能在下丘脑。②活跃反应，说明垂体促性腺细胞对外源性 GnRH 的刺激反应强烈，垂体分泌 LH 的功能良好。③延迟反应，外源性 GnRH 刺激后不能在正常时间内引起 LH 峰，说明垂体反应较差，也可能存在下丘脑功能低下。④低弱反应或无反应，垂体对 GnRH 的刺激反应差或无反应。表示垂体功能低下，病变部位可能在垂体。但应排除垂体"惰性状态"，即垂体由于长期缺乏下丘脑 GnRH 刺激，可表现为功能低下，重复 GnRH 刺激后可以产生正常或较好的反应，说明垂体功能低下是继发于下丘脑功能障碍，如果重复试验仍无反应，表明病变在垂体。

5. 小剂量地塞米松抑制试验

对于高雄激素血症的患者做此试验，可以鉴别雄激素的来源，从而有针对性进行治疗。雄激素是由肾上腺皮质和卵巢共同产生的，地塞米松可反馈性抑制垂体分泌 ACTH，从而使肾上腺皮质分泌皮质醇和雄激素等减少。进行小剂量地塞米松抑制试验，可以鉴别雄激素升高的来源。方法：进行试验前取血测定 T、雄烯二酮、17-羟类固醇和皮质醇基础值，当晚给予地塞米松 2 mg 口服，第 2 日取血重复测定上述激素水平，若它们的血浆水平仅部分减少（减少小于 50%），则雄激素主要来源于卵巢，相反则来源于肾上腺，在这种情况下应进一步做 ACTH 兴奋试验等其他内分泌试验，以排除皮质醇增多症、肾上腺腺瘤、酶缺乏或罕见的自主分泌雄激素的卵巢和肾上腺肿瘤。

（四）其他检测排卵的方法

1. 基础体温测定

基础体温测定是一种最简单的检测有无排卵的手段。基础体温（BBT）呈双相，说明体内有孕激素的作用，排除 LUFS，即说明有排卵。典型的双相 BBT 表现为高温期比低温期上升 0.4 ℃~0.5 ℃，高温期持续 12 日或以上。不典型双相 BBT 表现为黄体期短于 12 日，基础体温呈梯形上升或梯形下降，可能为黄体功能不全的一种表现。BBT 呈单相说明无排卵。排卵可发生在体温转变前后 1~3 日。有时体温上升前出现一最低点，可能是最接近排卵的时间。值得注意的是，发生 LUFS 时，因为有孕激素分泌，所以 BBT 呈双相，但没有发生排卵。

2. 子宫内膜检查

在月经前或月经来潮 12 小时内进行子宫内膜活检，将子宫内膜送病理检查，病理结果可分为 3 种类型。正常分泌期或月经期子宫内膜提示有排卵，黄体功能正常；如果为增生期子宫内膜，说明无孕激素作用，即无排卵；分泌期子宫内膜伴有间质反应差，可能为黄体功能不全的一种子宫内膜的表现。应注意 LUFS 时，虽然子宫内膜呈现分泌期改变，但并无排卵。子宫内膜活检可以对子宫内膜结核作出诊断。

3. 宫颈黏液检查

随着卵泡的发育，分泌雌激素增加，受雌激素的作用，宫颈黏液分泌逐渐增加，变稀薄，清亮而透明，能拉成细丝，至排卵前宫颈黏液涂片干燥后镜检出现典型的羊齿状结晶。排卵后，宫颈黏液变稠，不能拉成细丝，结晶变为不典型而逐渐消失，至排卵后 7 日左右出现椭圆体。宫颈黏液检查只能粗略地反映体内雌激素水平及雌孕激素作用的转变，并且需要做动态观察。

4. 阴道细胞学检查

受体内雌孕激素水平的影响，阴道上皮细胞呈现周期性变化，雌激素水平越高，阴道细胞越成熟。正常月经周期中，排卵前受高水平雌激素的影响，阴道涂片中出现大量核致密、固缩而胞浆嗜酸的表层上皮细胞，细胞平铺、排列均匀、背景清洁。排卵后，受孕激素影响阴道涂片中出现多量核呈网状而胞浆嗜碱性的中层细胞，细胞呈梭形排列成堆，背景不清洁。但应注意，阴道细胞学检查结果可受炎症的影响。LUFS 时也出现孕激素作用的表现，因此应结合其他检测手段判断有无排卵。

5. B 超监测排卵

B 超连续监测，可以直观地观察卵泡发育及排卵情况，卵泡逐渐发育，至成熟后直径达到 18~25 mm，卵泡消失或突然缩小，表明排卵。发生 LUFS 时，成熟卵泡不消失或继续增大。

（五）引起排卵障碍的常见疾病

1. 闭经

闭经分为原发性闭经和继发性闭经。对于闭经患者应进行孕激素试验或雌孕激素试验，了解闭经的程度，并排除子宫性闭经。对于排卵障碍导致的闭经，为便于治疗，常根据促性腺激素水平分为 3 种类型。

（1）正常促性腺激素：FSH、LH 均为 5~15 IU/L，常为下丘脑功能障碍所致。

（2）低促性腺激素：FSH、LH 均<5 IU/L，可能为下丘脑-垂体功能障碍所致，应进一步做 GnRH 兴奋试验。

（3）高促性腺激素：FSH、LH 均>30 IU/L，为卵巢功能障碍所致。

2. 高催乳素血症

PRL>25 μg/L，诊断为高催乳素血症，应排除药物和生理性因素所致。PRL>100 μg/L 时，应做垂体 CT 或 MRI 检查，诊断有无垂体肿瘤。

3. 多囊卵巢综合征

以下 4 项作为多囊卵巢综合征（PCOS）的诊断依据。

（1）临床表现：月经稀发、闭经或异常子宫出血，常合并不孕，可能有多毛、肥胖、痤疮等高雄激素血症的表现。

（2）激素测定：血清 LH 升高，T 升高，LH/FSH≥3。

（3）B 超检查：双侧卵巢增大，每平面有 10 个以上 2~6 mm 直径的小囊泡，主要分布在卵巢皮质的周边，少数散在于间质内。

（4）腹腔镜检查：见卵巢增大，表面苍白，包膜厚，表面多个凸出的囊状卵泡。

4. 未破裂卵泡黄素化综合征

月经周期基本正常，BBT 呈双相，子宫内膜有分泌期改变，但 B 超监测卵泡增大至 18~20 mm，72 小时仍不缩小或继续增大，宫颈黏液显示黄体期改变，血清 P>3 ng/mL，即可诊断未破裂卵泡黄素化综合征。血清 FSH、LH、E_2 水平与正常排卵周期无明显差别。

5. 黄体功能不全

有以下 3 项诊断指标。

（1）子宫内膜组织学检查能反映雌孕激素的生物学效应，在预计月经来潮前 1~3 日做子宫内膜活检，如组织学特征迟于正常周期的组织学特征 2 日，可结合其他指标诊断黄体功能不全，但必须准确判断子宫内膜活检日是月经周期的第几日。

（2）BBT：一般认为黄体期少于 10 日为黄体期过短，只能作为黄体功能不全的参考指标。

（3）黄体酮测定：黄体中期（排卵后 7 日）血清黄体酮水平达高峰，若 P<48 nmol/L（15 ng/mL），为黄体功能不全。

6. 高雄激素血症

一般认为血清 T>3.12 nmol/L（90 ng/dL）为高雄激素血症。女性体内雄激素主要来源于卵巢和肾上腺，可进行小剂量地塞米松试验，鉴别雄激素的来源。避孕药可抑制卵巢雄激素的分泌，口服避孕药后睾酮水平降低，说明过高的雄激素主要来源于卵巢。

三、治疗

（一）常用促排卵药物的应用及促排卵方案

1. 氯米芬

氯米芬是最基本的促排卵药物。它具有抗雌激素作用，主要作用部位在下丘脑，与内源性雌激素竞争受体，使下丘脑对雌激素的正反馈作用敏感，促使下丘脑 GnRH 释放，刺激垂体分泌 FSH、LH，促进卵泡发育排卵。使用氯米芬的条件是体内要有一定的雌激素水平，垂体功能良好。适应证为：下丘脑性闭经，服用避孕药引起的闭经，PCOS，高催乳素血症引起的排卵障碍。基本用法是：月经周期第 5 日开始，每日口服 50~100 mg，连用 5 日。

联合用药方案如下。

（1）E+CC+HCG：于月经周期第 5 日开始，服用小剂量雌激素，如己烯雌酚每日 0.25 mg 或戊酸雌二醇片每日 0.5 mg，连用 20 日，接着口服氯米芬每日 50~100 mg，连用 5 日，停用氯米芬 3 日后，每日肌内注射 HCG 3 000 IU，连续 3 日，也可 B 超监测卵泡发育，当主卵泡直径达到 18 mm 以上时，肌内注射 HCG 10 000 IU。此方案用于原发性闭经、继发性闭经、月经稀发的患者。

（2）CC+E+HCG：于月经周期的第 5~9 日口服氯米芬，每日 1 次，每次 50~100 mg，接着服小剂量雌激素，如己烯雌酚每日 0.25 mg 或每日戊酸雌二醇片 0.5 mg，连用 7~15 日。在月经周期的第 11 日开始监测卵泡发育，主卵泡直径达到 18 mm 以上时，肌内注射 HCG 10 000 IU。此方案用于月经稀发、卵泡期过长、无排卵患者。

（3）CC+hMG+HCG：月经周期第 3~7 日口服氯米芬，每日 1 次，每次 50 mg，月经周期第 8 日、第 10 日每日肌内注射人绝经期促性腺激素（hMG）150 IU，第 11 日开始监测卵泡发育，根据卵泡发育情况，隔日肌内注射 hMG 150 IU，至卵泡成熟，肌内注射 HCG 5 000~10 000 IU。

2. 促性腺激素

促性腺激素包括垂体前叶分泌的 FSH、LH 以及胎盘合体滋养层细胞分泌的 HCG。常用的促性腺激素制剂有 hMG、纯化的 FSH、高纯度 FSH（FSH-HP）、基因重组 FSH（r-FSH）、HCG。

FSH、LH 的作用是促进卵泡的发育和成熟，HCG 具有类似 LH 作用，可以激发成熟卵泡排卵和促进黄体形成。促性腺激素应用的适应证为下丘脑—垂体功能障碍所导致的闭经或排卵障碍；氯米芬治疗无效的排卵障碍；辅助生殖技术中的超促排卵；不明原因性不孕。基本用药方法：于月经周期或撤退性出血的第 3~5 日开始用药，每日肌内注射 hMG 或 FSH 75~

150 IU，月经周期第 10 日开始 B 超监测卵泡发育情况，如卵泡发育良好则维持原剂量，如无优势卵泡发育，可每隔 5~7 日增加 75 IU，至卵泡成熟。制剂的选择及起始剂量根据患者的具体情况而定。对低促性腺激素的闭经患者可用 hMG，起始剂量为每日 2 支；促性腺激素水平基本正常的闭经患者，一般采用 hMG 每日 1 支起步。PCOS 患者宜用 FSH 制剂，且应从小剂量起步，每日用 FSH 52.5~75 IU。用促性腺激素促排卵的过程中，应严密监测，防止 OHSS 的发生。

联合用药方案。

（1）CC+hMG+HCG：同氯米芬的联合用药。

（2）hMG/FSH+HCG：于月经周期或撤退性出血的第 2~5 日开始用药，hMG 或 FSH 的起始剂量为 75~150 IU，月经周期第 10 日开始 B 超监测卵泡发育，如无优势卵泡发育，可每隔 5~7 日增加 75 IU hMG 或 FSH，至卵泡成熟，主卵泡直径≥18 mm 时，肌内注射 HCG 5 000~10 000 IU。对促性腺激素水平正常的患者，起始剂量可用 75 IU，促性腺激素低下时起始剂量可用 150 IU。

（3）FSH+hMG+HCG：hMG 中含有 75 IU FSH 和 75 IU LH，FSH 是纯尿促卵泡素，可以在前 3~5 日用 FSH，以后用 hMG，特别是 PCOS 患者，血中 LH 水平高于正常，采用 FSH 制剂效果更好。

3. 促性腺激素释放激素及其类似物

GnRH 是由下丘脑分泌的多肽类激素，它呈脉冲式分泌，每 90~120 分钟释放 1 次，促进垂体 FSH、LH 的分泌。因为 GnRH 促进 LH 分泌的作用强于促进 FSH 分泌的作用，所以又称为黄体素释放激素（LHRH）。促性腺激素释放激素类似物（GnRHa）是 GnRH 的高效类似物，它的作用比 GnRH 强 10~20 倍，给药初期促进垂体的促性腺激素分泌，持续给药可造成垂体降调节，即抑制垂体促性腺激素的分泌，由此可治疗一些雌激素依赖性疾病。常用的制剂有布舍瑞林、组氨瑞林、亮丙瑞林、那法瑞林、高舍瑞林。可以滴鼻、皮下或静脉给药。GnRH 治疗的适应证是下丘脑功能障碍所致的闭经或排卵障碍。

用药方案如下。

（1）GnRH 脉冲治疗：月经周期或撤退性出血第 5 日开始，用微量注射泵静脉或皮下给药，静脉给药效果好，剂量为每次脉冲 5~20 μg，频率为每 60~120 分钟给药 1 次，用药过程中监测卵泡发育，在确定排卵后，基础体温上升第 2 日时停用 GnRH，改用 HCG 2 000 IU 肌内注射，每 3 日 1 次，共 4 次。也可黄体期继续用 GnRH 脉冲给药刺激黄体功能。GnRH 脉冲治疗适用于下丘脑性闭经或排卵障碍的患者。

（2）GnRH 诱发排卵：hMG 或 CC 促进卵泡发育成熟后，给予 GnRH 可以刺激垂体分泌 LH 和 FSH，诱导排卵。方法为在卵泡成熟后，每日肌内注射 GnRH 100~200 μg 或 GnRHa 5~10 μg，连用 3 日，也可一次冲击给药。给予 GnRH 后，LH 的分泌仍然在正常范围内，可以避免由于大剂量给予 HCG 诱导排卵而导致或加重 OHSS。

（3）GnRHa 可用于治疗雌激素依赖性疾病，用于辅助生殖技术中的超促排卵方案，还可以用于 PCOS 治疗的联合用药。

（二）对于不同排卵障碍的特殊治疗

1. 闭经

闭经患者应首先明确其程度和病因。雌激素水平极度低下的 Ⅱ 度闭经患者，应先用人工周期治疗 3 个月，使卵巢恢复对促性腺激素的敏感性，然后再用促排卵治疗。对于下丘脑性闭经和排卵障碍，氯米芬是首选和最简单的治疗方案，也可以用 GnRH 脉冲治疗。下丘脑—垂体功能障碍所致闭经和排卵障碍可以用 hMG 或纯 FSH 促排卵。

2. 高催乳素血症

高催乳素血症可导致无排卵和黄体功能不全。对于特发性高催乳素血症或闭经溢乳综合征合并不孕的患者，可用溴隐亭治疗，开始为每日 2 次，每次口服 1.25 mg，连用 7 日，若无严重不良反应，可改为每日 2 次，每次 2.5 mg，与餐同服可以减少胃肠道刺激症状。服药 1 周后 PRL 开始下降，服药 2 周后可停止溢乳，服药 4 周常可恢复月经和排卵。服药过程中应监测血清 PRL 水平来调整用药量，当 PRL 水平正常后，可逐渐减至维持量，即能维持 PRL 水平正常的最小用药量。溴隐亭每日最大剂量为 10 mg，最小维持量为 2.5 mg，PRL 恢复正常后 3 个月内多能自然排卵并妊娠，仍无排卵者可加用氯米芬、hMG 等促排卵药。溴隐亭可抑制催乳素瘤的生长，长期应用可使催乳素瘤逐渐萎缩。对微腺瘤合并不孕患者，首选溴隐亭治疗；腺瘤或巨腺瘤可以考虑手术切除。

3. 多囊卵巢综合征（PCOS）

PCOS 患者的内分泌特征为血中 LH 和 T 升高。氯米芬促排卵是一种安全有效的方法。氯米芬无效时可用促性腺激素。因为促性腺激素直接刺激卵巢，可以使多个卵泡同时发育，极易发生 OHSS，应特别谨慎，初始剂量要小，并且严密监测。PCOS 患者本身内源性 LH 过高，所以用纯 FSH 制剂促排卵效果优于 hMG。FSH 或 hMG 的初始剂量为每日肌内注射 37.5~75 IU。PCOS 患者体内过高的雄激素影响卵泡的发育，可先用肾上腺皮质激素或孕激素抑制雄激素的分泌，再促排卵效果更好，具体用法见高雄激素血症的促排卵治疗。

4. 未破裂卵泡黄素化综合征

LUFS 常在进行卵泡监测时发现，可能是某一周期偶然发生，若连续 2 个月经周期出现并且影响受孕，则应治疗。有 2 种治疗方法。①促发排卵，当 B 超监测卵泡成熟，直径达到 18~24 mm 时，肌内注射 HCG 5 000~10 000 IU，也可在用 HCG 的同时，加用 hMG 150 IU 或 FSH 150 IU。②促进卵泡发育，对于卵泡未达成熟大小即发生黄素化者，可用 CC+HCG 或 hMG/FSH+HCG 促排卵方案。

5. 黄体功能不全

（1）补充黄体功能：外源性给予孕激素支持子宫内膜的发育，以利于受精卵的种植和发育，排卵后每日肌内注射黄体酮 10~20 mg，至妊娠 8 周后逐渐减量；也可采用黄体酮阴道栓剂，使用更方便，每日 50~100 mg。

（2）促进黄体功能：HCG 能促进和维持黄体功能，排卵后每日肌内注射 HCG 1 000 IU 或隔日肌内注射 2 000 IU。

（3）促进卵泡发育和黄体功能：因为卵泡发育不良可导致黄体功能不足，因此对于卵泡发育不良者用促排卵治疗效果好，可用 CC+E+HCG 或 hMG/FSH+HCG 方案。

6. 高雄激素血症

肾上腺来源的高雄激素血症，可以用肾上腺皮质激素抑制，如月经周期第 2 日开始，每日口服地塞米松 0.375 mg，连用 22 日，同时加用促排卵治疗。卵巢来源的高雄激素血症，如 PCOS 患者，可用孕激素制剂对抗，常用有孕激素类短效口服避孕药和炔雌醇环丙孕酮片等，连用 1~3 个周期，待雄激素降到正常水平后，开始促排卵治疗。

（三）卵泡发育的监测

1. B超监测

用药前常规检查子宫、卵巢及盆腔状况，自月经周期第10日开始，隔日或每日监测卵泡的发育情况和子宫内膜的厚度。卵泡成熟的征象，卵泡直径≥18 mm，部分卵泡内壁可见半月形的突起，称"卵丘征"，提示24小时内将发生排卵。排卵征象，成熟卵泡消失或明显缩小、内部结构模糊，有时子宫直肠陷凹内可见游离液体。子宫内膜类型分为两种：A型，呈三线型，即在子宫中心纵切面有三条线型强回声；B型，内膜与周围肌层等回声，中线回声可见但不强；C型，内膜与周围肌层相比为均匀的强回声。A型、B型内膜，达到8分钟以上，妊娠率较高，子宫内膜成熟延迟可能与激素水平不足或子宫内膜雌激素、孕激素受体缺乏有关。

2. 激素监测

（1）E_2测定：卵泡发育过程主要合成及分泌E_2，循环中95%的E_2来自优势卵泡，在卵泡早期E_2处于低水平，随着卵泡的发育，E_2的分泌增加，排卵前24~36小时E_2达高峰，排卵后，循环中E_2水平迅速下降，3日降到最低值，约为峰值的50%，排卵后7日左右黄体形成，E_2再度上升形成第二峰。在LH峰启动时，每个直径大于17 mm的卵泡最高E_2水平约为250~500 pg/mL。由于排卵前E_2上升经历6日时间，并且血中E_2测定不能很快得出结果，因此不易准确掌握E_2峰值的出现时间，应结合B超和其他方法来预计排卵时间。

（2）LH测定：卵泡成熟，血中E_2达高峰诱导LH峰出现，血LH起始峰在排卵前32小时，顶峰在排卵前16.5小时左右出现，须连续测定才能测得LH峰值。尿LH峰比血LH峰晚出现6~7小时，与血LH水平有很好的相关性，尿LH定性测定方法简便快速，预计卵泡近成熟时，每8小时测定一次，一般在尿LH峰出现后的14~28小时内排卵。

3. 宫颈评分

宫颈及分泌的黏液随E_2水平的变化呈现周期性变化，随卵泡发育，分泌E_2增加，宫颈口松弛张开，黏液量增多，清澈透明似蛋清样，拉丝度渐增，出现羊齿状结晶，排卵后在孕激素作用下黏液分泌量迅速减少、变稠，宫颈口闭合。宫颈评分（CS）可反映卵巢的反应性和卵泡的发育情况，当CS≥9分时，结合B超监测，可判断卵泡成熟（表12-1）。

表12-1 宫颈评分法

宫颈评分	0分	1分	2分	3分
宫颈黏液	无	少量黏液，从宫颈管内取出	宫颈外口见光亮黏液滴	多量黏液，可从宫颈外口溢出
拉丝性	无	从宫颈口能拉丝到外阴1/4长度	从宫颈口能拉丝到外阴1/2长度	从宫颈口能拉丝到外阴全长
羊齿结晶	不定型物质	仅在某些部位有线形结晶，无侧支	有些部位有良好的结晶，另一些部位仅有线形结晶或不定形物	整个涂片表现羊齿结晶
宫颈	关闭	裂隙	部分开放	充分开放，呈瞳孔样改变

（四）卵巢过度刺激综合征的处理

卵巢过度刺激综合征（OHSS）是卵巢对促性腺激素超生理反应而导致的一种严重医源

性并发症，其病理特点为大量血管内体液外渗导致血容量极度耗竭及血液浓缩，严重者可危及生命。在辅助生殖技术（ART）中，由于广泛应用超促排卵，轻度 OHSS 经常发生，并无危险，但对于中、重度 OHSS 应十分重视。近年来，由于 GnRHa 在控制性超促排卵中的合理应用、取卵技术的提高及对 OHSS 的进一步了解和预防，使 OHSS 的发生率明显下降。

1. OHSS 发生机制

OHSS 的发生机制尚不十分明确，可能的机制为卵巢受促性腺激素过度刺激后导致多数卵泡同时发育，产生过多的雌激素，使肾素-血管紧张素-醛固酮系统被激活，前列腺素（PG）合成增加，并产生大量的组织胺、5-羟色胺类活性物质，与炎性介质及血管通透因子的共同作用，使毛细血管损害，促进血管通透性增加，血管内体液大量渗漏，导致腹腔积液、胸腔积液、弥漫性水肿、蛋白丢失。而血管内循环血量减少，血容量降低、血液浓缩，肾灌注量减少，导致少尿或无尿、氮质血症、酸中毒、肝脏损害，同时伴有水电解质失调、低血容量休克。血液浓缩后，血黏稠度增加，血凝亢进可引起血栓形成，严重者危及生命。卵巢多囊状增大，有发生蒂扭转、破裂或出血致急腹症的危险。

2. OHSS 的高危因素

（1）大剂量外源性促性腺激素的使用：在 IVF-ET、GIFT 及 IUI 等辅助生殖技术中，为了获取更多的卵母细胞及较多高质量的胚胎，卵泡期一开始即使用大剂量的促性腺激素，来募集大批卵泡，多数卵泡同时发育，分泌过量的雌激素，诱发 OHSS 的发生。

（2）HCG 的触发作用：辅助生殖技术中需要应用大剂量的 HCG 促进卵泡的最后成熟和诱发排卵，排卵后应用 HCG 支持黄体。外源性 HCG 刺激 PG 的产生，使 5-羟色胺等活性物质被激活，触发 OHSS 的发生。如果妊娠，持续内源性 HCG 共同作用，更加重 OHSS，症状可持续 2~3 个月。

（3）卵巢过度敏感的高危人群：多囊卵巢综合征患者卵巢内有许多囊状小卵泡，在促性腺激素刺激下同时发育，易发生 OHSS。年轻瘦弱的女性对促性腺激素的耐受性差，很容易发生过度反应。因此，治疗应个体化，对这两种人群应减少促性腺激素的用量，避免发生中度、重度 OHSS。

3. OHSS 的临床表现和诊断

OHSS 一般在排卵后 3~10 日出现，临床上表现为胃肠道不适、恶心、呕吐、腹水、胸腔积液、少尿、胸闷、卵巢增大等症状。此综合征为自限性，若未妊娠，在 20~40 日内症状消失，一旦妊娠可持续 6~8 周；若症状一度缓解后再次加重，妊娠可能性极大，排卵后第 9 日症状加重多数与妊娠有关。根据临床表现和实验室检查，OHSS 的诊断并不困难，为了指导治疗和评估预后，常将 OHSS 分为轻、中、重三度。

（1）轻度：胃部不适，轻微腹胀或下腹痛、恶心；B 超检查卵泡数多于 10 个，卵巢直径<5 cm，少量腹腔积液，血 E_2>1 500 pg/mL。

（2）中度：恶心、呕吐、腹痛、腹胀加重；B 超检查显示卵巢直径 5~10 cm，黄素化囊肿，中等量腹腔积液。血清 E_2>3 000 pg/mL。

（3）重度：腹胀加重，体重增加，严重少尿，心肺功能障碍，呼吸困难，大量腹水，严重者可有胸腔积液，甚至心包腔积液，深部静脉血栓；B 超检查卵巢直径>10 cm。实验室检查血液浓缩，血液黏稠度增加，血细胞比容（HCT）>50%，低蛋白血症，血液高凝状态，水电解质紊乱，肝肾功能损害。

4. OHSS 的治疗

（1）轻度：不需治疗，可自然缓解。鼓励患者多饮水、多小便，多进高蛋白饮食，适当限制活动。

（2）中度：卧床休息，适量进水和补充体液，对症处理，尽早确诊妊娠，观察病情变化，对于有病情加重倾向者，及早给予扩容和白蛋白治疗。

（3）重度：入院治疗，防止严重的并发症。治疗包括以下 10 个方面。①卧床休息，每日测腹围、体重、血压，记出入量。尽早确诊妊娠，检查血、尿常规，血液黏稠度，电解质，肝肾功能，血浆蛋白水平和凝血功能。B 超检查显示卵巢和胸腔积液、腹水情况。②保持胶体渗透压，静脉滴注清蛋白、新鲜血浆或血浆代用品，清蛋白每日给予 10~20 g。③补充液体，维持有效循环血量，防止血液浓缩及肾衰竭，保持水电解质平衡。可用低分子右旋糖酐 500~1 000 mL、生理盐水、葡萄糖注射液。对于体液大量潴留者，限制盐分及液体入量。酸中毒者可给予 5%碳酸氢钠纠正。④降低毛细血管通透性，阻止液体渗漏，可给予糖皮质激素，如泼尼松 5 mg，每日 3 次或前列腺素拮抗剂，吲哚美辛 25 mg，每日 3 次，妊娠期慎用。马来酸氯苯那敏为 H_1 受体阻滞剂，对维持膜通透性的稳定性有一定作用。⑤严重胸腔、腹腔积液，伴心肺功能障碍，可在 B 超引导下穿刺放液，以改善症状。每次腹水引流量一般为 2 000~3 000 mL，应缓慢放液。可同时穿刺卵泡囊内液，减少血雌激素量，但要防止流产。⑥少尿处理，发病早期的少尿属肾前性，及时扩充血容量一般能维持正常尿量，病情严重有肾功损害而发生少尿者，可采用甘露醇利尿。多巴胺可以增加肾灌注量而增加尿量。在未充分扩容前，禁用利尿剂。⑦若血液呈高凝状态时，适当给予肝素化治疗。注意下肢活动，防止深部静脉血栓形成。⑧保守治疗无效时，可考虑终止妊娠。⑨若出现卵巢黄体囊肿破裂、出血或蒂扭转等急腹症，应剖腹探查，尽量保留卵巢组织。⑩全身情况不良者应预防感染。

5. OHSS 预防措施

（1）合理应用促排卵药物，促排卵药物起始剂量不能太大，刺激排卵数目不宜太多。警惕可能发生 OHSS 的高危因素，对氯米芬敏感者容易发生 OHSS，年轻、瘦弱的女性及 PCOS 患者促排卵时要特别小心控制用药量。

（2）在超促排卵过程中，加强 B 超和血 E_2 监测，根据卵泡数目和 E_2 水平调整 hMG 或 FSH 剂量，若排卵前 $E_2 \geq 1\,500$ pg/mL、B 超监测卵巢直径 ≥ 5 cm、3 个或更多卵泡直径 ≥ 17 mm，应慎用 HCG 诱发排卵；若 $E_2 \geq 2\,000$ pg/mL、B 超监测卵巢直径 ≥ 6 cm、4 个或更多卵泡直径 ≥ 17 mm，则放弃用 HCG 诱发排卵。

（3）在超促排卵周期，不用或慎用 HCG 支持黄体功能，采用黄体酮更合适。

（4）对于 LH 水平增高或 PCOS 患者，先用 GnRHa 造成垂体降调节后再使用 FSH 或 FSH-HP 促排卵，可以减少 OHSS 的发生，提高妊娠率。

（5）有学者报道，于 HCG 给药后 36 小时静脉滴注白蛋白 5~10 g，可以减少 OHSS 的发生和严重程度。

（吴 憾）

第三节　子宫性不孕

子宫和宫颈的形态及功能障碍，不但可导致受精、着床障碍，还可引起流产及早产。

一、先天性无子宫、阴道缺如或发育异常

常表现为原发性闭经或性生活障碍。治疗方法根据病因而论。往往先予以矫形，恢复阴道、子宫的形态后，再考虑治疗不孕。

对不孕伴子宫畸形者，可考虑先进行手术治疗，一旦妊娠，给予保胎及重点产前监护，放宽剖宫产手术指征，预防早产及母婴并发症。

二、子宫肌瘤

目前认为，子宫肌瘤的发生常与性激素（E_2、P、T、PRL）、胰岛素、生长激素紊乱，并与遗传因素及某些细胞因子有关。多见于生育期女性，可发生于宫颈、宫体、子宫阔韧带内。在宫体又可区分为浆膜下、壁间及黏膜下子宫肌瘤。

子宫肌瘤导致不孕的原因是多方面的，除引起内膜发育不良，还影响胚胎种植，导致流产外。肌瘤发生的内在因素常导致排卵障碍、内膜发育不良或子宫及内膜微循环功能失调。根据症状、妇科检查，尤其是阴道B超、宫腔镜和腹腔镜检查，子宫肌瘤的诊断并不困难。但应同时明确子宫肌瘤的大小、部位、数目、有无变性及生长速度等。一旦确诊，大部分子宫肌瘤患者可行观察、随访。子宫肌瘤合并无排卵可考虑氯米芬，CC+hMG/FSH+HCG 或 hMG/FSH+HCG 治疗。子宫肌瘤合并月经过多、痛经者可适当选择他莫昔芬、米非司酮、达那唑及促性腺激素释放激素等治疗。

对药物治疗无效、要求生育、明显影响到子宫内膜的完整性及功能（如黏膜下肌瘤），或有变性、生长加速、局部不适时，应首选肌瘤切除术。术中尽可能完整切除所有肌瘤，但注意尽量不要涉及子宫内膜。术后常规避孕2年，以避免过早妊娠后子宫破裂的风险。

三、宫腔粘连性不孕

子宫腔粘连（IUA）是由于宫腔手术（如刮宫）、炎症而形成的子宫内膜形态及功能变化，严重时可导致宫腔闭锁。轻度IUA常常漏诊。由于IUA影响了胚胎的着床及生长，即使是轻度IUA即可引起原发性或继发性不孕。

宫腔镜检查是诊治IUA的最佳方法，术中可在明视下完全分离粘连。无条件者可行HSG或做子宫探针探查及探针子宫粘连分解，但手术易不彻底。术毕放置IUD，同时给予雌激素或孕激素促进子宫内膜生长3个月，防止再次粘连。

四、宫颈性不孕

宫颈在女性生殖系统的解剖及功能上有着十分重要的意义。它既是女性内生殖器的机械保护屏障，又是卵巢性激素的靶器官（分泌宫颈黏液）。宫颈疾患，如宫颈畸形、宫颈炎症、宫颈黏液质、量的异常，包括宫颈免疫异常等均可导致不孕症。

宫颈畸形常伴有子宫畸形，治疗方法应综合子宫畸形情况而定。宫颈炎症如宫颈糜烂、肥大可引起宫颈黏液的质、量异常及局部免疫功能失调而影响精子的通过，造成不孕。在排除癌变，养成良好的卫生习惯基础上，应予局部抗感染治疗。鉴于物理治疗可引起局部瘢痕及宫颈黏液分泌障碍，必要时考虑物理治疗，如射频、激光等治疗。

另外，全身内分泌失调，局部宫颈瘢痕（手术、分娩创伤、物理治疗后）也可导致

宫颈黏液质量及数量下降而致不孕。为此应针对病因进行治疗，必要时行宫腔内人工授精。

(吴 憾)

第四节 输卵管性不孕

正常受孕过程中，输卵管必须通畅，其平滑肌及上皮纤毛的定向运动功能必须完好。由于炎症、外伤或手术引起双侧输卵管阻塞或功能不全而导致的不孕，简称为输卵管性不孕。输卵管性不孕约占女性不孕的1/3，近年来，主要由于输卵管卵巢炎的增加，其发病率有上升的趋势。

一、病因

输卵管性不孕常见于慢性输卵管炎（包括结核性输卵管炎）、宫外孕术后或输卵管结扎术后。慢性输卵管炎多见于人工流产、不全流产、产褥感染、性病（如淋病、沙眼衣原体）、盆腔结核之后，常因急性输卵管炎、急性盆腔炎、化脓性阑尾炎治疗不及时引起，有时可伴有明显的输卵管积水或积脓。

输卵管结核常继发于全身结核之后，同时可以伴有子宫内膜结核，除全身症状及慢性输卵管炎外，还表现为月经减少、痛经及内膜钙化、粘连等。

慢性输卵管炎常表现为下腹部、腰骶部酸痛、下坠感，常因劳累而加剧。可伴有白带增多、性交疼痛等。由于盆腔粘连，可能有膀胱、直肠充盈痛或排空时疼痛或其他膀胱直肠刺激症状，如尿频、里急后重等。有时无明显症状或无明显急性盆腔炎症病史。妇科检查可见双侧或单侧附件增厚或条索状轻压痛，可无明显包块。

二、辅助检查

首先要尽可能找出炎症的病因，以选择有效的抗感染、抗结核治疗。在急性炎症缓解后，为了解输卵管阻塞的部位及程度，可选择做子宫输卵管造影、子宫输卵管超声造影，有条件者可做宫腔镜、腹腔镜，了解宫腔、盆腹腔状况及输卵管的功能。

三、治疗

首先在于预防，养成良好的个人卫生习惯，注意经期、人工流产后及产褥期卫生保健，避免生殖道感染，包括性传播疾病（STD）的感染。一旦炎症发生，应积极抗感染治疗。遗留轻度输卵管阻塞或功能障碍者，可考虑行中药活血化瘀、理疗及输卵管通液治疗，有条件者可行经宫颈输卵管导管疏通术。

对于双侧输卵管绝育术后或明显输卵管阻塞者，可考虑手术复通。对明显的输卵管粘连、包裹及积水，可在腹腔镜下进行粘连分解、积水切开引流、造口。

经过上述药物、物理及手术等综合治疗无效者，应考虑体外受精-胚胎移植（IVF-ET），6周左右为1个疗程，每疗程的临床妊娠率可达30%~50%。值得提醒的是，"输卵管通而不畅"或"一侧输卵管明显阻塞、积水"，往往提示对侧或双侧输卵管蠕动功能不良及定向纤毛运动功能丧失，且这一功能是难以经任何物理或药物治疗恢复的。在有条件时应用

hMG/FSH+HCG 正规促排卵治疗 3 个周期左右，若能如愿获得高质量的卵子及子宫内膜，同时精液正常，而未能获得任何生化妊娠，应积极推荐 IVF-ET 治疗。切忌执意追求物理或药物治疗，避免患者经济及时间的损失。

四、注意事项

1. 输卵管积水

由于积水对胚胎的毒性作用，IVF-ET 前可在腹腔镜下行输卵管近端结扎、远端造口。术中应尽量减少对卵巢血供的影响。在胚胎移植日应常规做阴道 B 超检查，以了解子宫腔内有无积液反流或宫腔内膜性分离，若有，应放弃移植，并将胚胎冷冻保存，在行输卵管积水解除术后行胚胎移植。取卵手术前一周期，可行穿刺抽液术，术前、术后常规应用抗生素 5 日。当取净卵子后同时行输卵管积水穿刺抽液，但可能诱发感染，应予注意。取卵术后常规应用抗生素 2~3 日，预防感染。

2. IVF-ET 后的输卵管妊娠

再次 IVF-ET 前是否应行输卵管结扎术，目前尚有争议。有学者认为，输卵管结扎并不能减少输卵管妊娠尤其是间质部妊娠的可能，而且结扎术可能影响卵巢血供，降低卵巢对 IVF-ET 促排卵的反应。

（吴 憾）

第五节 免疫性不孕

一、发病机制

正常生理情况下，男性自身或女性对精子或精浆并不发生明显的免疫反应。当血睾屏障受到破坏如创伤、手术、炎症时，可产生抗精子抗体（ASA）。男性自身抗精子抗体导致精子的凝集及运动障碍。精子抗原通过破损的女性生殖道黏膜，如黏膜损伤、经期性生活后可产生 ASA。女性 ASA，除在宫颈水平，影响精子穿透宫颈黏液外，还可阻碍精子、卵子的识别、融合等受精过程。

在女性，自身免疫性卵巢炎可引起卵巢的内分泌及排卵障碍而致不孕。另外，女性体内的抗心磷脂抗体（ACA）也可导致不育。ACA 多见于组织损伤及炎症后，易致小血管内血栓形成而影响蜕膜及胎盘的生长及功能，继而导致不育。

二、诊断

在男性，精液液化后常可见精子头-头、头-尾或尾-尾相互凝集，甚至呈大片状凝集。同时精子活动能力明显降低，血清 AsAb 呈阳性。

在女性，可见血清 ASA 阳性。PCT 提示宫颈黏液中精子数量少，活动差，典型者可见精子呈"颤抖"样运动。有条件者，可做血清 ASA 检测定量测定，并在精子表面进行抗体定位。同时做 ACA 及 AoAb 测定。值得注意的是，以上抗体的效价并不完全代表不孕的治疗难度。另外，在部分正常妊娠者中，也可查见部分抗体阳性。

三、治疗

对 ASA 阳性女性可采用下列治疗：避孕套避孕 6~12 个月或同时加用小剂量泼尼松 5 mg，每日 3 次，持续半年左右。考虑上述治疗周期长，应用激素又有不良反应，有条件者应考虑精液洗涤加宫腔内人工授精。如同时合并其他男、女不孕因素，可选择其他相应的辅助生殖技术。

对 ACA 阳性者，可试用小剂量阿司匹林或肝素进行治疗。

对明确的卵巢自身免疫不孕，应在进行肾上腺皮质激素治疗的同时，补充雌激素、孕激素，间隙使用促排卵治疗，以获得排卵及妊娠。

（吴　憾）

参考文献

[1] 张慧琴.生殖医学理论与实践[M].上海：世界图书出版社，2014.
[2] 李继俊.妇产科内分泌治疗学[M].4版.北京：科学出版社，2018.
[3] 马宝璋，齐聪.中医妇科学[M].北京：中国中医药出版社，2012.
[4] 华克勤，丰有吉.实用妇产科学[M].北京：人民卫生出版社，2013.
[5] 王清图，修霞，戴淑玲，等.产内科疾病的诊断与治疗[M].北京：人民卫生出版社，2013.
[6] 史常旭，辛晓燕.现代妇产科治疗学[M].北京：人民军医出版社，2010.
[7] 苟文丽，吴连方.分娩学[M].北京：人民卫生出版社，2003.
[8] 冯琼，廖灿.妇产科疾病诊疗流程[M].北京：人民军医出版社，2014.
[9] 华嘉增，朱丽萍.现代女性保健学[M].上海：复旦大学出版社，2011.
[10] 王子莲.妇产科疾病临床诊断与治疗方案[M].北京：科学技术文献出版社，2010.
[11] 谢幸，苟文丽.妇产科学[M].北京：人民卫生出版社，2014.
[12] 曹泽毅.中华妇产科学[M].北京：人民卫生出版社，2014.
[13] 丰有吉，沈铿.妇产科学[M].北京：人民卫生出版社，2013.
[14] 邓姗，郎景和.协和妇产科临床思辨录[M].北京：人民军医出版社，2015.
[15] 冯力民，廖秦平.妇产科疾病学[M].北京：高等教育出版社，2014.
[16] 刘朝辉，廖秦平.中国盆腔炎症性疾病诊治策略[M].北京：人民军医出版社，2009.
[17] 陈曦，陈焱.艾滋病防治技术手册[M].长沙：湖南科学技术出版社，2004.
[18] 乐杰.妇产科学[M].7版.北京：人民卫生出版社，2008.
[19] 张为远.中国剖宫产现状与思考[J].实用妇产科杂志，2011，27（3）：161.
[20] 李燕娜，魏炜，张军.腹腔镜在治疗剖宫产后子宫瘢痕妊娠中的应用[J].实用妇产科杂志，2012，28（4）：285-287.